《慢性病良方妙法精选》

# 痛风良方妙法

主　编　谭德福（三峡大学医学院）
副主编　王新宇（葛洲坝中心医院）
　　　　尤庆文（三峡大学仁和医院）
　　　　卢训丛（三峡大学医学院）
　　　　谭　波（三峡大学化学与生命科学学院）
　　　　程传国（三峡大学医学院）

科学技术文献出版社
Scientific and Technical Documents Publishing House
北　京

(京)新登字 130 号

## 内 容 简 介

本书精选了国内近 10 年来中医药及中西医结合治疗痛风的有效方法共 297 首,分为内治、外治、内外合治三部分。反映了中医药及中西医结合治疗痛风病的新进展和新成果。体现了所选方(法)的"良"与"妙"。本书有较强的实用价值,可供临床、科研、教学人员及痛风病患者参考。

---

科学技术文献出版社是国家科学技术部系统惟一一家中央级综合性科技出版机构,我们所有的努力都是为了使您增长知识和才干。

# 《慢性病良方妙法精选》

## 编辑委员会

**总　编**　卢训丛

**副总编**　陈　涛　谭德福　宋先仁

# 编写说明

《慢性病良方妙法精选》是一套系统总结中医药及中西医结合治疗常见慢性病临床研究成果的丛书。

流行病学调查显示,我国慢性病的发病率在逐年上升,慢性病死亡人数在总死亡人数中所占比例也呈持续上升趋势。2005年全球死亡人数5800万,其中死于慢性病近3500万,而我国占750万。目前,主要慢性病的患者在我国约有2亿人,死亡人数占全国居民因病死亡人数的80%以上,已经取代传染病成为我国居民的主要死因。慢性病已成为影响我国居民健康最主要的因素,其防治问题已成为重要的公共卫生问题,严峻形势已引起广泛关注,相关研究也渐成热点。从现有文献报道可以看出,中医药及中西医结合防治慢性病较之西医药具有明显优势。总结慢性病临床研究新成果,将中医药及中西医结合良方妙法编著系列书,旨在为科技工作者进一步深入开展相关研究提供借鉴,为医生临床及教师教学提供参考,为慢性病患者寻医问药和自我防治提供指南。

本丛书载方主要选自近10年国内公开发行的专业期刊。全套丛书依病分册,每册载方200~300首,在简要介绍中、西医学对该病的认识及治疗概况之后,以方为目,从处方的组成、用法、功效、主治、效验、解析、来源等七个方面对选方作了较全面介绍。其特点可概括为"新"、"效"、"精"、"明"、"便",即:反映了中医药防治慢性病的新进展、新成果,所载方临床运用均有良效,叙述精炼,医理明达,使用和携带方便。

本丛书从立项到编写、出版,始终得到科学技术文献出版社的大力支持,在此谨致谢忱!由于编者水平有限,加之参编人员较多,又因时间仓促,书中难免有不足之处,祈望读者提出宝贵意见。

*《慢性病良方妙法精选》编辑委员会*

# 目 录

导言 ································································· (1)

一、内治 ······························································ (8)

  1. 九毛汤 ·························································· (8)

  2. 三土汤 ·························································· (9)

  3. 化浊汤 ·························································· (10)

  4. 三色汤 ·························································· (11)

  5. 痹宁汤 ·························································· (11)

  6. 愈风汤 ·························································· (13)

  7. 平痛汤 ·························································· (14)

  8. 妙苓汤 ·························································· (15)

  9. 附红汤 ·························································· (16)

  10. 泻心汤 ························································· (16)

  11. 拈痛汤 ························································· (17)

  12. 羌活汤 ························································· (18)

  13. 宣痹汤 ························································· (19)

  14. 急痛汤 ························································· (20)

  15. 神妙汤 ························································· (21)

  16. 顾步汤 ························································· (22)

  17. 泽泻汤 ························································· (22)

18. 秦虎汤 …………………………………… (23)
19. 秦蚕汤 …………………………………… (24)
20. 清解汤 …………………………………… (25)
21. 逐痹汤 …………………………………… (25)
22. 息痛汤 …………………………………… (26)
23. 路通汤 …………………………………… (27)
24. 痛息汤 …………………………………… (28)
25. 大承气汤 ………………………………… (29)
26. 克痛宁汤 ………………………………… (30)
27. 抗痛灵汤 ………………………………… (31)
28. 消风平汤 ………………………………… (32)
29. 痛风灵汤 ………………………………… (33)
30. 痛风克汤 ………………………………… (33)
31. 三金三妙汤 ……………………………… (34)
32. 五土五金汤 ……………………………… (35)
33. 止痛祛风汤 ……………………………… (36)
34. 化瘀解毒汤 ……………………………… (37)
35. 开痹化湿汤 ……………………………… (38)
36. 赤芍宣痹汤 ……………………………… (39)
37. 甲珠宣痹汤 ……………………………… (39)
38. 地龙宣痹汤 ……………………………… (40)
39. 石凉风清汤 ……………………………… (41)
40. 石膏四妙汤 ……………………………… (42)
41. 松归拈痛汤 ……………………………… (43)
42. 身痛逐瘀汤 ……………………………… (44)

43. 鸡鸭鹿仙汤 …………………………………… (45)
44. 金银黄白汤 …………………………………… (46)
45. 苓术丹青汤 …………………………………… (47)
46. 羌茵术归汤 …………………………………… (47)
47. 苓芃二牛汤 …………………………………… (48)
48. 鹿牛茅薏汤 …………………………………… (49)
49. 补肾降浊汤 …………………………………… (50)
50. 运脾凉血汤 …………………………………… (52)
51. 苓薜桃红汤 …………………………………… (53)
52. 泄浊逐瘀汤 …………………………………… (54)
53. 泄浊除痹汤 …………………………………… (55)
54. 泄浊定痛汤 …………………………………… (56)
55. 除湿祛瘀汤 …………………………………… (56)
56. 除湿降浊汤 …………………………………… (58)
57. 祛湿通痹汤 …………………………………… (59)
58. 独活寄生汤 …………………………………… (60)
59. 参附地黄汤 …………………………………… (61)
60. 祛风逐痛汤 …………………………………… (62)
61. 秦威痛风汤 …………………………………… (62)
62. 秦柏伸筋汤 …………………………………… (63)
63. 凉血利湿汤 …………………………………… (64)
64. 健脾泄浊汤 …………………………………… (65)
65. 健脾祛瘀汤 …………………………………… (66)
66. 海桐寻骨汤 …………………………………… (67)
67. 苓豨膝忍汤 …………………………………… (67)

68. 长卿苓活汤 …………………………………… (68)
69. 黄苓膝芎汤 …………………………………… (69)
70. 清热化痰汤 …………………………………… (70)
71. 藤草砂石汤 …………………………………… (71)
72. 清热宣痹汤 …………………………………… (72)
73. 淡渗利湿汤 …………………………………… (72)
74. 痛风利节汤 …………………………………… (73)
75. 萆威痛风汤 …………………………………… (74)
76. 滋肾祛风汤 …………………………………… (75)
77. 二金鸡牛汤 …………………………………… (76)
78. 苓柏红星汤 …………………………………… (77)
79. 萆薢化毒汤 …………………………………… (78)
80. 湿热痹痛汤 …………………………………… (79)
81. 新加四妙汤 …………………………………… (80)
82. 慈茯萆苡汤 …………………………………… (81)
83. 增味五痹汤 …………………………………… (82)
84. 平胃益肾汤 …………………………………… (83)
85. 二妙宣痹汤 …………………………………… (84)
86. 参归拈痛汤 …………………………………… (85)
87. 薏归四逆汤 …………………………………… (85)
88. 龙胆芍蝎汤 …………………………………… (86)
89. 龙胆豨莶汤 …………………………………… (87)
90. 萆薢星膝汤 …………………………………… (88)
91. 萆薢归芍汤 …………………………………… (89)
92. 桂附豨星汤 …………………………………… (91)

93. 银花术归汤 ……………………………… (92)
94. 利湿解毒汤 ……………………………… (92)
95. 术柏二藤汤 ……………………………… (93)
96. 辛芥田七汤 ……………………………… (94)
97. 海桐姑藤汤 ……………………………… (95)
98. 苓薢姑芍汤 ……………………………… (95)
99. 苓术血藤汤 ……………………………… (96)
100. 芪地苓藤汤 …………………………… (97)
101. 乌芪苓芍汤 …………………………… (98)
102. 海桐防己汤 …………………………… (99)
103. 加减木防己汤 ………………………… (100)
104. 白虎加苍术汤 ………………………… (101)
105. 白虎加桂枝汤 ………………………… (101)
106. 通痹雷公藤汤 ………………………… (102)
107. 当归生姜羊肉汤 ……………………… (103)
108. 痛风茶 ………………………………… (104)
109. 痛风饮 ………………………………… (105)
110. 十花饮 ………………………………… (106)
111. 三藤饮 ………………………………… (106)
112. 消痛饮 ………………………………… (107)
113. 苓术膝豨饮 …………………………… (108)
114. 土苓萆薢饮 …………………………… (109)
115. 苓柏二藤饮 …………………………… (110)
116. 四妙三藤饮 …………………………… (111)
117. 玉山痛风饮 …………………………… (112)

118. 泄浊消痛饮 …………………………………… (113)
119. 益肾化浊饮 …………………………………… (114)
120. 风痛煎 ………………………………………… (115)
121. 痛风煎 ………………………………………… (115)
122. 吴苓口服液 …………………………………… (116)
123. 痛风合剂 ……………………………………… (117)
124. 苓草冲剂 ……………………………………… (118)
125. 痛风泰冲剂 …………………………………… (119)
126. 痛风宁冲剂 …………………………………… (120)
127. 痛风泰颗粒 …………………………………… (121)
128. 痛风宁颗粒 …………………………………… (122)
129. 益肾蠲痹丸 …………………………………… (122)
130. 芪苓蛇蝎丸 …………………………………… (123)
131. 血竭四妙丸 …………………………………… (125)
132. 慈姑草薢丸 …………………………………… (125)
133. 大医痛风片 …………………………………… (126)
134. 七味散 ………………………………………… (127)
135. 痛风散（一） ………………………………… (128)
136. 痛风散（二） ………………………………… (129)
137. 秦艽四妙散 …………………………………… (130)
138. 芍草四妙散 …………………………………… (130)
139. 灵仙四妙散 …………………………………… (131)
140. 三金八正散 …………………………………… (132)
141. 公英八正散 …………………………………… (133)
142. 四金四妙散 …………………………………… (134)

143. 加味五苓散 …………………………………… (135)
144. 加味鸡鸣散 …………………………………… (135)
145. 蜂房四妙散 …………………………………… (137)
146. 寻痛追风散 …………………………………… (138)
147. 茵陈五苓散 …………………………………… (138)
148. 痹宁胶囊 ……………………………………… (139)
149. 酸脂清胶囊 …………………………………… (141)
150. 豨莶草胶囊 …………………………………… (142)
151. 痛风宁胶囊 …………………………………… (143)
152. 痛风康胶囊 …………………………………… (143)
153. 通心络胶囊 …………………………………… (144)
154. 二子大黄胶囊 ………………………………… (145)
155. 乌龙归芍胶囊 ………………………………… (146)
156. 薜瓜方 ………………………………………… (147)
157. 痛风宁方 ……………………………………… (148)
158. 痛风消方 ……………………………………… (149)
159. 痛风康方 ……………………………………… (150)
160. 清络祛风方 …………………………………… (151)
161. 化瘀泄浊方 …………………………………… (152)
162. 芪龙风湿方 …………………………………… (153)
163. 泻浊通络方 …………………………………… (154)
164. 拈痛消风方 …………………………………… (155)
165. 软坚消结方 …………………………………… (156)
166. 益肾蠲痹方 …………………………………… (157)
167. 通用痛风方 …………………………………… (158)

168. 藏药三联方 …………………………………………… (159)

二、外治 ………………………………………………………… (161)

  1. 痰热清注射液 …………………………………………… (161)

  2. 灯盏花注射液 …………………………………………… (162)

  3. 痛风洗剂 ………………………………………………… (163)

  4. 痛风贴 …………………………………………………… (164)

  5. 清凉膏 …………………………………………………… (165)

  6. 复方蚂蚁膏 ……………………………………………… (166)

  7. 四色散 …………………………………………………… (167)

  8. 痛风散 …………………………………………………… (168)

  9. 加味丁桂散 ……………………………………………… (169)

  10. 清痹止痛散 ……………………………………………… (170)

  11. 针刺疗法 ………………………………………………… (171)

  12. 梅花针法 ………………………………………………… (172)

  13. 刺血疗法 ………………………………………………… (173)

  14. 火针疗法 ………………………………………………… (175)

  15. 针刀疗法 ………………………………………………… (176)

  16. 藏医放血法 ……………………………………………… (177)

  17. 三棱针刺法 ……………………………………………… (178)

  18. 刺血外敷法 ……………………………………………… (179)

  19. 刺络拔罐法 ……………………………………………… (180)

  20. 针罐活血法 ……………………………………………… (181)

  21. 针罐结合法 ……………………………………………… (182)

  22. 火针放血法 ……………………………………………… (183)

  23. 艾灸刺络法 ……………………………………………… (184)

24. 电针艾灸法 …………………………………… (185)

25. 针刺艾灸法 …………………………………… (186)

26. 针刺外敷方 …………………………………… (188)

27. 针刺穴注法 …………………………………… (189)

28. 电针隔灸法 …………………………………… (190)

29. 电针穴注法 …………………………………… (191)

30. 叩刺拔罐法 …………………………………… (192)

31. 中药熏蒸法 …………………………………… (193)

32. 维药包敷法 …………………………………… (194)

33. 针罐加敷法 …………………………………… (195)

34. 针药神灯法 …………………………………… (196)

35. 穴位注射法 …………………………………… (197)

36. 激光点灼法 …………………………………… (198)

37. 激光电疗法 …………………………………… (199)

38. 灌肠针罐法 …………………………………… (200)

39. 通络除痹法 …………………………………… (202)

三、内外合治 ……………………………………… (204)

  1. 消痛汤 ………………………………………… (204)

  2. 消风汤 ………………………………………… (205)

  3. 司爷汤 ………………………………………… (206)

  4. 大柴胡汤 ……………………………………… (207)

  5. 英苓地鳖汤 …………………………………… (208)

  6. 知柏山仙汤 …………………………………… (209)

  7. 痛风蠲痹汤 …………………………………… (210)

  8. 定痛清源汤 …………………………………… (211)

9. 苓龙己芫汤 …………………………………… (212)
10. 解毒泄浊汤 …………………………………… (213)
11. 龙胆泻肝汤 …………………………………… (214)
12. 清热通痹汤 …………………………………… (214)
13. 枇杷叶酒 ……………………………………… (215)
14. 痛风方 ………………………………………… (217)
15. 四色方 ………………………………………… (218)
16. 定痛三方 ……………………………………… (218)
17. 痛消灵方 ……………………………………… (220)
18. 芪癀痛宁方 …………………………………… (221)
19. 清利通腑方 …………………………………… (222)
20. 归军拈痛方 …………………………………… (223)
21. 健脾泄浊方 …………………………………… (224)
22. 二防三色方 …………………………………… (225)
23. 草虫通痹方 …………………………………… (226)
24. 急发施治方 …………………………………… (227)
25. 辨证分投方 …………………………………… (228)
26. 二活三黄方 …………………………………… (230)
27. 三色二乌方 …………………………………… (231)
28. 二黄二乌方 …………………………………… (232)
29. 乳牛消痛方 …………………………………… (233)
30. 两期分治方 …………………………………… (234)
31. 苓军止痛方 …………………………………… (235)
32. 药针三联方 …………………………………… (236)
33. 石瓜驳骨方 …………………………………… (237)

34. 羌独蛭威方 …………………………………… (239)

35. 泄热消肿方 …………………………………… (240)

36. 痛风组合方 …………………………………… (241)

37. 除痹消肿方 …………………………………… (242)

38. 四黄七栀方 …………………………………… (243)

39. 青黄祛邪方 …………………………………… (244)

40. 金银如意方 …………………………………… (245)

41. 羌独蜈蝎方 …………………………………… (246)

42. 壮药"发旺"方 ………………………………… (247)

43. 乐尔法 ………………………………………… (248)

44. 中下两宣法 …………………………………… (249)

45. 化瘀通络法 …………………………………… (251)

46. 化瘀泄浊法 …………………………………… (252)

47. 化瘀消肿法 …………………………………… (253)

48. 痛风消舒法 …………………………………… (253)

49. 化浊通络法 …………………………………… (254)

50. 利湿活血法 …………………………………… (256)

51. 两黄分施法 …………………………………… (257)

52. 缓急分治法 …………………………………… (258)

53. 针药去痛法 …………………………………… (259)

54. 健脾清利法 …………………………………… (260)

55. 清解通痹法 …………………………………… (261)

56. 泄浊化瘀法 …………………………………… (262)

57. 泄浊蠲痹法 …………………………………… (263)

58. 侗药息痛法 …………………………………… (265)

59. 侗药化瘀法 …………………………………… (266)
60. 泻热化瘀法 …………………………………… (266)
61. 四妙通痹法 …………………………………… (268)
62. 通泄宣痹法 …………………………………… (269)
63. 药针通络法 …………………………………… (270)
64. 针药行痹法 …………………………………… (271)
65. 二乌龙威法 …………………………………… (272)
66. 祛风蠲痹法 …………………………………… (273)
67. 汤膏行痹法 …………………………………… (274)
68. 寒温并用法 …………………………………… (275)
69. 急攻缓补法 …………………………………… (277)
70. 补虚通络法 …………………………………… (278)
71. 四黄蠲痹法 …………………………………… (279)
72. 藤黄通利法 …………………………………… (280)
73. 清热和血法 …………………………………… (281)
74. 药针攻补法 …………………………………… (282)
75. 汤散开痹法 …………………………………… (284)
76. 排酸解毒法 …………………………………… (285)
77. 风湿痹通法 …………………………………… (286)
78. 内外联通法 …………………………………… (287)
79. 苦辛寒温法 …………………………………… (288)
80. 傣药通络法 …………………………………… (289)
81. 癀黄攻邪法 …………………………………… (290)
82. 清解活化法 …………………………………… (291)
83. 藤草主攻法 …………………………………… (292)

84. 三黄通痹法 …………………………………………（293）

85. 补清疏通法 …………………………………………（293）

86. 内外通痹法 …………………………………………（294）

87. 药合 He-Ne 法 ………………………………………（295）

88. 药合"TDP"法 ………………………………………（296）

89. 内外"勇安"法 ………………………………………（297）

90. "五色"图治法 ………………………………………（297）

**后记** ……………………………………………………（299）

# 导　言

痛风（gout）是由多种原因引起的嘌呤代谢紊乱和/或尿酸排泄障碍所导致的一组异质性疾病。临床表现为高尿酸血症、特征性急性关节炎反复发作、痛风石、间质性肾炎、尿酸性尿路结石等。本病多见于中老年男性，约占95%，女性则多于更年期后发病，部分有痛风家族史，多有漫长的高尿酸血症史，近年来随经济发展及生活方式改变，其患病率呈上升趋势。

根据血液中尿酸增高的原因，痛风可分为原发性和继发性两大类。原发性痛风基本由遗传引起，但大部分遗传方式未明，仅有少数（1%~2%）因某些酶的缺陷引起，如次黄嘌呤-鸟嘌呤磷酸核糖转移酶（HGPRT）部分缺乏，1-焦磷酸-5-磷酸核糖（PRPP）合成酶活性增高，磷酸核糖焦磷酸酰胺转换酶浓度或活性增高，黄嘌呤氧化酶活性增高。近年研究发现，原发性痛风与肥胖、糖尿病、胰岛素抵抗、血脂异常、动脉硬化和冠心病等关系密切。继发性痛风是由其他疾病或药物、高嘌呤饮食等引起尿酸生成增多，或排出减少而形成高尿酸血症所致。

尿酸为嘌呤代谢的最终产物，主要从细胞代谢分解的核酸及其他嘌呤类化合物和饮食中的嘌呤，在酶的作用下分解而来。次黄嘌呤、黄嘌呤是尿酸的直接前体，次黄嘌呤在黄嘌呤氧化酶的作用下氧化为黄嘌呤，黄嘌呤再氧化为尿酸。嘌呤代谢速度主要受1-焦磷酸-5-磷酸核糖（PRPP）和谷氨酰胺及次黄嘌呤核苷酸、鸟嘌呤核苷酸、腺嘌呤核苷酸对酶的负反馈控制调节。PRPP和谷氨酰胺在磷酸核糖焦磷酸酰胺转换酶的作用下合成1-氨基-5-磷酸核糖，是嘌呤代谢的首步反应。尿酸生成的速度主要取决于细胞内PRPP的量，各种酶的活性对尿酸生成有重要作用。体内尿酸的总量是尿酸产生和排泄的净结果。外源性尿酸主要来自高嘌呤饮食，约占正常人的20%，其余的80%来自于内源性尿酸生成。正常人体内尿酸约1/3经肠道处理，2/3经肾原型排出。

高尿酸血症及痛风的发生主要是尿酸排泄减少或生成增多，有时两种机制同时存在。①生成增多：依据24小时尿酸排泄量测定，限制嘌呤饮食5天后，若每天尿酸排出量超过3.57 $\mu$mol (600 mg)，可认为尿酸生成过多。痛风患者中由尿酸生成增多所致者仅占10%。某些酶的缺陷可导致尿酸生成增多，酶缺陷的可能部位有：HGPRT部分缺乏，使次黄嘌呤转变为次黄嘌呤核苷酸及鸟嘌呤转变为鸟嘌呤核苷酸减少，导致对嘌呤代谢的负反馈调节作用减弱；PRPP合成酶活性增高，致PRPP生成过多；磷酸核糖焦磷酸酰胺转换酶浓度或活性增高，对PRPP的亲和力增强，对嘌呤核苷酸负反馈调节的敏感性降低；黄嘌呤氧化酶活性增高，使次黄嘌呤转化为黄嘌呤，黄嘌呤转化为尿酸的速度加快。②排泄减少：血中的尿酸几乎100%经肾小球滤过，但近曲小管重吸收达98%，其后，再由肾小管排泄出尿酸盐，其中又有一部分再次被肾小管重吸收。尿酸排泄减少占原发性患者的90%。尿酸排泄减少主要是由于肾小管的分泌减少，肾小球滤过减少、肾小管重吸收增加也可能参与。仅有高尿酸血症，不一定发生痛风。痛风的发生，意味着尿酸盐结晶、沉积所致的反应性关节炎和(或)痛风石疾病。体液中的尿酸处于过饱和状态，可导致尿酸盐结晶、沉积。

痛风急性发作期，尿酸盐结晶、沉积于关节组织内，趋化白细胞，使之释放多种炎症介质，导致急性炎症发作。慢性关节炎期，尿酸盐结晶沉积于组织内引起异物样反应，其周围单核细胞、上皮细胞、巨大细胞所包围。形成痛风石。痛风石沿软骨面、滑膜囊、耳轮、髓鞘、关节周围组织、皮下结缔组织等处沉积,导致慢性炎症,滑膜囊增厚,软骨退行性变,血管翳形成,骨质侵蚀缺损,关节周围组织纤维化,加之痛风石增大,导致关节畸形、功能障碍。尿酸盐沉积于肾小管等处,使肾间质、肾小管发生慢性炎症反应,引起肾小管上皮细胞变性、坏死,肾小管变形、萎缩,管腔狭窄,间质纤维化,也可累及肾小球,导致不同程度的肾功能损害。高尿酸血症患者尿路结石的发生率明显高于正常人,与血尿酸水平及尿酸排出量呈正相关。

在痛风临床表现中,①无症状期患者:仅有持续性或波动性高尿酸血症而无临床症状。高尿酸血症患者只有10%。20%发生痛风,从高尿酸血症至症状出现时间可长达数年至数十年,甚至终生不出现症状。但随着年龄增长,出现症状的比率增高,其症状出现与高尿酸血症的水平和持续时间有关。②急性关节炎期:是痛风最常见的首发症状。多于春秋季节发病,饮酒、进食高嘌呤饮食、劳累、受寒、创伤、手术、感染等是发病的常见诱因。典型发作起病急骤,常于午夜因剧痛而惊醒,拇趾及第一跖趾关节最易受累,其次依次为踝、跟、膝、腕、指、肘等关节。绝大多数为单一,偶有双侧同时或先后受累,局部红、肿、热、痛,功能受限,触痛明显。可伴有发热等全身表现。多数患者发病前无前驱症状,但部分患者于发病前有疲乏、全身不适及关节局部刺痛等先兆。初次发作常呈自限性,一般经过2~10天后可自行缓解。缓解后受累关节局部可出现本病特征性的脱屑和瘙痒,但不常见。急性期缓解后,症状可完全消失,称为间歇期。间歇期可持续数月、数年甚至终生,但多数患者反复发作,相当一部分患者有越发越频的趋势,受累关节逐渐增多,引起慢性关节炎及关节畸形。个别患者无间歇期而直接延续发展到慢性关节炎期。③痛风石及慢性关节炎期:痛风石是痛风的特征性表现,是尿酸盐结晶沉积于肌腱、腱鞘、皮下结缔组织,引发的慢性炎症反应。呈黄白色大小不等的隆起,小如芝麻,大如鸡蛋或更大,初起质软,随着纤维组织增生,质地越来越硬。痛风石多见于关节内及其附近、耳廓等处。痛风石经皮肤溃破,形成瘘管,可有白色糊状物排出,瘘管不易愈合,但继发感染较少见。尿酸盐沉积关节内及周围,可致慢性关节炎,一般为非对称性,大小关节均可受累。慢性关节炎反复发作,受累关节增多,间歇期缩短,关节结构及其软组织被破坏,纤维组织及骨质增生而导致关节僵直、畸形和功能障碍。④肾脏病变:痛风性肾病为痛风特征性的病理变化之一。是由尿酸盐结晶沉积于肾组织引起的慢性间质性炎症,病情进展缓慢。早期可出现间歇性蛋白尿,随着病程进展,出现持续性蛋白尿,肾浓缩功能受损明显,出现夜尿增多等渗尿,晚期可出现高血压、氮质血症等肾能不全表现。尿酸性肾病若血尿酸急剧明显增高,大量尿酸盐结晶在肾小管广泛沉积梗阻,可迅速出现少尿或无尿,甚至发展为急性肾功能衰竭,如不及时处理,可致患者死亡。尿酸性尿路结石其发生率在高尿酸血症中约占 40%,痛风患者中占 25%,远较一般人群发生率高,其发生率高低与高尿酸血症程度和 24 小时尿酸排出量呈正相关。可是纯尿酸性结石,也可以是混合性结石。泥沙样结石,患者可无症状,如结石较大,患者可有肾绞痛、血尿或尿路感染等表现。

  中老年男性,伴有家族病史及代谢综合征表现,在诱发因素的基础上,半夜突然典型关节炎发作或尿酸性结石肾绞痛发作,要考虑痛风。检查血尿酸增高,滑囊液或痛风石活检发现尿酸盐结晶,即可确诊。X 线检查、关节腔镜检查可协助诊断。急性关节炎期诊断有困难时,可用秋水仙碱作诊断性治疗,若为痛风,服用秋水仙碱后症状常可迅速缓解。

  急性痛风关节炎需与下列疾病相鉴别:①风湿性关节炎:多发生于青少年女性,常累及四肢大关节,呈游走性疼痛。血清抗链球菌溶血素 O 滴度增高。②类风湿关节炎:多发生于中青年女性,呈对称性多关节受累,关节肿胀呈梭形,好发于四肢近端小关节,类风湿因子阳性。③创伤性关节炎:痛风常在创伤后发作易误诊,但痛风病情与创伤程度常不平行。

慢性痛风关节炎需与下列疾病相鉴别:①类风湿关节炎:多发生于中青年女性,关节呈慢性僵直畸形,血尿酸不升高。②银屑病关节炎:部分伴高尿酸血症而易误诊,表现为不对称趾(指)端关节及骨质破坏,X线检查末节趾(指)呈笔帽状。③骨肿瘤:痛风患者多处骨质穿凿样破坏,以致骨折、畸形而易误诊为骨肿瘤,但后者无高尿酸血症及急性关节炎史,必要时做活检以助鉴别。

痛风的治疗目的是控制高尿酸血症,迅速缓解急性发作,预防慢性关节炎、关节畸形的出现及痛风石的形成。①一般治疗:减少富含嘌呤食物如动物内脏、鱼虾、海蟹等海味、肉类、豌豆等摄入调节饮食;鼓励多饮水;慎用抑制尿酸排泄药,如利尿剂及小剂量阿司匹林等;勿过劳、受寒,避免关节损伤,严格戒酒。②急性期治疗:快速、有效、彻底终止急性发作,减轻痛苦,防止转成慢性。受累关节置于最舒适位置,避免关节负重,卧床休息,并立即给予抗炎药物。秋水仙碱:为治疗痛风急性发作的特效药,能抑制白细胞等吞噬尿酸盐结晶,减少或终止炎症介质的释放,从而有抗炎止痛作用,但毒性很大,口服以恶心呕吐、腹胀、水样腹泻等不良反应较多见,发生率高;静脉给药的主要不反应有肝坏死、肾衰竭、骨髓抑制、呼吸抑制、脱发等,治疗过程中应密切观察。有肝肾功能不全、骨髓抑制、白细胞减少者禁用。非甾体抗炎药(吲哚美辛、萘普生、布洛芬、保泰松等):疗效不如秋水仙碱,但作用温和,发作超过48小时使用仍然有效。一般在开始治疗时予接近最大的剂量,而在症状缓解时逐渐减量。糖皮质激素:能迅速缓解急性发作,但停药后易出现"反跳"现象,因此一般不宜使用,只在秋水仙碱、非甾体抗炎药治疗无效或有禁忌证时采用。③发作间歇期和慢性期治疗:促进尿酸排泄药:本类药主要抑制肾小管对尿酸盐的重吸收,从而促进尿酸排泄。适用于血尿酸增高,每日尿酸排出量在 3.57 μmol(600 mg)以下,无尿路结石的患者。当内生肌酐清除率在 30 ml 以下时无效。常用的药物有丙磺舒、磺吡酮及苯溴马隆等,其作用依次递增。本类药物的主要副作用有:皮疹、发热、胃肠道刺激、诱发急性发作等。服药期间宜大量饮水,保持尿量在 2000 ml 以上,并服用碳酸氢钠每日 3~6 g,保持尿液呈碱性。抑制尿酸合成药:主要有别嘌醇,其机制是抑制黄嘌呤氧化酶,阻断黄嘌呤转化为尿酸。可单独应用,也可与促进尿酸排泄药同用,作用更强。适用于尿酸生成过多,促进尿酸排泄药治疗无效,以及不适宜使用促进尿酸排泄药者。可有胃肠道不适、发热、皮疹、肝损害和骨髓抑制等副作用。其他:治疗关节活动障碍者,可进行理疗或体疗,剔出较大痛风石等。注意保护肾功能。

痛风可归属于中医学"痹病"、"肢体痹"等范畴。其发病可分为外因和内因两个方面。①风寒湿热:侵袭人体多由于居处潮湿、冒雨涉水、汗出当风、气候骤变、寒热交错等原因,以致风、寒、湿邪侵袭人体,留注肌肉、筋骨、关节、经络,气血运行不畅,不通则痛而发为本病;风热之邪与湿相并,导致风、湿、热合邪为患;素体阳盛或阴虚有热,复感外邪,易从热化,或感受风、寒、湿之邪,日久不愈,郁而化热,均可导致风寒湿热之邪痹阻肌肉、筋骨、关节、经络而发病。②先天不足:正气亏虚先天禀赋不足或年老体弱,正气亏虚,卫外失固,风、寒、湿、热之邪内侵肌肉、筋骨、关节,邪气留恋,气血凝滞,脉络痹阻而成。③痰瘀互结:痹阻经络痹病日久,或治疗不当,均可耗伤气血,损伤阴液,气虚血瘀,津聚痰凝,痰瘀互结,经络痹阻,出现关节肿大,强直畸形,屈伸不利。本病常因正气不足,感受外邪而致病。基本病机为正气不足,外邪侵袭机体,经脉痹阻,不通则痛。病位在四肢关节;与肝脾肾相关。早期病性多属实,邪留日久则脏腑受损,出现虚实夹杂之证。

中医对痛风的辨证论治一般分为以下几类。①风寒湿阻证:

证见肢体关节疼痛,屈伸不利,或呈游走性疼痛,或疼痛剧烈,痛处不移,或肢体关节重着,肿胀疼痛,肌肤麻木,阴雨天加重,舌苔薄白,脉弦紧或濡缓。治以祛风散寒,除湿通络。方用蠲痹汤加减。②风湿热郁证:证见关节红肿热痛,痛不可触,遇热痛甚,得冷则舒,病势较急,兼发热、口渴、心烦、汗出不解,舌质红,苔黄或黄腻,脉滑数。治以清热除湿,祛风通络。方用白虎加桂枝汤加减。③痰瘀痹阻证:证见关节肿痛,反复发作,时轻时重,甚至关节肿大,僵直畸形,屈伸不利,或皮下结节,破溃流浊,舌质紫暗或有瘀点、瘀斑,苔白腻或厚腻,脉细涩。治以化痰祛瘀,通络止痛。方用桃红饮加减。④肝肾亏虚证:证见关节肿痛,反复发作,缠绵不愈,或关节呈游走性疼痛,或酸楚重着,麻木不仁,甚则僵直畸形,屈伸不利,腰膝酸痛,神疲乏力,舌质淡,苔白,脉细或细弱。治以补益肝肾,祛风通络。方用独活寄生汤加减。

此外,针灸、针刀、中药熏蒸、中药外敷、中药电离子导入等治疗痛风也有非常好的疗效。近年来有关中西医结合治疗痛风的报导越来越多,其疗效显示出了可喜的苗头。

总之,原发性痛风目前尚无彻底治愈的方法,无肾功能损害及关节畸形者,经有效的治疗可维持正常的生活和工作;有关节畸形则生活质量受到一定的影响。肾功能损害者预后差。

# 一、内　治

"内治"指通过口服药物治疗疾病的一类方法。本节选介 168 首。

## 1. 九毛汤

【组成】　毛木通、毛贯众、毛黄连、毛蕊花、毛大丁叶根各 15 g,毛稔叶 30 g,毛冬瓜、毛冬青各 60 g,毛排钱草 20 g。

【用法】　每日 1 剂,水煎取汁,早晚分服。

【功效】　清热利湿解毒,凉血活血通络。

【主治】　急性痛风性关节炎,证属湿热阻络。

【效验】　共 30 例患者,均以上法治疗。7 天为 1 个疗程,连服 1~2 个疗程后评定疗效。结果:治愈 24 例(80.00%),好转 5 例(16.67%),无效 1 例(3.33%)。总有效率为 96.67%。

【解析】　九毛汤中,毛木通(粗齿铁线莲 Clematis argenti lucida)清热利湿;毛黄连(蜀侧金盏花 Adonis szechuanensis Franch)清热燥湿解毒;毛贯众(多鳞毛蕨 DrgoPteris chamPioni (Beth))功专清热解毒;毛捻叶(毛捻 Melastomasanguineum Sims)凉血消肿止痛;毛冬青(毛花杨桃 Actinidia eriantha Benth)、毛蕊花(毛蕊花 Verbascum thaPsus L)、毛大丁叶根(毛大丁草 Gerbera Piloselloides Cass)清热解毒活血;毛排钱草(鳞狸

鳞Desmodium clegans(Lour)Benth)散瘀消肿、祛风除湿通络；毛冬瓜(毛冬青IlexPubescens Hook et Arn)清热利湿解毒、舒筋活血消肿。诸药合用，共奏清热利湿解毒、凉血活血通络之功。

【来源】 张青梅.九毛汤治疗急性痛风性关节炎30例.实用中医药杂志,2003;19(5):237

## 2. 三土汤

【组成】 土茯苓、川草薢各30 g,土牛膝、苍术各15,土贝母(山慈姑)10 g,黄柏9 g,威灵仙12 g,生甘草6 g。

【用法】 每日1剂,水煎取汁,早晚分服。1～2周为1个疗程。

【功效】 清热利湿,凉血解毒,化瘀通络。

【主治】 痛风性关节炎急性发作,证属湿热阻痹、瘀热阻滞。

【效验】 共36例患者,均以上法治疗。其中,7例因疼痛剧烈,暂时性给与扶他林；9例因足踝红肿热甚,给予自制四黄散外敷。治疗1个疗程。结果:治愈28例,显效6例,有效2例。除个别患者大便偏稀,大便次数增多(每日2～3次),未发现明显不良反应。

【解析】 三土汤方中,土茯苓、土贝母、黄柏清热利湿解毒；土茯苓既能解毒,又能除湿通络。川草薢、苍术利湿化浊；威灵仙祛风除湿止痛。现代药理学研究证实,山慈姑、土牛膝等含有秋水仙碱,对急性痛风发作控制良好；土茯苓、草薢、威灵仙、二妙散等加快尿酸溶解及排泄。本组大部分患者经治疗1周后,红肿热痛消失或明显减轻。

【来源】 许树柴等.三土汤治疗痛风性关节炎急性发作36例临床观察.中医正骨,2002;14(10):51

## 3. 化浊汤

**【组成】** 薏苡仁20g,土茯苓15g,粉萆薢、车前子、川续断、生地、杜仲、木瓜各10g,怀牛膝、五加皮各6g,防风3g,羌活5g。

随症加减:湿浊盛,苔腻脉滑者,加法半夏、厚朴;瘀血明显,舌有瘀斑、脉涩滞者,加红花、水蛭等;脾虚泄泻,舌淡胖边有齿印者,加党参、黄芪、太子参等;阴虚者,加女贞子、麦冬;阳虚,腰酸畏寒者,加补骨脂、仙灵脾。

**【用法】** 每日1剂,水煎取汁,分2次服。2个月为1个疗程,一般治疗1~2个疗程。

**【功效】** 清热燥湿,升清降浊。

**【主治】** 高尿酸血症,证属肾虚脾弱、浊毒留滞。

**【效验】** 共66例患者,随机分为两组。治疗组采用上法治疗;对照组用三妙汤加味治疗。结果:治疗组44例中,显效28例,有效13例,无效3例,总有效率93.18%;对照组22例中显效8例,有效5例,无效9例,总有效率59.09%。治疗组和对照组总有效率相比,差异有显著性($P<0.001$)。

**【解析】** 化浊汤对肾虚脾弱,浊毒留滞所致高尿酸血症者有较好的疗效。方中生地、川续断、杜仲、牛膝调养脾肾,木瓜、五加皮、防风、羌活舒和脉络,粉萆薢、土茯苓、车前子、薏苡仁升清降浊。诸药合用,扶正可以健脾补肾,增强脾之运化及肾脏气化功能,治标可疏通脉道,排除湿浊痰瘀等病理产物,达到降低血尿酸的目的。临床发现本类患者虽无明显临床症状,但大多数可见舌体嫩、脉细等脾肾虚弱的客观指标,也佐证了化浊汤遣方用药的正确。随访部分患者后发现,只要注意饮食,血尿酸可稳定在正常水平,亦未发现毒副反应。

**【来源】** 张爱玲.化浊汤治疗高尿酸血症44例临床观察.

江苏中医药,2004;25(12):31～32

## 4. 三色汤

【组成】 薏苡仁30 g,白术18 g,赤芍、白芍各15 g,茯苓、扁豆、苍术、黄柏各10 g,独活6 g,桂枝3 g。

随症加减:血虚者加当归10 g;湿重者加车前子30 g;瘀重者加桃仁10 g,丹参30 g。

【用法】 每日1剂,水煎取汁,早晚分服。3天为1个疗程。

【功效】 健脾除湿,化瘀止痛。

【主治】 痛风性关节炎,证属脾虚湿盛、瘀阻经络。

【效验】 共56例患者,均以上法治疗。结果:1疗程疗效达优(无红肿痛,外观正常,血尿酸正常)36例;2疗程达优26例,良(无红肿,痛轻,血尿酸正常)2例。总优良率96%。

【解析】《类证治裁·痛风》指出痛风是"寒湿郁痹阴分,久则化热致痛",《证治准绳·痛风》认为痛风是由"风湿客于肾经、血脉瘀滞"所致,《医学入门·痛风》则谓痛风多因"血气虚劳不营养关节腠理"而成。治疗上医家多以祛风除湿、退热除痹为法。根据古人论述及临床实践经验,结合现代人饮食多滋腻厚味、多饮醇酒等特点,治疗以健脾除湿化瘀为主,取得显著效果。对于间歇期,常在急性期过后继续给予上述治疗以达到标本同治,防治结合的目的。

【来源】 付汉生等. 健脾除湿化瘀法治疗痛风性关节炎56例. 陕西中医,2003;24(12):1065～1066

## 5. 痹宁汤

【组成】 黄柏20 g,胆南星、桂枝、防己、苍术、白芷、川芎,神曲、威灵仙各15 g,羌活、桃仁、红花各10 g。

【用法】 每日1剂,水煎取汁,分2次服。

【功效】 清热利湿,化痰祛瘀,通络止痛。

【主治】 急性痛风性关节炎,证属湿热痰瘀阻滞。

【效验】 共治疗36例患者,随机分为两组。治疗组采用上方治疗;对照组用别嘌呤醇。结果:治疗组36例,显效(主要症状消失,关节功能基本恢复正常,主要理化指标基本正常)18例,有效(主要症状基本消失,主要关节功能及主要理化指标有所改善)15例,无效(主要症状、主要关节功能及主要理化指标等均无改善)3例,总有效率91.7%;对照组36例,显效8例,有效20例,无效8例,总有效率77.8%。治疗组显效率及总有效率明显高于对照组($P<0.01$)。

【解析】 痹宁汤中,苍术、黄柏,取二妙散之义。黄柏苦寒,寒以清热,苦以燥湿,且偏入下焦;苍术苦温,善能燥湿。二药相伍,共奏清热燥湿之效,使热去湿除。防己善于下行,长于除湿通窍利道,能泄下焦血分湿热及疗风水,用之以助苍术、黄柏祛除湿热之邪。胆南星燥湿化痰,专走经络以祛经络骨节之痰。川芎辛温升散、行气活血,为血中之气药,桃仁、红花活血祛瘀,三药共用以化瘀生新。威灵仙善逐诸风、行气血,通行十二经络,祛百节之风湿;桂枝温通经络,能横行手臂,引胆南星、苍术诸药至痛处;白芷、羌活祛风散寒,胜湿止痛,利诸节而治肢节疼痛,一身尽痛非此不能消;神曲下气调中,助药食运化。诸药合用,使腠理之湿热透表而去,又能将血分之湿热清利而消,兼祛痰瘀之邪。

【来源】 闫翌辉等.痹宁汤治疗急性痛风性关节炎36例临床观察.黑龙江中医药大学学报,2006;23(6):20～21

## 6. 愈风汤

【组成】 苍术、黄柏、牛膝、僵蚕各12 g,生薏苡仁、土茯苓、蒲公英各30 g,蚕沙15 g,当归6 g。

随症加减:热胜加连翘、银花、炒栀子;湿胜加防己、泽泻;瘀血加郁金、穿山甲;气虚加黄芪、白术。

【用法】 每日1剂,水煎取汁,早晚分服。7天为1个疗程。

【功效】 清热化湿,消浊散瘀。

【主治】 痛风性关节炎(急性期),证属湿热浊瘀阻滞。

【效验】 共76例患者,分为3组。治疗组采用上法治疗;西药组部分患者口服秋水仙碱(1组),部分患者口服洁霉素、扶他林片、地塞米松(2组),3天为1个疗程;中西医结合组在采用上法治疗同时,静脉滴注青霉素、地塞米松、口服扶他林,3天为1个疗程。结果:中药组26例,显效(累及关节的红、肿、疼痛消失,临床症状完全缓解,体温正常,实验室检查白细胞降至正常)22例,有效(累及关节的红、肿、疼痛明显改善,体温正常,白细胞降至正常)3例,无效(经1周以上治疗,累及关节及其他症状无明显改善)1例;西药组18例,显效16例,有效2例,无效0例;中西医结合组32例,显效28例,有效4例,无效0例。各组间总有效率比较,差异无显著意义($P>0.05$)。

【解析】 愈风汤乃"三妙散"为加味而成。方以苍术、生薏苡仁、土茯苓燥湿胜湿;黄柏、蒲公英清热降火;僵蚕、蚕沙化浊散结;当归、牛膝活血化瘀。诸药合用清热化湿,消浊散瘀,从而使阻滞之经络、筋脉、关节的痰浊血瘀得以消散。

【来源】 刘尚平.中西药治疗痛风性关节炎76例临床观察.中医正骨2006年4月第18卷第4期37~38

## 7. 平痛汤

**【组成】** 麻黄 6 g,细辛、制川乌、制草乌、甘草各 10 g,生黄芪 30 g,白术、当归、熟地黄、白芍各 12,汉防己 15 g。

随症加减:上肢疼痛者,加桂枝 10 g;下肢疼痛者,加怀牛膝 12 g;关节肿甚者,加白芥子 10 g;腰膝酸软者,加桑寄生 30 g。

**【用法】** 每日 1 剂,水煎取汁,早晚分服。

**【功效】** 健脾除湿,消肿止痛。

**【主治】** 急性痛风性关节炎,证属寒湿凝滞、经脉痹阻。

**【效验】** 共 87 例患者,随机分为两组。治疗组采用上法治疗;对照组服用消炎痛和丙磺舒。疗程均为 14 天,疗程结束后判定疗效。结果:治疗组 45 例,治愈 20 例(占 44.44%),有效 22 例(占 48.89%),无效 3 例(占 6.67%),总有效率为 93.33%。对照组 42 例,治愈 12 例(占 28.57%),有效 18 例(占 42.86%),无效 12 例(占 28.87%),总有效率为 71.43%。两组治疗结果经卡方检验,治疗组优于对照组($P<0.01$)。

**【解析】** 平痛汤针对痛风寒湿证型而拟定。方中麻黄、制川乌、制草乌、细辛温经散寒,除湿止痛;汉防己消肿止痛;生黄芪益气固卫;当归、熟地黄养血;白芍、甘草缓急舒筋;白术健脾除湿,扶正而祛邪。诸药合用,切合病机。药理研究证明,乌头碱的分解产物有镇痛作用,其煎剂对大白鼠甲醛性及蛋白性关节炎有明显的消炎作用;细辛所含挥发油有镇痛及局部麻醉作用;黄芪有扩张全身末梢血管,改善血液流变学异常及营养状况等作用;汉防己有消炎、镇痛、扩张血管作用。诸药综合不仅能明显改善急性痛风性关节炎的临床症状,而且有明显降低血尿酸及血沉作用,远期疗效好,无毒副作用。

**【来源】** 要 武等.平痛汤治疗急性痛风性关节炎 45 例.

河南中医,2003;23(2):34~35

## 8. 妙苓汤

【组成】 黄柏、牛膝、苍术各15 g,薏苡仁、土茯苓、萆薢、泽泻各30 g,泽兰20 g,桃仁、红花各12 g。

随症加减:肾阳虚加狗脊、杜仲、巴戟天;血瘀加丹参、丹皮;肾结石加鸡内金、金钱草。

【用法】 每日1剂,水煎取汁,早晚分服。

【功效】 清热解毒祛湿,活血化瘀止痛。

【主治】 痛风,证属湿热内结、血行瘀滞。

【效验】 共125例患者,随机分为两组。治疗组采用上法治疗;对照组服用别嘌呤醇。两组疗程均为3个月。结果:治疗组65例中,治愈(症状消失,实验室检查血尿酸正常)38例;好转(关节肿胀消减、疼痛缓解,实验室检查血尿酸有改善)12例;无效(症状及实验室检查血尿酸无变化)9例。总有效率为90.78%。对照组60中,临床治愈26例,好转12例,未愈8例,总有效率76.67%。两组疗效比较,有显著性差异($P<0.05$)。

【解析】 妙苓汤中,薏苡仁、黄柏、牛膝、苍术利湿清热;土茯苓、萆薢去湿化浊解毒;车前子利水渗湿;泽兰、桃仁、红花活血化瘀。诸药合用,共收清热解毒祛湿、活血化瘀止痛的功效。现代药理研究表明,车前子有明显的利尿作用,能使患者尿量明显增加,促进尿酸排泄。

【来源】 苏峥等.妙苓汤治疗急性痛风性关节炎65例.临床药学,2004;13(5):65~66

## 9. 附红汤

【组成】 桂枝、薏苡仁、延胡索、苍术各15 g,当归12 g,熟附子10 g,炙甘草、防风、红花、牛膝各9 g,白芍6 g。

随症加减:湿热者加金银花、连翘、黄柏;肝肾亏虚者加独活、寄生、杜仲;痰湿者加滑石、薏苡仁、白芥子。

【用法】 每日1剂,熟附子用开水先煎2小时,再下其他药合煎20分钟,分3次服。

【功效】 温经散寒,活血通络。

【主治】 痛风,证属寒湿内痹。

【效验】 共56例患者,均以上法治疗。结果:治愈(症状消失,实验室检查正常)40例,好转(关节肿胀消减,疼痛缓解,实验室检查有改善)12例,未愈(症状及实验室检查无变化)4例。总有效率93%。

【解析】 痛风之成,郁热为标,风寒湿痹阻为本,属寒热错杂证,治以温经通络。熟附子辛热通行十二经,补火助阳,散寒止痛;桂枝温经散寒;当归、红花、延胡索性温而活血通络,现代药理研究证实均有镇痛抗炎作用。初起者加清热利湿化痰之品,但不可过用寒凉之品,以免冰伏风寒之邪,导致失治误治。

【来源】 赵为兵.自拟附红汤治疗痛风性关节炎56例.云南中医学院学报,2003;26(2):55

## 10. 泻心汤

【组成】 制大黄、黄芩各10 g,黄连5 g。

【用法】 每日1剂,水煎取汁,早晚分服。

【功效】 燥湿解毒,活血化瘀。

【主治】 痛风,证属湿热壅塞、气血瘀滞。

【效验】 共176例患者,随机分为三组。治疗组采用上法治疗,并口服布洛芬;对照Ⅰ组口服布洛芬;对照Ⅱ组单纯采用上法治疗。Ⅲ组服药时间均为5天。结果:治疗组60例,显效(症状消失,关节红肿热痛消退,功能恢复正常,血尿酸恢复正常)24例;有效(症状明显好转,关节红肿热痛大部分消退,功能恢复正常,血尿酸接近正常)24例;无效(症状无明显好转,关节红肿热痛不消退,功能障碍无改善,血尿酸与治疗前相比无变化)12例。对照Ⅰ组59例,显效5例,有效15例,无效36例。对照Ⅱ组57例,显效6例,有效12例,无效39例。治疗组服药5天的疗效均明显优于对照Ⅰ组、对照Ⅱ组。

【解析】 泻心汤具有清热、通腑、燥湿、凉血、泻火、解毒和活血化瘀的功效,能抗炎、消肿和止痛。因此,用于痛风而证属湿热壅塞、气血瘀滞者收到良效。

【来源】 周珏平.泻心汤加布洛芬治疗急性痛风60例观察.实用中医药杂志,2003;19(11):594~595

## 11. 拈痛汤

【组成】 黄柏、秦艽、苍术、薏苡仁、茯苓、丹参各15g,怀牛膝6g,升麻3g,生甘草5g。

【用法】 每日1剂,水煎取汁,早晚分服。

【功效】 化瘀通络止痛。

【主治】 痛风性急性关节炎,证属湿热瘀阻。

【效验】 共24例患者,均以上法治疗。结果:治愈16例,显效4例,有效2例,无效2例。总有效率91.7%。一般服药2~10天症状开始缓解,连续服药20~64天。

【解析】 拈痛汤方中,黄柏为君,清热燥湿,泻火解毒;秦艽为臣,祛风湿,止痹痛,清湿热;苍术为佐,健脾燥湿,长于祛痹;茯苓、薏苡仁清热除痹、利水渗湿,使浊邪从小便去。上药清热祛湿以治本。丹参、牛膝、升麻活血通络、调整气机,其中丹参长于凉血活血消肿、牛膝引药下行、升麻调畅气机使清升浊降,三药合用化瘀通络止痛以治标。现代药理证实,秦艽所含秦艽碱甲能兴奋肾上腺皮质,提高免疫机能,具有抗感染作用;丹参所含丹参酮具有提高毛细血管通透性、改善微循环功效。拈痛汤治疗痛风性急性关节炎,疗效确切,副作用小,可长期服用。

【来源】 胡庆年.拈痛汤治疗痛风性急性关节炎24例.河北中医,2006;28(4):257

## 12. 羌活汤

【组成】 羌活、当归、茯苓各12 g,黄芩、赤芍各15 g,半夏、苍术、陈皮各10 g,香附、木香各9 g,甘草6 g。

随症加减:风甚加防风;湿甚倍苍术;热痰倍酒黄芩,加瓜蒌、枳实、竹沥;寒重加乌头;病在上肢加白芷,下肢加黄柏、牛膝;痛甚加乳香;发热者予柴胡解郁解热。

【用法】 每日1剂,水煎取汁,早晚分服。2周为1个疗程。

【功效】 活血疏风,消痰去湿。

【主治】 痛风性关节炎,证属风湿热邪结聚、痰瘀痹阻经脉。

【效验】 共48例患者,随机分为两组。治疗组采用上法治疗;对照组服用秋水仙碱。结果:治疗组48例中,显效30例,有效15例,无效3例,总有效率93.75%;对照组20例中,显效11例,有效7例,无效2例,总有效率90%。两组总有效率比较无显著差异。

【解析】 羌活汤取自《增补万病回春·痛风》。方中羌活走太阳经,上升发散作用强烈;苍术内化湿浊之郁,外散风湿之邪。二者共为君药。黄芩清热燥湿；当归、赤芍活血行气；茯苓利水渗湿；半夏燥湿化痰；香附、木香、陈皮行气止痛。现代药理研究表明，黄芩具有抗炎、抗变态反应及解热利尿作用；赤芍具有解痉镇痛、抗菌解热作用；当归、茯苓、香附也分别具有抗菌、利尿、镇痛作用。本方收效可能与其抗炎利尿，促进体内尿酸盐排泄有关。

【来源】 张 贤等.羌活汤治疗痛风性关节炎疗效观察.中国中医骨伤科杂志,2002;10(3):34～35

## 13. 宣痹汤

【组成】 防己、连翘各12g,薏苡仁20g,海桐皮、滑石、桑枝、牛膝、山栀子、丹皮各15g,晚蚕沙、当归各10g。

随症加减：湿浊重,苔厚腻者,加苍术10g,茯苓15g；血瘀明显,局部皮肤紫暗而红,脉舌或见瘀斑者,加丹参20g,土鳖虫10g,红花8g；痛甚者,加全蝎10g,蜈蚣3条,延胡索15g。

【用法】 每日1剂,水煎取汁,早晚分服。7天为1个疗程。

【功效】 清热利湿,活血通络。

【主治】 痛风,证属痰湿闭阻。

【效验】 共32例患者,均以上法治疗。服药1～2个疗程。结果：治愈(关节红肿热痛症状消失,功能活动正常,血尿酸降至正常,随访1年以上无复发)5例,占15.6%；显效(关节红肿热痛基本消失,关节功能恢复正常,血尿酸下降接近正常)20例,占62.5%；有效(关节红肿热痛明显减轻,血尿酸接近正常,但症状反复)6例,占18.8%；无效(治疗前后关节症状及血尿酸无明显改善)1例,占3.1%。

【解析】 急性痛风性关节炎病机为湿、热、瘀痹阻关节。治当清热利湿、活血通络。宣痹汤方中防己、山栀、连翘、薏苡仁、滑石、蚕沙、海桐皮清热利湿,桑枝、牛膝补肝肾利关节,当归、丹皮活血凉血、散瘀止痛。湿浊重者加苍术、茯苓健脾燥湿,瘀血甚者加丹参、土鳖虫、红花增强活血通络之功,痛甚者加全蝎、蜈蚣、延胡索解毒散结止痛。全方清热利湿、通络止痛,对痛风性关节炎可收良效。

【来源】 钟山.宣痹汤治疗痛风性关节炎32例.实用中医药杂志,2003;19(11):580

## 14. 急痛汤

【组成】 百合、土茯苓、薏苡仁、萆薢各30 g,牛膝、蚕沙(包)各12 g,露蜂房、山慈姑、桃仁各10 g,红花9 g,虎杖20 g。

随症加减:红肿发热明显加柴胡9 g,半枝莲15 g,生石膏30 g;疼痛剧烈加细辛、全蝎各3 g,地龙6 g。

【用法】 每日1剂,水煎取汁,早晚分服。

【功效】 清热除湿,祛瘀消肿。

【主治】 急性痛风,证属湿热集聚、瘀血停滞。

【效验】 共210例患者,随机分为两组。治疗组采用上法治疗;对照组用秋水仙碱治疗。结果:治疗组110例中,显效82例,有效23例,无效5例,总有效率95.45%;对照组100例中,显效42例,有效25例,无效33例,总有效率67.00%。治疗组总有效率与对照组比较,$P<0.01$,差异有非常显著性意义。

【解析】 急痛汤中,牛膝祛瘀消肿止痛,现代药理研究认为其具有抗炎镇痛消肿作用,能提高机体免疫功能,扩张血管,改善循环;蚕沙祛风湿止痛,有抗炎作用;土茯苓清热解毒消肿;虎杖清热通络,祛瘀止痛;露蜂房性易走窜,通经入骨,除痹止痛;桃仁配红花活血通络、消肿止痛,现代药理研究表明两药均可增加局部血流量而改善微循环,并能抗炎镇痛;薏苡仁、萆薢均能祛湿除痹;百合、山慈姑均含少量秋水仙碱,能清热解毒,消肿散结,抑制病情发作。综上所述,急痛汤治疗急性痛风针对性强,药证合拍,直达病所,能有效缓解痛风的急性发作,疗效确切,无明显毒副反应。

【来源】 乐枫等.急痛汤治疗急性痛风110例疗效观察.河北中医,2003;25(2):108

## 15. 神妙汤

【组成】 金银花、生薏苡仁各30 g,鸡血藤、连翘各24 g,茯苓、泽泻、苍术、黄柏各9 g,秦艽、防己、牛膝各12 g,赤芍15 g。

随症加减:发热加石膏、知母;气虚加生黄芪、熟附子、党参;关节肿胀、疼痛剧烈加三七、地龙、全蝎。

【用法】 每日1剂,水煎取汁,早晚分服。

【功效】 清热燥湿,解毒化瘀,通经止痛。

【主治】 急性痛风性关节炎,证属湿热结聚。

【效验】 共150例患者,均以上法治疗。结果:显效(治疗1～2个疗程,关节疼痛不再复发,功能恢复正常,复查血尿酸恢复正常)86例;有效(临床症状明显改善,但活动欠利,血尿酸下降或接近正常)62例;无效(3个疗程后,症状、体征无明显改善,或治疗期间仍发作)2例。总有效率为98.7%。

【解析】 本组病例多偏于湿热型,有关节剧痛、局部红肿灼热或发热。方中金银花、连翘、黄柏清热燥湿解毒;苍术、茯苓、泽泻、薏苡仁健脾利湿;秦艽、防己走表祛风湿,舒筋通络止痛。关节剧痛、肿胀加三七、全蝎、地龙以增强化瘀,通经止痛效果;气虚加黄芪、党参、熟附子补气固本,扶正祛邪。

【来源】 董新亭等.神妙汤治疗急性痛风性关节炎150例,辽宁中医杂志,1999;26(5):223

## 16. 顾步汤

**【组成】** 黄芪、川牛膝各 30 g,黄精、紫花地丁、金银花、蒲公英各 20 g,石斛、当归各 15 g,甘草 5 g。

随症加减:肿甚者加泽泻、茯苓;痛甚加乳香、没药;高脂血症加焦山楂。

**【用法】** 每日 1 剂,水煎取汁,早晚分服。

**【功效】** 益气养阴,清热解毒,利湿通痹。

**【主治】** 痛风,证属气阴两虚、湿热闭阻。

**【效验】** 共 79 例患者,均以上法治疗。治疗 5 天后统计疗效。结果:临床治愈(关节肿痛消失,血尿酸值恢复正常)60 例,好转(关节肿痛缓解,血尿酸值下降但仍高于正常值)17 例,无效(症状及血尿酸值无改善)2 例。

**【解析】** 顾步汤中,黄芪、黄精、石斛益气养阴,紫花地丁、金银花、蒲公英、甘草清热解毒,茯苓利湿,川牛膝活血直达病所。诸药合用,共奏益气养阴,解毒利湿之功。

**【来源】** 罗 涛.中西医结合治疗痛风性关节炎 79 例.实用中医药杂志,2006;22(11):693

## 17. 泽泻汤

**【组成】** 泽泻 50 g,萆薢 30 g,黄柏、苍术、秦艽各 10 g,白术、当归各 15 g,桂枝 6 g,僵蚕 9 g。

随症加减:脾虚湿盛者加党参 20 g,茯苓 15 g,鸡内金 10 g;湿热阻滞者加竹茹 10 g,连翘 10 g,车前子 15 g;痰瘀阻络者加半夏 10 g,丹参 30 g,红花 15 g。

**【用法】** 每日 1 剂,水煎取汁,早晚分服。

【功效】 清热利湿,健脾泻浊,祛痰通络。
【主治】 痛风性关节炎,证属痰湿内阻、络脉瘀滞。
【效验】 共102例患者,均以上法治疗。结果:治愈(症状消失,血及尿中尿酸含量正常,连续随访2年以上无复发)40例;好转(在服药情况下,症状缓解,血及尿液中尿酸含量接近正常(<425 mmol/L)76例;无效(治疗前后症状及体征无改变)4例。总有效率96.7%。
【解析】 泽泻汤中,重用泽泻清热利湿,利关节;辅以萆薢、黄柏、苍术以加强清热利湿泻浊之功,白术健脾扶正,当归、桂枝活血化瘀、通络止痛,秦艽祛风胜湿,僵蚕化痰。诸药共奏清热利湿、健脾泻浊、祛痰通络之效。再依湿、痰、瘀之偏胜,辨证加减以标本兼治,提高功效。
【来源】 马宝东. 重用泽泻辨证治疗急性痛风性关节炎120例. 辽宁中医杂志,2007;34(4):480～481

## 18. 秦虎汤

【组成】 秦皮、虎杖各15 g,威灵仙、土茯苓、萆薢、黄柏、泽泻各10 g,玉米须30 g,甘草5 g。
【用法】 每日1剂,水煎取汁,分2次服。
【功效】 清化湿热,泻浊排毒,祛瘀通络。
【主治】 无症状性高尿酸血症,证属湿热阻滞、脉络不通。
【效验】 共48例患者,均以上法治疗。服药3周后复查血尿酸。结果:显效(血尿酸值较治疗前下降80%以上)29例,有效(血尿酸值较治疗前下降50%～80%)17例,无效(血尿酸值下降不足50%)2例,总有效率95.83%。治疗前尿酸值为(496.0±107.2) mmol/L,治疗后尿酸值为(429.0±88.9) mmol/L,治疗前后比较有显著性差异($P<0.05$)。

【解析】 秦虎汤中,秦皮、虎杖、黄柏、土茯苓、萆薢、泽泻、玉米须清热祛湿、泻浊排毒,其中虎杖兼有活血通经止痛作用;威灵仙祛风湿、通经络;甘草清热解毒、调和药性。诸药合用,共收其功。现代药理研究证实,土茯苓、萆薢有降低血尿酸的作用,威灵仙、秦艽有溶解尿酸的作用,秦皮、泽泻、玉米须等有促进尿酸排泄的作用。诸药合用,对无症状高尿酸血症有明显的降低血尿酸的作用。

【来源】 李承恩等."秦虎汤"治疗无症状性高尿酸血症48例.江苏中医药,2004;25(4):22

## 19. 秦蚕汤

【组成】 苍术、牛膝、连翘、半夏各10 g,车前子30 g,徐长卿、当归各15 g,桂枝6 g。

随症加减:湿毒型加白花蛇舌草30 g,蒲公英15 g;湿瘀型加丹参30 g,赤芍15 g;湿热型加竹茹、夏枯草各10 g,浙贝母12 g。

【用法】 每日1剂,水煎取汁,早晚分服。

【功效】 清热祛湿,活血通经。

【主治】 痛风性关节炎,证属湿热结聚、经脉痹阻。

【效验】 共20例患者,均以上法治疗,治疗时间20天~2个月。结果:症状消失者18例。其中,1个月内症状消失者8例,1.5个月症状消失8例,2个月消失2例。无效2例。

【解析】 秦蚕汤中,苍术、半夏燥湿化浊,连翘、车前子清热祛湿,徐长卿、当归、牛膝活血止痛,桂枝温通经脉。诸药共奏清热祛湿、活血通经之效。随症加减治疗效果更好。

【来源】 张连增等,秦蚕汤治疗痛风性关节炎20例,中医药学报;2000,(3):50

## 20. 清解汤

【组成】 虎杖 30 g,车前草 25 g,泽泻、黄柏各 20 g,牛膝、防己各 15 g,大黄 10 g。

【用法】 每日 1 剂,水煎取汁,早晚分服。

【功效】 清热利湿,宣痹通络。

【主治】 痛风,证属湿热内阻。

【效验】 共 36 例患者,随机分为两组。治疗组采用上法治疗;对照组服用双氯芬酸钾片。连续观察 1 周。结果:治疗组 20 例中,痊愈(疼痛消失)9 例,显效(疼痛程度下降 2 个级别)6 例,有效(疼痛程度下降 1 个级别)3 例,无效(疼痛无变化)2 例;对照组 16 例中,痊愈 7 例,显效 6 例,有效 2 例,无效 1 例。两组总有效率比较有显著性差异($P<0.05$)。

【解析】 清解汤中,虎杖、大黄能清热解毒,利湿化痰,又能祛除瘀血;车前草清热利湿祛痰,凉血解毒;泽泻、黄柏清热燥湿,现代药理学研究证明黄柏能通过促进肾血流量而促进血尿酸排泄;防己、牛膝除湿化浊、祛风湿、止痹痛。诸药合用,共奏清热利湿、宣痹通络之效。通过本组观察,中药对急性痛风性关节炎有与化学药物相近的止痛作用,能在较短的时间内减轻疼痛。

【来源】 胡 莹等.中药对原发性急性痛风性关节炎疼痛的疗效观察.实用药物与临床,2007;10(2):78～80

## 21. 逐痹汤

【组成】 青风藤 50 g,忍冬藤 40 g,鸡血藤、老鹳草、白花蛇舌草各 30 g,土茯苓 20 g,络石藤、当归、丹参各 15 g,人参 10 g。

【用法】 每日 1 剂,水煎取汁,早晚分服。10 天为 1 个疗程。

【功效】 清热解毒,疏风除湿,活血通络,益气养血。

【主治】 急性痛风性关节炎,证属风湿热痹、脉络闭阻、气血亏虚。

【效验】 共70例患者,均以上法治疗。结果:治愈43例,好转24例,未愈3例。有效率95.7%。

【解析】 急性痛风性关节炎以偏热痹为多。方中忍冬藤、络石藤、青风藤之性俱凉,功在清热解毒;又均为藤类药物,皆能通经入络,治诸历节风痛。白花蛇舌草、土茯苓、老鹳草能加强清热解毒之功,且能除湿利水肿。当归、丹参、鸡血藤为性温之品,能温通而宣络蠲痹;又能活血养血,正合"治风先治血,血行风自灭"之治风要诀。人参性温,大补元气,为扶正之要药,既可佐制清凉之味,防过凉伤及脾胃而留水湿;又能与当归、丹参、鸡血藤相合,以增强养血、活血之功。诸药相合,共达清热解毒、疏风除湿、活血通络之目的,兼以益气健脾、扶正祛邪,防止清凉药物伤及脾阳之弊。

【来源】 廖自文等.自拟逐痹汤治疗急性痛风性关节炎的临床及实验室观察.安徽中医临床杂志,2000;12(4):295

## 22. 息痛汤

【组成】 土茯苓30g,赤芍、川牛膝、金钱草、萆薢各15g,苍术、汉防己、威灵仙各10g,山慈姑12g,黄柏9g,红花6g。

随症加减:发热口干喜冷饮者,加石膏、生地、丹皮;关节肿胀明显者,加虎杖、海藻、两面针;关节剧痛难忍者,加蜂房、白芷、穿山甲、皂角刺;大便干结难解者,加大黄、瓜蒌仁;血沉偏高者,加豨莶草、鸡血藤、海桐皮;局部形成块瘰者,加莪术、海藻、琥珀。

【用法】 每日1剂,病情严重者2日3剂,水煎取汁,早晚分服。1周为1个疗程。

【功效】 清热利湿,活血泻浊,通痹止痛。

【主治】 痛风,证属湿热浊瘀痹阻。

【效验】 共38例患者,均以上法治疗3个疗程。结果:治愈(症状消失,实验室检查正常)35例;好转(关节肿胀消减,疼痛缓解,实验室检查有改善)3例;未愈(症状及实验室检查无变化)0例。总有效率100%。

【解析】 息痛汤中,三妙丸清利湿热;赤芍、红花活血祛瘀止痛;威灵仙、汉防己祛风湿止痛;山慈姑、金钱草清热泻浊,软坚散肿;土茯苓、萆薢泻浊解毒。诸药相合,则热清湿去,浊消瘀除,故湿热浊瘀痹阻诸症可解。从本组病例的疗效看,患者服药7～14剂后大部分症状可消除,可见此方对于急性痛风性关节炎是有效的。患者如能间断服用本方,能有效防止痛风的复发。

【来源】 邱玉珍等.自拟痛风汤治疗急性痛风性关节炎38例.福建中医药,1999;30(1):5～6

## 23. 路通汤

【组成】 苍术15 g,黄柏、甘草、荜拨、路路通、炒白芥子各10 g,山慈姑、川牛膝、土茯苓、川萆薢各20 g,白花蛇舌草30 g,炒穿山甲、酒大黄各6 g。

随症加减:红肿明显者加丹参、生地、赤芍、丹皮;疼痛剧烈者加制乳香、没药、玄胡;多关节受累者加全蝎、蜈蚣、地龙;厌食者加山药。

【用法】 每日1剂,水煎取汁,早中晚分服。连服15天为1个疗程。

【功效】 清热燥湿,活血通络,散结消肿。

【主治】 痛风,证属湿热阻络。

【效验】 共15例患者,均以上法治疗。结果:治愈(症状全部消失,功能活动恢复正常,血尿酸理化检查正常)5例;显效(全部症状消除或主要症状消除,关节功能基本恢复,能参加正常工作或劳动,血尿酸指标基本正常)6例;好转(主要症状基本消失,关节功能基本恢复正常或有明显进步,生活由不能自理转为能够自理,或者失去工作或劳动能力转为工作和生活能力有所恢复)3例;无效(同治疗前相比较各方面均无改善)1例。总有效率为93.4%。

【解析】 根据痛风湿、瘀的特点,采用燥湿清热、活血通络、散结消肿之法,拟痛风方治之。方中苍术、黄柏、土茯苓、白花蛇舌草、萆薢、川牛膝燥湿清热,祛风利湿而除痹;路路通、炒穿山甲、大黄、山慈姑、炒白芥子、荜拨通络活血、散结消肿而止痛;甘草清热泻火,调和药性。诸药共奏清热燥湿、活血通络、散结消肿止痛之功效。

【来源】 谢长耀. 自拟痛风汤治疗痛风性关节炎15例疗效观察. 航空航天医药,2006;17(2):110~111

## 24. 痛息汤

【组成】 苍术、川牛膝、全虫、乳香、没药各10 g,黄柏、松节、桃仁、红花、当归、川芎各15 g,薏苡仁30 g,生甘草5 g,蜈蚣2条。

随症加减:局部肿甚皮肤发亮者加猪苓、泽泻各15 g。

【用法】 每日1剂,水煎取汁,分3次服。

【功效】 清热除湿,通络止痛。

【主治】 痛风,证属湿热内生、壅阻筋脉。

【效验】 共100例患者,均以上法治疗。结果:痊愈(症状体征全部消失,血尿酸含量恢复正常值)80例,显效(症状明显改善,血尿酸含量恢复正常值)13例,无效(症状、体征无改善,血尿酸含量高于正常值)7例,总有效率93%。

【解析】 痛风因致湿热内生,壅阻于关节筋脉之间而致红肿疼痛。治当清热除湿,活血通络止痛。痛息汤中,以苍术、黄柏为君,二药合用清热燥湿以治根本;薏苡仁健脾利湿消肿;川牛膝活血且可引药下行;桃仁、红花、当归、川芎、乳香、没药活血化瘀止痛,使壅滞疏通;松节善走关节以除湿止痛;蜈蚣、全虫为通络止痛;生甘草调和诸药。诸药合用,共奏清热除湿、活血通络之效,且疗效高,副作用小,复发率低。

【来源】 刘青．痛风宁汤治疗痛风性关节炎100例．四川中医,1999;17(9):22

## 25. 大承气汤

【组成】 大黄、芒硝、枳实、厚朴各6 g,甘草3 g。

随症加减:年青体壮者,大黄用10 g;热甚烦燥者加石膏、知母;年老体弱者加黄芪、麦冬。

【用法】 每日1剂,水煎取汁。服1剂后若有腹泻,即停服中药;若2小时后无腹泻,再服1剂让其泻下。2剂无腹泻,改用其他药物治疗。

【功效】 泻热通便、荡涤胃肠。

【主治】 痛风性关节炎,证属阳明腑实。

【效验】 共74例患者,均以上法治疗。结果:74人次中,服药1剂出现腹泻者56人次,2剂有腹泻者12人次,2剂无腹泻者6例。74人次中,症状在4小时内缓解者41人次,6小时内缓解者24人次,在6小时以后逐渐缓解者9人次,较单纯应用秋水仙碱或其他药物治疗症状缓解时间缩短6小时以上。

【解析】 结合痛风性关节炎病因(饮食不节,过食肥甘厚味)、临床症候(关节周围软组织红、肿、热、痛、发热、烦燥、脘腹胀闷、舌红苔黄或黄腻、脉实等),根据经络循行规律(其关节疼痛部位大部分属于阳明胃经所经过之处)和《伤寒论·阳明篇》"阳明之为病,胃家实是也"等理论,认为痛风性关节炎急性发作的临床表现与阳明腑实证有相似之处,因此用大承气汤泻热通便、荡涤胃肠,挫其热势,消除致病之因。停用中药后,继而用维持量的秋水仙碱,至症状完全缓解为止。临床治疗 74 人次未发现有强烈的胃肠道副作用,停用中药后腹泻即止,未发现腹泻后脱水现象。与单纯采用秋水仙碱治疗相比,前者既减少了不良反应,又可以缩短症状缓解的时间。

【来源】 何尔扬. 大承气汤配合抗痛风药物治疗痛风性关节炎 16 例. 中国中医药科技,2001;8(5):278

## 26. 克痛宁汤

【组成】 制川乌、红花、生甘草各 10 g,威灵仙 25 g,汉防己、当归各 20 g,生黄芪、生薏苡仁、土茯苓各 30 g,丹参、川牛膝、连翘各 15 g,制乳香、黄柏各 12 g。

【用法】 每日 1 剂,水煎取汁,早晚分服。5 天为 1 个疗程。

【功效】 清热解毒,除湿散寒,活血化瘀,温经通络。

【主治】 急性痛风,证属寒湿瘀热夹杂。

【效验】 共 51 例患者,均以上法治疗。结果:显效 47 例,好转 4 例。全部病例追踪观察 1~3 年,44 例未见复发,1 例结合西药治疗痊愈,3 例症状控制后自行中断治疗,2 例 2 年后复发,1 例 1 年内复发 2 次。复发病例经重复服用上方治疗仍有效。

【解析】 急性痛风以寒湿瘀热夹杂进行辨证施治,应用克痛宁汤,以温经散寒镇痛、利湿消肿为主,佐以活血祛瘀、清热解毒泻火。方中制川乌、威灵仙辛散温通,性善走窜,既可祛风除湿,又能温经散寒通络镇痛;汉防己除湿利水退肿,祛风止痛;生黄芪、生薏苡仁健脾利水,渗湿消肿;当归、丹参凉血活血,化瘀止痛;制乳香、红花活血祛瘀,通关窍;土茯苓、连翘清热解毒,除湿通络,利关节;黄柏清热解毒,燥湿利水消肿;生甘草泻火解毒,缓急止痛,调和诸药;川牛膝引药下行,直达病所。综观全方,辛开苦降,寒热并用,共奏清热解毒、活血化瘀、除湿散寒、温经通络、消肿止痛之功,达到邪去正复的目的。

【来源】 余新明.克痛宁汤治疗急性痛风51例疗效观察.中国中医药信息杂志,2000;7(12):60

## 27. 抗痛灵汤

【组成】 黄柏、防己各25 g,苍术、薏苡仁、秦艽各20 g,牛膝、丹参各15 g。

【用法】 每日1剂,水煎取汁,分3次服。15天为1个疗程。

【功效】 清热祛湿,通经除痹。

【主治】 急性痛风性关节炎,证属气血凝滞。

【效验】 共68例患者,随机分为两组。治疗组采用上法治疗;对照组服用秋水仙碱。两组均治疗2个疗程。结果:治疗组68例中,总有效率95.80%;对照组44例中,总有效率84.10%。

【解析】 抗痛灵汤中,黄柏清热燥湿、泻火解毒,秦艽祛风湿、止痹痛、清湿热,二药合用治疗关节发热红肿之热痹尤宜;苍术健脾燥湿,治痹湿胜者尤佳;薏苡仁清热除痹,利水渗湿,使邪有出路。上四药清热祛湿以治本。丹参、牛膝活血通经除痹,"通则不痛",其中丹参长于凉血消肿,牛膝则兼引药下行,二药合用以治标。本方标本兼治,共奏清热祛湿、通经除痹之功。现代药理证实,丹参具有良好的改善微循环的作用,其中丹参酮通过提高毛细血管的通透性而消肿抗炎,特别能抑制关节肿胀;秦艽所含秦艽碱甲能兴奋肾上腺皮质而收抗炎之效;怀牛膝也具有明显的抗炎镇痛作用。

【来源】 王秀华等.抗痛灵治疗急性痛风性关节炎疗效观察.中医正骨,2005;17(4):16

## 28. 消风平汤

**【组成】** 酒大黄、秦艽各 15 g,土鳖虫、黄柏各 10 g,紫花地丁、土茯苓、萆薢、车前子、青风藤各 20 g。

**【用法】** 每日 1 剂,水煎取汁,早晚分服。

**【功效】** 利湿泄浊,祛风通络,凉血化瘀。

**【主治】** 痛风,证属风湿热瘀阻滞。

**【效验】** 共 60 例患者,随机分为两组。治疗组采用上法治疗;对照组服用别嘌呤醇。两组疗程均为 7 天。结果:治疗组 30 例,显效(关节红肿热痛消失,关节功能恢复正常或基本恢复,血尿酸值降至正常)11 例,有效(关节红肿热痛消减,主要关节功能有所改善,肿痛减轻,血尿酸值下降接近至正常范围)17 例,无效(与治疗前相比,各方面均无明显改善)2 例,总有效率 93.33%;对照组 30 例,显效 4 例,有效 19 例,无效 7 例,总有效率 76.67%。两组总有效率比较,差异有显著性意义($P<0.05$),即治疗组疗效优于对照组。

**【解析】** 痛风平汤中,酒大黄、土鳖虫、紫花地丁凉血解毒,泄浊化瘀;土茯苓、萆薢、车前子除湿解毒,泄浊化瘀;秦艽、青风藤、黄柏祛风湿,通经络,利关节。纵观全方与西医抑制尿酸生成、排尿酸、消炎镇痛之治疗原则基本相同。临床实践证明,痛风平汤通过泄浊化瘀之法,调整体内升清降浊的代谢机制,既可抑制尿酸生成,排泄多余尿酸,使浊毒得以清泄,又可祛邪而利关节。其治疗痛风,疗效肯定,无毒副作用,如长期服用还可防止痛风复发及合并症的发生。

**【来源】** 周乃玉等. 痛风平汤治疗痛风性关节炎亚急性期临床观察. 北京中医杂志,2002;21(1):3~4

## 29. 痛风灵汤

【组成】 大黄、车前子、穿心莲、山慈姑、百合、五苓散、徐长卿、丹皮、防己、独活各适量。

随症加减:痛风急性期加白虎汤;湿热流伏加二妙散;膝踝关节肿痛者加四妙散;慢性期加乌头汤;关节漫肿疼痛、畸形或僵硬加威灵仙、白芥子、海桐皮;关节畸形结节质硬加炮穿山甲;疼痛剧烈加全蝎、蜈蚣。

【用法】 每日1剂,水煎取汁,早晚分服。服药期间应每日饮水约3000 ml及适量的碳酸氢钠。

【功效】 荡积祛毒,化痰祛湿,活血化瘀,利尿消肿。

【主治】 痛风,证属痰湿毒瘀互结。

【效验】 共185例患者,均以上法治疗。结果:近期总有效率97.6%,远期总有效率91.2%。取得较好疗效。

【解析】 痛风灵汤中,车前子、穿心莲、大黄可抑制并降低嘌呤核苷的合成与分解,从根本上降低尿酸;五苓散可使过多的尿酸分解物从尿中迅速排出,使血清浓度恢复正常;山慈姑、百合、徐长卿、丹参、益母草等可迅速消除炎症反应,明显改善症状。

【来源】 郑培林.马中夫治疗痛风经验.辽宁中医杂志,2007;34(1):18

## 30. 痛风克汤

【组成】 防己15 g,薏苡仁20 g,车前子、萆薢、晚蚕沙、秦艽、栀仁、川牛膝、山慈姑、威灵仙、地龙、乌梢蛇各10 g。

【用法】 每日1剂,水煎取汁,早晚分服。2个月为1个疗程。

【功效】 清热利湿,散结通络。

【主治】 痛风性关节炎,证属湿热内蕴、壅滞经络。

【效验】 共85例患者,随机分为两组。治疗组采用上法治疗;对照组服用别嘌呤醇、消炎痛。治疗1个疗程。结果:治疗组44例中,痊愈14例,显效16例,有效11例,无效3例,总有效率93.18%;对照组41例中,痊愈15例,显效14例,有效8例,无效4例,总有效率90.24%。

【解析】 方用防己、晚蚕沙、薏苡仁、萆薢、土茯苓、车前子清热利湿化浊;用栀子、山慈姑清热散结消肿;用威灵仙、川牛膝、秦艽、地龙、乌梢蛇祛风胜湿通络止痛。俾湿热祛,经络畅,则病向愈矣。药理研究证明:土茯苓、晚蚕沙、萆薢具有降低血尿酸作用;车前子、薏苡仁能促进尿酸排泄;地龙可抑制尿酸生成;山慈姑中含有秋水仙碱,对控制急性痛风性关节炎有殊效。

【来源】 毛以林等.痛风克汤治疗痛风性关节炎44例临床观察.湖南中医杂志,1999;15(4):16

## 31. 三金三妙汤

【组成】 金钱草、海金沙、金银花各30 g,车前子、威灵仙、忍冬藤、土茯苓各20 g,牛膝15 g,苍术、黄柏、泽泻、薏苡仁、防己各10 g。

【用法】 每日1剂,水煎取汁,分3次服。同时配合西药秋水仙碱、吲哚美辛、布洛芬、羟苯磺胺等常规治疗。2周为1个疗程。

【功效】 清热解毒,利尿祛湿,排石止痛。

【主治】 痛风,证属湿热壅郁、毒遏气血、煎熬成石。

【效验】 共40例患者,随机分为两组。治疗组采用上法治疗;对照组则单纯采用西药秋水仙碱、吲哚美辛、布洛芬、羟苯磺胺常规治疗。两组均连续治疗3个疗程。结果:治疗组40例,治愈

19例,好转17例,无效4例,总有效率90.0%;对照组36例,治愈10例,好转16例,无效10例,总有效率72.0%。两组总有效率比较差异有显著性意义($P<0.05$)。治疗组、对照组治疗前后血尿酸浓度比较,差异均有显著性意义($P<0.1$)。

【解析】 痛风为湿热之邪流注经络,舍于关节,壅郁不解,毒热遏气血而成。日久则热毒煎熬结成沙石。尿酸盐结晶乃痛风石之渐,痛风石乃尿酸盐结晶之甚。所以无论急性期还是慢性期,利尿排石、清热解毒皆不可偏废。故以三金汤和三妙散为基础方加减治疗。方中金钱草、海金沙、车前子、泽泻,清热利尿排石,促进尿酸排泄,抑制和清除尿酸盐结晶,从而预防痛风石的形成;金银花、土茯苓清热解毒;薏苡仁、威灵仙、防己活血祛风除湿,宣痹止痛;苍术、黄柏、牛膝为三妙散,专治关节红、肿、热、痛之风湿热痹。诸药相伍,共奏清热解毒、利尿祛湿、排石止痛之功效,配合西药治疗,标本兼治,相得益彰。

【来源】 李德和等,三金三妙汤配合西药治疗痛风40例.陕西中医,2007;28(4):428~429

## 32. 五土五金汤

【组成】 金钱草30 g,土茯苓、金银花、金刚刺各20 g,土牛膝、土大黄、海金沙各15 g,土黄连、土鳖虫、金莲花各10 g。

随症加减:伴全身发热者,加生石膏30 g,知母15 g;湿重而关节肿甚者,加萆薢15 g,防己10 g;关节处色深而瘀重显著者,加穿山甲、赤芍各10 g;关节灼热明显者,加蒲公英20 g,七叶一枝花15 g。

【用法】 每日1剂,水煎取汁,早晚分服。7天为1个疗程。

【功效】 清热利湿,凉血解毒,化瘀通络。

【主治】 急性痛风性关节炎,证属湿热蕴毒、阻滞经络。

【效验】 共28例患者,均以上法治疗。连服1~2个疗程后进行疗效评定。结果:治愈(关节红肿疼痛及局部压痛等症状完全消失,关节活动正常,实验室检查其血尿酸、血沉正常)21例,好转(关节红肿疼痛及局部压痛等症状明显减轻,关节活动功能改善,实验室检查好转)6例,无效(症状、体征和实验室检查无明显变化)1例,治愈率达75%。总有效率96.4%。

【解析】 痛风者,因湿浊积热蕴毒,湿热毒邪由内攻外,发于四末,在多数情况下,不需外邪的作用就可发病。这与现代医学认为机体代谢紊乱、血尿酸增高、尿酸盐沉积于关节组织而发病是一致的。因此,治疗应以清热利湿、凉血解毒、化瘀通络为主。五土五金汤即据此而设。方中金钱草清热利湿解毒,海金沙利湿泄浊;土黄连、金银花、金莲花功专清热解毒;土大黄清热凉血,土牛膝活血祛瘀解毒;土鳖虫功擅活血散瘀;金刚刺、土茯苓既能解毒,又能除湿通络,《本草纲目》谓土茯苓"祛风湿,利关节,治拘挛骨痛,恶疮痈肿"。诸药合用,切合病机。临床观察表明,该方在解除关节红肿热痛等症状方面有独到之处,其止痛消肿效果显著,且能明显降低血尿酸和血沉。

【来源】 刘书珍.五土五金汤治疗急性痛风性关节炎28例.山东中医杂志,2000;19(2):82~83

## 33. 止痛祛风汤

【组成】 石膏30g,白芍18g,葛根、萆薢、忍冬藤、土茯苓、山慈姑、粳米各15g,知母10g,桂枝、甘草各6g。

【用法】 每日1剂,水煎取汁,早晚分服。

【功效】 祛风除湿,清热解毒,通络止痛。

【主治】 痛风,证属风湿热毒阻痹经络。

【效验】 共126例患者,随机分为两组。治疗组采用上法治疗;对照组服用双氯芬酸钠、别嘌呤醇。结果:治疗组86例中,痊愈(症状完全消失,关节功能恢复正常,主要理化检查指标正常)9例,显效(主要症状消失,关节功能基本恢复,主要理化检查指标基本正常)40例,有效(主要症状基本消失,主要关节功能及主要理化检查指标有所改善)29例,无效(与治疗前相比,各方面均无改善)8例,总有效率为90.7%;对照组40例中,痊愈3例,显效9例,有效17例,无效11例,总有效率为72.5%。两组疗效相比$P<0.01$,治疗组疗效优于对照组。

【解析】 止痛祛风汤中,知母、石膏清热泻火除烦,两者同用有协同作用;甘草缓急止痛、调和药性;甘草、粳米与知母、石膏合用,能缓和后两者之寒;桂枝发散风寒、温通经脉而缓解疼痛;白芍养血敛阴柔肝,与甘草组成芍药甘草汤,具有缓急止痛功效;山慈姑清热解毒,消痈散结;葛根发表解肌、活血、疗疮止痛;萆薢利湿浊、祛风湿;忍冬藤清热解毒、祛风通络、凉血止痛;土茯苓清热解毒、利湿降浊。诸药合用,共奏祛风除湿、清热解毒、通络止痛之功。现代药理研究发现,萆薢、忍冬藤、葛根等有降低血脂作用;桂枝内含桂皮醛,具有解热、镇痛作用;白芍具有抗炎、解痉、解热、镇痛作用,并与桂枝有协同作用;甘草具有抗炎及抗变态反应、镇痛作用;山慈姑内含秋水仙碱等成分,具有降低血尿酸及止痛作用。

【来源】 庞学丰.自拟止痛祛风汤治疗痛风性关节炎疗效观察.广西中医药,2006,29(6):7~8

## 34. 化瘀解毒汤

【组成】 大黄、黄连、金银花、蒲公英、地丁、丹皮、连翘、壁虎、地龙、僵虫、水蛭、全蝎、穿山甲、蜈蚣、延胡索等适量。

【用法】 每日1剂,水煎取汁,每日2次。15天为1个疗程。

【功效】 清热解毒,利湿消肿,活血通络。

【主治】 痛风,证属湿热蕴毒、痹阻经络。

【效验】 共47例患者,均以上法治疗。连续治疗3个疗程。结果:治愈19例,好转24例,未愈4例。总有效率91.49%。

【解析】 化瘀解毒汤中,大黄、黄连、金银花、蒲公英、地丁、丹皮、连翘清热解毒,祛湿;壁虎、地龙、僵虫、水蛭、全蝎、穿山甲、蜈蚣、延胡索活血化瘀,行气通络。诸药共成清热解毒、利湿消肿、活血通络之功。

【来源】 李素琴等.化瘀解毒方治疗痛风47例临床观察.辽宁中医杂志,2006;33(8):989

## 35. 开痹化湿汤

【组成】 乌梢蛇、寒水石、知母、地鳖虫、红花各10 g,桂枝18 g,制川乌、赤芍、茯苓、威灵仙各15 g,生薏苡仁30 g。

【用法】 每日1剂,水煎取汁,早晚分服。7天为1个疗程。

【功效】 温阳开痹,清热除湿,活血逐瘀。

【主治】 痛风性关节炎,证属湿热阻络。

【效验】 共32例患者,均以上法治疗。连续治疗1~2个疗程。结果:痊愈19例,占59.4%;显效10例,占31.2%;无效3例,占9.4%。治疗后血尿酸较治疗前平均下降125 μmol/L。

【解析】 开痹化湿汤中,乌头味辛而大热,除寒开痹,力峻效宏;桂枝性味辛温,通阳散寒,入营达卫。二者合用,既可散在表之寒,又可除在里之痼。寒水石、知母、赤芍清热凉血,治热痹疼痛;地鳖虫、乌梢蛇为通窜活血之品,可逐瘀消肿;茯苓、生薏苡仁健脾化湿;红花活血止痛;威灵仙祛风除湿。诸药合用,共奏温阳开痹、清热除湿、活血逐瘀之功。

【来源】 楼向红,开痹化湿汤治疗痛风性关节炎32例.浙江中医杂志,2002;32(7):32

## 36. 赤芍宣痹汤

【组成】 石膏、防己、杏仁、连翘、滑石、薏苡仁、生地、赤芍、牛膝、金银花、黄柏、甘草各适量。

随症加减：大便秘结者加大黄；痛甚加三七、乳香、没药；反复日久兼肾虚者加当归、杜仲。

【用法】 每日1剂，水煎取汁，早晚分服。

【功效】 清热利湿，凉血通络。

【主治】 痛风，证属湿热内阻、络脉瘀滞。

【效验】 共26例患者，均以上法治疗。结果：痊愈（关节肿痛消失，活动如常，血尿酸等化验指标在正常范围）17例。有效（症状减轻，关节红、肿、热痛减退，但血尿酸未降）6例。无效（症状无明显改善）2例。总有效率88.46%。

【解析】 加味宣痹方中，石膏清热泻火；金银花、黄柏、滑石、薏苡仁、防己清热利湿泄浊；生地、丹皮凉血消肿；赤芍、乳香、没药通络止痛；牛膝引药下行。诸药合用共奏清热利湿、凉血通络之效。

【来源】 曲 源.重用石膏治疗急性痛风性关节炎26例.云南中医中药志，2002；23(2)：15～16

## 37. 甲珠宣痹汤

【组成】 木防己、杏仁、滑石、连翘、山栀、半夏、制乳香、炒甲珠、川牛膝、赤芍各10 g，赤小豆、银花各30 g，薏苡仁、晚蚕沙（包煎）、丹参各15 g。

随症加减：发热较剧，血象升高明显者，加生石膏30 g，生青蒿12 g；胃纳较差或素有胃疾者，上方蚕沙减至10 g，另加木香10 g，鸡内金15 g。

【用法】 每日1剂,水煎取汁,分3次服。

【功效】 除湿清热,化瘀通络。

【主治】 急性痛风性关节炎,证属湿聚热蒸蕴于经络。

【效验】 共50例患者,均以上法治疗。结果:显效41例,好转9例,全部有效。本组病例服药时间最短5天,最长9天,平均服药7天。均未出现胃肠道反应等副作用。

【解析】 甲珠宣痹汤乃中焦宣痹汤加味而成。中焦宣痹汤是吴鞠通《温病条辨》治疗湿热深入骨骸的名方,原方主治"湿聚热蒸,蕴于经络,寒战热炽,骨箭烦疼,舌色灰滞,面目痿黄"。急性痛风性关节炎的病机恰与该方证湿热深入骨骸,经络阻滞的病机相吻合,故选用该方主治。方中防己驱经络之湿,杏仁开肺气之先,连翘、赤小豆分清气分、血分之湿热,薏苡仁淡渗而缓急止痛,半夏辛平而主寒热,蚕砂化浊道中清气,山栀、滑石使湿热从小便而去,加丹参、制乳香以增化瘀通络止痛之效;瘀热鸱张又加赤芍、银花藤凉血化痰清热;关节红肿热痛多在下部,再加川牛膝以引药直达病所。尤妙在穿山甲一味,性善走窜,无微不至,加入方中,能明显增强活血消瘀之功。急性痛风性关节炎使用本方能明显缩短病程,并能避免西药治疗的副作用。痛风是一个反复发作的顽固性疾患,不论是初次发作还是慢性期急性发作,均可使用本方进行治疗。

【来源】 张　勇.加味中焦宣痹汤治疗急性痛风性关节炎50例.四川中医,1999;17(2):32～33

## 38. 地龙宣痹汤

【组成】 木防己、杏仁、赤小豆、木通、络石藤、海桐皮各15 g,栀子、连翘、半夏、蚕沙、地龙各10 g,薏苡仁、葛根各30 g。

随症加减：病在上肢关节者，加桑枝 30 g；病在下肢关节者，加川牛膝 15 g；疼痛剧烈者，加姜黄、玄胡各 10 g；舌淡苔白无热象者，去栀子、连翘，加制川乌、制草乌各 10 g。

【用法】 每日 1 剂，水煎取汁，早晚分服。20 天为 1 个疗程。

【功效】 祛风化湿，通络止痛。

【主治】 痛风，证属湿热阻络。

【效验】 共 65 例患者，均以上法治疗。结果：痊愈（症状消失，关节活动正常，实验室检查正常，停药 3 个月内无复发）45 例，占 69.23％；有效（症状明显好转，实验室检查有改善，或停药 3 个月又复发）17 例，占 26.15％；无效（症状及实验室检查无改善）3 例，占 4.62％。总有效率为 95.38％。

【解析】 痛风性关节炎在急性期多表现为湿热痹，慢性期多表现为尪痹。本方中木防己清热利湿，通络止痛；蚕沙、薏苡仁除湿行痹，通利关节，可助防己通络止痛；连翘、栀子、滑石、赤小豆清热利湿；半夏燥湿化浊；"肺主一身之气，气化则湿亦化"，故用杏仁宣肺利气，以化湿邪。在此基础上，加用葛根、络石藤、海桐皮、地龙以增强祛风化湿、通络止痛之功，故疗效满意。本方所以能降低尿酸，治疗痛风，主要通过扩张血管，促进体内血液循环及渗湿利尿等作用，增加了对体内尿酸排泄有关。

【来源】 刘　华．宣痹汤加减治疗痛风性关节炎疗效观察．中国煤炭医学工业杂志 2000，4：420

## 39. 石凉风清汤

【组成】 石凉茶（山腊梅叶）、生黄芪、生薏苡仁、土茯苓、丹参各 30 g，萆薢、车前草、鸡血藤各 20 g，威灵仙、羌活各 10 g。

随症加减：关节红肿较重者，加三叶青、鬼箭羽各 10 g，白花蛇舌草 30 g。

【用法】 每日1剂,水煎取汁,早晚分服。

【功效】 健脾利湿,清热解毒,活血化痰。

【主治】 痛风,证属湿热蕴毒、痰瘀交结、阻滞脉络。

【效验】 共87例患者,均以上法治疗。结果:痊愈(临床症状全部消失,关节活动自如,血尿酸降至正常)77例,显效(临床症状好转,关节活动灵活,血尿酸较前降低10%以上)8例,无效(症状缓解不明显,血尿酸与治疗前无明显变化)2例,总有效率为98%。

【解析】 石凉风清汤自我国民族医药-畲族医药总结而来。畲医认为痛风是感受湿热所致,与饮食不节有关。方中取浙江南部畲乡特有的草药石凉茶(山腊梅叶)化食积、除湿气,生黄芪、生薏苡仁、苍术健脾利湿,土茯苓、威灵仙、车前草、萆薢利浊气,祛风湿,地龙、防风祛风,白芥子、制半夏化痰,丹参活血,三叶青、鸡血藤清热解毒、活血。诸药合用共奏健脾利湿、清热解毒、活血化痰功效。

【来源】 谢丽福等.中西医结合治疗原发性痛风性关节炎87例.现代中西医结合杂志,2006;15(6):774～775

## 40. 石膏四妙汤

【组成】 生石膏60 g,生薏苡仁、虎杖各30 g,苍术、川牛膝、银花藤、丹参各15 g,黄柏、白芷、桔梗、枳壳各10 g,晚蚕沙12 g。

【用法】 每日1剂,水煎取汁,早晚分服。

【功效】 清热利湿,和络止痛。

【主治】 痛风,证属湿热阻络。

【效验】 共32例患者,均以上法治疗,连续治疗1周。结果:治愈(症状消失,实验室检查正常)26例;好转(关节肿胀消减,疼痛缓解,实验室检查有改善)4例;未愈(症状及实验室检查无变化)2例。有效率93.75%。

【解析】 石膏四妙汤中,生石膏甘、辛、大寒,以治关节红肿热痛;四妙散(苍术、黄柏、薏苡仁、牛膝)清热除湿而利筋脉,通利关节;虎杖清热利湿,活血通经;银花藤清热通络;白芷消肿止痛;桔梗、枳壳一升一降,除湿消肿;丹参活血通络。诸药共奏清热利湿、和络理气之功。结合现代药理研究,可选用虎杖、银花藤、络石藤、黄柏等抑制炎症反应以治标,茜草、伸筋草、山慈姑、黄柏等降尿酸以治本,随证遣药。临床应用,药量勿过量,以防尿酸转移性痛风发生或使痛风延长发作。

【来源】 严淦发.自拟石膏四妙汤治疗痛风32例.安徽中医临床杂志,2001;13(1):47

## 41. 松归拈痛汤

【组成】 羌活、独活、防风、防己、松节、赤芍、苍术、猪苓各9g,当归12g,葛根、茵陈、虎杖各15g,忍冬藤30g,生甘草6g。

【用法】 每日1剂,水煎取汁,每日2次。直至症状完全消退,再续服药2周。部分患者需加服一妙丸2~4周。

【功效】 祛风通络,清热除湿。

【主治】 痛风,证属风湿热邪阻痹经络。

【效验】 共20例患者,均以上法治疗。结果:治愈3例,有效15例,无效2例,总有效率为90%。疗程最短者服药20人,最长者服药92人,平均36人;其中症状缓解最短2人,最长10人,平均6人。血尿酸恢复正常16例,其中最快2周,多数病例在3个月以上。

【解析】 松归拈痛汤中,羌活苦辛,透利关节而胜湿;防风甘辛,疏散经络之邪;葛根苦辛平,"味之薄者,阴中之阳,引而上行,以苦发之也"(《医学纲目》);苍术轻浮,能去皮肤腠理之湿;血壅不流则痛,取当归、赤芍温以散之,使气血各有所归;甘草甘温,补脾益气,使苦药不致伤胃;茵陈味苦以泄之,治肢节烦痛;治湿不利小便,非其治也,故取猪苓淡以渗之。此外,虎杖味苦辛平能活血通络止痛,忍冬藤味甘性寒能清热通络治风湿痛,松节味苦性温能祛风燥湿、活血止痛,木瓜味酸性温能舒筋活络,皆以助祛风通络、清热利湿之功。

【来源】 侯臻等.当归拈痛汤加减治疗痛风20例报道.甘肃中医,2001;14(6):30～31

## 42. 身痛逐瘀汤

【组成】 桃仁、红花、秦艽、川芎、五灵脂、香附、怀牛膝、地龙、羌活各10g,当归15g,炙没药6g,甘草5g。

随症加减:伴湿热者加土茯苓30g,萆薢、连翘各10g;疼痛剧烈者加乌梢蛇、延胡索各10g;皮下有结节者加僵蚕、白芥子各10g。

【用法】 每日1剂,水煎取汁,每日3次。7～14天为1个疗程。

【功效】 调畅血气,活血通络。

【主治】 痛风性关节炎,证属瘀血阻络。

【效验】 共31例患者,均以上法治疗。结果:显效19例,占61.29%;有效8例,占25.81%;无效4例,占12.90%。总有效率为87.1%。

【解析】 痛风性关节炎的辨证治疗要紧紧抓住瘀血阻络这个关键,选用调畅血气、活血通络的方法。身痛逐瘀汤中,当归、川芎、没药、红花、桃仁、五灵脂活血化瘀,具有增加动脉血流量和降低血管阻力的作用。其中,当归、红花、桃仁还能降低急性炎症时毛细血管的通透性,减少炎症渗出,改善局部血液循环,促进炎症的吸收,消除关节红、肿、热痛。怀牛膝具有引药下行的作用;香附行气,推动血液循环;羌活通络止痛。

【来源】 闫霞等.身痛逐瘀汤加减治疗痛风性关节炎31例.湖南中医杂志,2003;19(4):37

## 43. 鸡鸭鹿仙汤

【组成】 黄柏、苍术、防己、木瓜各12g,鸭跖草、威灵仙、秦艽、伸筋草、豨莶草各10g,杜仲、鹿衔草、牛膝各15g,鸡血藤、山楂各20g。

【用法】 每日1剂,水煎取汁,早晚分服。

【功效】 清热利湿,祛风活络,补益化积。

【主治】 痛风,证属风湿热邪郁滞脉络。

【效验】 共66例患者,随机分为两组。治疗组采用上法治疗;对照组服用消炎痛、丙磺舒。结果:治疗组42例中,治愈(关节疼痛、压痛和肿胀消失,血尿酸正常)3例,显效(关节疼痛、压痛、肿胀三项中有一项消失,其它二项积分降至1级)21例,有效(关节疼痛、压痛或肿胀积分减轻至1级或2级)12例,无效(未达到以上标准)6例,总有效率85.72%;对照组24例中,痊愈0例,显效12例,有效8例,无效4例,总有效率83.34%。两组之间比较无显著差异($P>0.05$)。

【解析】 利湿活血汤中,黄柏清热燥湿,苍术健脾燥湿,木瓜化湿舒经,鸭跖草清热利水;防己利水消肿,祛风止痛,善走下行,泻下焦湿热;牛膝活血通络而利关节;灵仙、秦艽、伸筋草祛风除湿,通络止痛散瘀。痛风患者病久体虚,多兼有肝肾精血不足,故以豨莶草、杜仲、鹿衔草、鸡血藤祛风除湿,同时兼补肝肾、强筋骨、养血活络;痛风患者多体形肥胖,久食肥甘厚腻,食物不化,久积内蕴而生湿,故用山楂消食化积。以上诸药组合成方,具有清热利湿、祛风活络、通痹止痛、补益化积功效。

【来源】 廖承建．中西医结合治疗急性痛风性关节炎42例疗效观察．中国医师杂志,1999;1(8):5051

## 44. 金银黄白汤

【组成】 苍术、金银花各20 g,黄柏、牛膝、白茅根、石韦、木瓜各10 g,土茯苓25 g,重楼、丹皮、赤芍各15 g。

【用法】 每日1剂,水煎取汁,早晚分服。

【功效】 清热除湿,化瘀通络。

【主治】 痛风,证属湿热内阻、络脉瘀滞。

【效验】 共98例患者,随机分为两组。治疗组采用上法治疗;对照组服用布洛芬、别嘌呤醇。两组均治疗10天。结果:治疗组53例中,痊愈(关节红、肿、热、痛消失,血尿酸恢复正常)29例,显效(关节红、肿、热、痛消失,血尿酸接近正常)15例,有效(关节红、肿、热、痛明显减轻,血尿酸明显下降)5例,无效(关节红、肿、热、痛稍有改善,血尿酸下降幅度较小或无变化)4例;对照组45例中,痊愈11例,显效13例,有效13例,无效8例。两组疗效间差别有显著性意义($P<0.01$)。

【解析】 急性痛风性关节炎主要病因病机是湿、热、瘀。本方以二妙散为主方加减而成,方中苍术苦温燥湿,黄柏清热;配白茅根、石韦以渗利湿热,使湿热从小便而去;配金银花、重楼、土茯苓、木瓜以加大清热祛湿、利关节之力;配丹皮、赤芍以清热凉血、化瘀通络,牛膝则引药下行。诸药合用可使湿化热清,气血运行通畅。

【来源】 戴红草等．中西医结合治疗急性痛风性关节炎53例．中国全科医学,2006,9(6):503

## 45. 苓术丹青汤

【组成】 土茯苓60 g,丹参、青风藤、薏苡仁各30 g,黄柏12 g,牛膝、苍术各15 g,丹皮10 g。

随症加减:急性期加银花藤30 g,间歇期加威灵仙15 g。

【用法】 每日1剂,水煎取汁,早晚分服。15天为1个疗程。急性期患者加消炎痛栓,直肠给药,每日2次,连用3天。

【功效】 清热利湿,化瘀通络。

【主治】 痛风,证属湿热内阻、经脉瘀滞。

【效验】 共24例患者,均以上法治疗。结果:临床治愈(关节红肿疼痛消失,血尿酸<390 mmol/L)6例,显效(关节红肿消退,压痛减轻,血尿酸<405 mmol/L)16例,无效(血尿酸仍>450 mmol/L,关节红肿疼痛无变化,需加用痛风利仙治疗)2例。总有效率为91.67%。

【解析】 利湿通络汤中,以土茯苓、黄柏、苍术、薏苡仁清热利湿;丹皮、丹参凉血化瘀;牛膝引药下行;银花藤清热解毒;清风藤、威灵仙舒筋通络。诸药合用,使湿热清、瘀肿消、尿酸降、疼痛止。

【来源】 孙加洪等.自拟利湿通络汤治疗痛风性关节炎24例.国医论坛,2003;18(4):22

## 46. 羌茵术归汤

【组成】 茵陈、羌活各15 g,升麻5 g,葛根、白术各6 g,生甘草12 g,防风、苦参、黄芩、知母各9 g,猪苓、泽泻、苍术、当归各10 g。

随症加减:湿著者重用苍术;热盛者加生石膏;痛甚者加乳香、没药;病在下肢加牛膝,上肢加桑枝。

【用法】 每日1剂,水煎取汁,早晚分服。15天为1个疗程。

【功效】 清热除湿,疏风祛瘀。

【主治】 急性痛风性关节炎,证属风湿热邪痹阻经脉。

【效验】 将65例患者随机分为两组。治疗组以上方治疗,对照组用秋水仙碱治疗。结果:治疗组38例中,显效33例,有效4例,无效1例,总有效率97%;对照组27例中,显效10例,有效14例,无效3例,总有效率89%。两组总有效率比较,$P<0.01$,差异有显著性意义。

【解析】 利湿疏风汤中,茵陈清热利湿,猪苓、泽泻淡渗利水,黄芩、苦参清热燥湿,防风、升麻、葛根、羌活疏风胜湿止痛,当归活血定痛,白术、苍术健脾燥湿,知母清热润燥,甘草调和诸药。全方共奏清热利湿、疏风祛瘀止痛之效,随症加减,痹证自除。药理学研究表明,清热祛湿方能有效降低实验性痛风兔膝关节液 IL-Iβ 及 NO 的水平。方中羌活、防风、升麻、当归有抗炎镇痛作用;泽泻、猪苓、黄芩、苦参有利尿作用。此方切中病机,不仅有良好的消炎镇痛作用,且可促进体内尿酸盐排泄,无任何副作用。

【来源】 蔡锦成.清热利湿疏风止痛法治疗急性痛风性关节炎.现代中西医结合杂志,2003;12(16):1720~1721

## 47. 苓芃二牛汤

【组成】 萆薢、薏苡仁、土茯苓、忍冬藤、水牛角各30 g,泽泻、木瓜、秦艽、川牛膝各12 g,当归尾、丹皮、桃仁、汉防己各10 g,赤芍15 g。

【用法】 每日1剂,水煎取汁,分3次服用。

【功效】 清利湿热,泻毒化瘀。

【主治】 急性迁延型痛风,证属湿热毒瘀积聚。

【效验】 共60例患者,随机分为两组。治疗组采用上法治疗;对照组服用保泰松。两组合并高血压者加服依那普利,血糖高者餐后服二甲双胍。两组疗程均为2周。结果：治疗组30例中，显效20例，好转8例，无效2例，总有效率93.33%；对照组30例中，显效12例，好转13例，无效5例，总有效率83.33%。两组有效率比较，差异有显著性意义（$P<0.05$），即治疗组疗效优于对照组。

【解析】 急性迁延性痛风以湿热、浊、毒、瘀为发病之关键，治以萆薢化毒汤为主。萆薢化毒汤方源于《疡科心得集》，原为下部湿热疮疡、丹毒痈疖而设，具有清利湿热、泄毒化瘀之功。将其用于治疗急性迁延型痛风而辨证属湿热毒瘀者，于法合、于理通，临证加用土茯苓、泽泻、忍冬藤、水牛角、赤芍、桃仁。方中萆薢善走下焦，渗利湿邪而分清别浊；土茯苓善于清热解毒而泄浊；忍冬藤长于清解经络之热毒；薏苡仁、泽泻清利湿热、渗泄浊毒、清利关节；防己利湿消肿，以祛皮肤腠理之湿邪；木瓜利湿浊而舒缓筋脉；秦艽祛风湿而不燥，辅以除湿邪而通络止痛；牛膝、当归尾、丹皮、赤芍、桃仁、水牛角凉血活血、散瘀定痛，其中牛膝善引血下行，又引诸药直达病所；加水牛角一味，一则与丹皮、赤芍相伍，寓犀角地黄汤意，以清血分伏火兼以散瘀，一则清解热毒。诸药合用具有较强的清利湿热、泄毒化瘀功效。药理研究表明，土茯苓、萆薢、薏苡仁、泽泻能增强尿酸排泄；秦艽、防己有较强的抗实验性关节炎和镇痛作用；活血化瘀药有改善微循环、抗炎及良好的镇痛镇静作用。本方疗效较好，未见明显毒副作用。

【来源】 欧阳新．清热利湿泄毒化瘀法治疗急性迁延型痛风临床观察．中国中医急症，2003；13(4)：211～212

## 48. 鹿牛茅薏汤

【组成】 鹿角霜（先煎）、豨莶草、地骨皮、宽筋藤、鸡血藤、白茅根各30 g，怀牛膝18 g，续断、杜仲各12 g，黄芪、生薏苡仁各15 g，砂仁(后下)6g。

随症加减:腰膝酸软者,加桑寄生、肉苁蓉各30g;兼有风寒湿邪者,加独活、防风、木瓜各12g;湿热明显、关节红肿热痛、口干口苦者,加黄柏12g;关节疼痛较甚者,加救必应15g,黑老虎30g;伴有肾结石者,加郁金、枳壳各12g,金钱草30g。

【用法】 每日1剂,水煎取汁,分2次温服。15天为1个疗程。

【功效】 补肾活血,清热除湿。

【主治】 痛风性关节炎,证属肾虚血瘀、兼有湿热。

【效验】 共35例患者,均以上法治疗。结果:痊愈(临床症状全部消失,关节活动自如,血尿酸降至正常)9例;显效(临床症状好转,关节活动灵活,血尿酸较前降低10%以上)24例;无效(症状缓解不明显,血尿酸与治疗前无明显变化)2例。

【解析】 鹿牛茅薏汤中,鹿角霜、怀牛膝、续断、杜仲补肾而强筋骨;地骨皮、豨莶草、鸡血藤、宽筋藤活血通络;生薏苡仁、白茅根、砂仁清热祛湿;黄芪补气升阳、利水消肿。诸药共成补肾活血、清热除湿之效。

【来源】 马剑颖．补肾活血清热利湿法治疗痛风性关节炎35例．湖北中医杂志,2002;24(5):40～41

## 49. 补肾降浊汤

【组成】 熟地黄、杜仲、枸杞子、菟丝子各10～30g,枣皮10～20g,土茯苓、威灵仙各10～30g,牛膝、萆薢各10～20g,苍术10～15g,当归、三七各5～10g。

随症加减:急性关节炎期,方中前5味药各用10g,土茯苓、威灵仙各30g,牛膝、萆薢、苍术各15g,当归、三七各10g,另加薏苡仁30g;关节红肿甚者加黄柏、赤芍、地龙;痛甚者加忍冬藤、乳香、没药；大便燥结者加大黄。慢性关节炎期，方中前5味药各用20～30 g，土茯苓、威灵仙各15 g，余药各10 g；疼痛较顽固或关节变形者加炮穿山甲、地龙；无典型症状者去威灵仙、牛膝，加党参、茯苓，苍术改白术。

【用法】 每日1剂，水煎取汁，分2次服用。30天为1个疗程。同时加服消炎痛，每次25 mg，每日3次，症状消失后改为每日2次，连服2周；静脉滴注复方丹参注射液，每次12 ml，加入5%葡萄糖注射液250 ml中，每日1次，连用10天。

【功效】 补肾降浊，通络止痛。

【主治】 痛风性关节炎，证属肾虚痰浊。

【效验】 共治疗49例患者，随机分为两组。治疗组采用上方治疗，对照组在口服消炎痛、静脉滴注复方丹参注射液基础上加服布洛芬，连续2个疗程，并随访2年。结果：治疗组49例中，临床治愈（症状消失，体征转阴，血尿酸正常，随访2年以上无复发）8例，显效（症状消失，体征基本转阴，血尿酸正常或接近正常）18例，有效（临床症状、体征明显好转，血尿酸接近正常，仍需继续用药治疗）20例，无效（症状体征未见缓解，血尿酸仍异常）3例，总有效率为93.88%；对照组42例中临床治愈1例，显效7例，有效9例，无效25例，总有效率为40.48%。经卡方检验，治疗组疗效优于对照组（$P<0.05$）。2年后随访治疗组36例，复发10例，占27.78%；对照组16例，复发9例，占56.25%。治疗组远期疗效优于对照组。

【解析】 痛风性关节炎多由先天禀赋不足，高年肾精虚衰，后天膏粱过度以致脾肾亏虚，气化升清失常，湿浊内生，壅塞下趋而发。因此，脾肾功能失常，湿浊之邪壅塞是痛风发病的关键。补肾健脾、降浊化瘀之法应贯穿于治疗始终。但病有缓急，本着"急则治其标，缓则治其本"的原则，急性关节炎期，以湿浊壅塞为主，故治疗上应偏重降浊化瘀，辅以补肾健脾，重用土茯苓、威灵仙、苍术、牛膝、萆薢等药,另加薏苡仁以增化湿降浊之力;慢性关节炎期,以脾肾亏虚为主,故治疗上偏重补肾健脾,辅以降浊化瘀,重用熟地黄、枸杞、菟丝子、枣皮、杜仲等药。据现代医学研究表明,苍术、土茯苓、萆薢等化湿利湿药多为碱性,可以碱化尿液,有促进尿酸排泄、降低血尿酸的作用,故临床常用来治疗痛风。复方丹参注射液和消炎痛化瘀止痛,以求效速。诸药合用,相得益彰,有主有从,求本源兼顾标实,使脾肾健旺,升清泌浊正常,病邪之根则可从此而除。

【来源】 赵喜连等.补肾降浊法配合西药治疗痛风性关节炎49例.中国中医药信息杂志,2002;9(10):47

## 50. 运脾凉血汤

【组成】 茯苓、川萆薢、焦山楂各20 g,猪苓、瞿麦、萹蓄、车前子、玄参、黄柏各15 g,生薏苡仁、青风藤各30 g,白术、丹皮各10 g。

随症加减:急性期,加生石膏60 g,苍术、知母各10 g;慢性期,加当归、泽泻、皂角刺各10 g;有尿路结石者,去玄参,加石韦、金钱草各20 g。

【用法】 每日1剂,水煎取汁,早晚分服。15天为1个疗程,一般治疗2~3个疗程,两疗程间停药1周,后期可隔天服药。

【功效】 健脾化湿,利尿泄浊,清热凉血。

【主治】 痛风,证属湿热留滞脾胃。

【效验】 共55例患者,均以上法治疗。结果:治愈(症状消失,关节活动正常,血沉及血尿酸指标降至正常范围,随访无复发)49例;有效(症状消失,关节活动未完全恢复正常,血尿酸2个月内仍高于正常,或近期达到正常标准,但随访有复发)4例;无效(治疗3个疗程未见好转,或近期症状缓解,但血尿酸指标没有恢复正常)2例。总有效率为96.4%。

【解析】 大多数痛风患者由于湿热留滞于脾胃,随经流注,从而导致足太阴脾经和足阳明胃经所循行的足大趾等部位出现红肿热痛。运脾凉血汤切合患者病机,有健脾化湿、利尿泄浊、清热凉血之功,故能奏良效。

【来源】 陈进义. 运脾利尿凉血方治疗痛风性关节炎55例. 浙江中医杂志,2001;6:251

## 51. 苓薢桃红汤

【组成】 土茯苓、生薏苡仁、萆薢、茜草各30 g,威灵仙、泽兰、虎杖、蚕沙、川牛膝、骨碎补各15 g,当归、地龙、桃仁、红花各10 g。

随症加减:发热口渴者,加知母15 g,生石膏30 g,山栀子10 g;关节肿大者,加姜黄10 g,威灵仙15 g;邪热伤阴出现低热、口干、五心烦热者,加青蒿10 g,秦艽15 g;湿重者加车前草15 g,防己10 g;关节痛甚者加延胡索10 g,地龙15 g。

【用法】 每日1剂,水煎取汁,早晚分服。

【功效】 清热除湿,泻浊化瘀。

【主治】 痛风,证属湿热浊瘀内阻。

【效验】 共64例患者,随机分为两组。治疗组采用上法治疗;对照组服用别嘌呤醇。两组疗程均为10天。结果:治疗组32例中,显效(关节红肿热痛消失,关节功能恢复正常或基本恢复,血尿酸值降至正常,其他实验室检查正常)13例,有效(关节红肿热痛消减,主要关节功能有所改善,肿痛减轻,血尿酸值下降接近至正常范围,部分其他实验室检查尚未恢复正常)17例,无效(与治疗前相比,各方面均无明显改善)2例,总有效率为93.75%;对照组32例中,显效5例;有效19例;无效8例,总有效率74.99%。经统计学处理,两组治愈率、有效率差异具有显著性意义($P<0.05$),治疗组优于对照组。

【解析】 痛风的病机系浊瘀内阻,故方中土茯苓、萆薢、生薏苡仁、车前子除湿解毒,泄浊化瘀;威灵仙、忍冬藤、蚕沙、虎杖清湿热,通经络,消骨肿;全当归、桃仁、红花、泽兰活血化瘀而定瘀痛。全方通过泄浊化瘀之法,调整体内升清降浊的代谢机制,既可抑制尿酸生成,排泄多余尿酸,使浊毒得以清泄,又可活血、利关节。其治疗痛风,疗效肯定,无毒副作用。

【来源】 黄丽萍.朱氏经验方化裁治疗湿热夹瘀痹阻型痛风32例.安徽中医临床杂志,2003;15(2):114~115

## 52. 泄浊逐瘀汤

【组成】 土茯苓、萆薢、薏苡仁、威灵仙各30 g,泽兰、泽泻、秦艽、地龙各15 g,桃仁12 g。

随症加减:蕴遏化热者加豨莶草、虎杖各15 g,三妙丸;痛甚者加全蝎、五灵脂各10 g,蜈蚣2条,炒元胡15 g;漫肿较甚者加僵蚕、陈胆星各15 g,白芥子10 g;热重者加生地、寒水石各15 g。

【用法】 每日1剂,水煎取汁,早晚分服。同时常规服用秋水仙碱、别嘌呤醇。4周为1个疗程。

【功效】 清热利湿,通络止痛,泄浊化瘀。

【主治】 痛风,证属湿热内阻、浊瘀结滞。

【效验】 共105例患者,随机分为两组。治疗组采用上法治疗;对照组单纯服用秋水仙碱、别嘌呤醇。结果:治疗组75例中,痊愈(临床症状全部消失,实验室检查正常)13例,好转(临床症状减轻,实验室检查改善或正常)53例,无效(临床症状无明显好转或加重)9例,总有效率为87.9%;对照组30例中,痊愈2例,好转21例,无效7例,总有效率为76.6%。两组比较,差异有显著性意义($P<0.05$)。

【解析】 方中土茯苓、萆薢、薏苡仁、威灵仙、泽兰、泽泻、秦艽是泄浊解毒之良药,伍以地龙、桃仁、地鳖虫等活血化瘀之品,则可促进湿浊泄化,散解瘀结,推陈致新,增强疗效,能明显改善症状,降低血尿酸浓度。临证时可根据病情变化酌情加减。治疗结果表明中西医结合治疗本病疗效优于单纯西药治疗,尤其在降低血尿酸、改善血沉、消除症状等方面,具有显著的改善作用。

【来源】 孟庆良等. 中西医结合治疗痛风性关节炎105例疗效观察. 中医正骨,2006;18(4):14~15

## 53. 泄浊除痹汤

【组成】 土茯苓30 g,萆薢、生薏苡仁、威灵仙、木瓜、山慈姑、泽泻、泽兰、王不留行、牛膝、车前子各10 g,生蒲黄12 g。

【用法】 每日1剂,水煎取汁,早晚分服。

【功效】 泄浊祛邪,化湿清热,活血化瘀。

【主治】 痛风,证属湿浊内蕴、瘀热留滞。

【效验】 共31例患者,均以上法治疗。结果:显效(治疗10日血尿酸即明显下降,男性≤350 μmol/L,女性≤300 μmol/L,并在治疗中稳定于此范围)28例;有效(治疗后血尿酸降至正常,男性≥350 μmol/L,女性>300 μmol/L)10例;无效(治后血尿酸无下降,或有下降但男性≥430 μmol/L,女性≥370 μmol/L)3例。有效率92.68%。

【解析】 泄浊除痹汤方中,土茯苓泄浊解毒,健胃燥湿,通利关节;萆薢分清泄浊,可使尿酸降低,关节肿痛解除;威灵仙、木瓜通络止痛,溶解尿酸;泽兰、王不留行、牛膝、生蒲黄活血祛瘀,推陈致新;生薏苡仁、泽泻、车前草、山慈姑泄浊利尿,排泄尿酸。诸药相伍,使浊毒得以泄化,瘀结得以清除。

【来源】 孙维峰. 泄浊除痹汤治疗原发性痛风高尿酸血症疗效观察. 河北中医,2003;25(1):13~14

## 54. 泄浊定痛汤

【组成】 生大黄、威灵仙(后下)各9g,土茯苓20g,龙胆草6g,虎杖15g,银花藤、车前子(包煎)各30g,独活12g。

【随症加减】痛剧者加川芎、蜈蚣;热甚者加黄芩、丹皮;关节肿胀明显者加忍冬藤、海桐皮;便秘甚者加元明粉、决明子;小便不利者加萆薢、泽泻。

【用法】 每日1剂,水煎取汁,早晚分服。

【功效】 泄浊通腑,排毒定痛。

【主治】 痛风,证属湿浊热毒内聚。

【效验】 共48例患者,均以上法治疗。结果:显效(症状消失,关节红、肿、热消退,血尿酸恢复至正常)35例;有效(症状明显好转,关节红、肿、热基本消退,血尿酸接近正常)11例;无效(症状体征无明显改善,血尿酸与治疗前无明显变化)2例。总有效率为95.8%。

【解析】 急性痛风者,湿浊热毒内聚,腑气不通,阻滞经络,气滞血瘀,是其发病的关键因素。泄浊定痛汤重在泄浊通腑,祛邪排毒定痛。方中生大黄攻积导滞,泻火解毒;土茯苓利湿解毒,通利关节;龙胆草、银花藤泻火清热,活血通络;虎杖降泻湿热,凉血祛瘀;车前子清热利尿;威灵仙、独活辛散祛风,通络止痛。

【来源】 米德健.泄浊定痛汤治疗急性痛风48例.江苏中医,2001;22(2):24

## 55. 除湿祛瘀汤

【组成】 土茯苓、川萆薢、生薏苡仁、车前草各30g,苍术、丹参、川五加皮各15g,黄柏、川牛膝各12g,川木瓜20g,土鳖6g,

延胡索9g。

　　随症加减：肾虚腰痛、乏力者加杜仲、川续断、桑寄生；血虚加当归、川芎、鸡血藤；气虚加用北黄芪、党参、白术、茯苓；大便秘结加用大黄、枳实、川朴、槟榔；阳气虚衰者加熟附子、桂枝、细辛；瘀血甚者加用桃仁、红花、当归；肾功能不全者加用蒲公英、鱼腥草以解毒泄浊；合并结石者加用金钱草、石韦、郁金、滑石。

　　【用法】　每日1剂，水煎取汁，每日2次。1月为1个疗程。

　　【功效】　化湿泄浊，祛瘀止痛。

　　【主治】　痛风肾，证属湿浊内蕴、瘀血阻络。

　　【效验】　共治疗20例患者，均以上法治疗。治疗1疗程后，全部病例均行血液生化、肾功能及B超检查；3疗程为1个治疗阶段，比较治疗前后患者的症状、生化、肾功能，并作出疗效判断。结果：显效（症状和体征消失，血压降至于正常，血肌酐下降至159 $\mu$mol/L，血尿素氮下降至7.1 $\mu$mol/L，血尿酸降至360 $\mu$mol/L以下）11例；好转（症状和体征显著减轻，血压下降至20/12kPa以下，血尿酸降至420 $\mu$mol/L以下）6例；无效（症状和体征无明显改善，实验室检查不能达到好转要求）3例。

　　【解析】　除湿祛瘀汤中，土茯苓泄浊解毒、健胃利湿、通利关节，川萆薢分清泄浊利湿，此二味为该方主药；苍术燥湿健脾化浊，除痹通络；川木瓜舒筋活络，化湿和胃；川五加皮祛湿利水，补益肝肾；土鳖化痰消瘀；丹参活血祛瘀通络；延胡索活血行气止痛；生薏苡仁、车前草泄浊利尿；川牛膝活血祛瘀补肾，利尿通淋，引血下行，又可以引诸药下行；加用当归活血祛瘀，推陈出新。诸药配伍，使湿浊得以泄化，瘀血得以清除。在改善症状、降低血尿酸、保护肾功能方面，有较好的作用。

　　【来源】　伍新林等．化湿泄浊祛瘀法治疗痛风肾20例临床疗效观察．成都中医药大学学报，2000；23(2)：17～18,29

## 56. 除湿降浊汤

**【组成】** 土茯苓、薏苡仁、萆薢、黄芪各 30 g,熟地、秦艽、丹参各 15 g,威灵仙 20 g,山萸肉、杜仲各 25 g,川牛膝、地龙各 10 g。

**【用法】** 每日 1 剂,水煎取汁,早晚分服。

**【功效】** 补益肝肾,健脾祛湿,清热解毒,舒筋通络。

**【主治】** 痛风,证属肝肾脾亏虚、风湿热毒内聚。

**【效验】** 共 60 例患者,随机分为两组。治疗组采用上法治疗,对照组服用别嘌呤醇。结果:治疗组 30 例中显效(症状与体征消失,血肌酐降至 159 μmol/L、血尿素氮降至 7.1 μmol/L、血尿酸降至 360 μmol/L 以下,24 小时尿蛋白定量下降 1/2 以上,血、尿 $β_2$-Mg 降至正常)16 例,好转(症状与体征显著减轻,血尿酸降至 420 μmol/L 以下,24 小时尿蛋白定量<1 g,血、尿 $β_2$-Mg 基本降至正常)10 例,无效(症状与体征无明显改善或加重,实验室检测指标未能达到"好转"标准)4 例,总有效率为 86.7%;对照组 30 例中,显效 13 例,好转 8 例,无效 9 例,总有效率为 70%。两组间比较有显著性差异($P<0.05$),治疗组疗效优于对照组。

**【解析】** 除湿降浊汤中,秦艽、威灵仙,祛风湿、舒筋通络、止痹痛;薏苡仁、土茯苓、萆薢,健脾利水、清热解毒、祛湿降浊;杜仲、川牛膝,补肝肾、强筋骨;熟地、黄芪、山萸肉,补益肝肾扶正固本;地龙、丹参,通经活络、活血化瘀、宣痹止痛。现代药理研究表明:薏苡仁、土茯苓、萆薢可以降低血尿酸、促进尿酸排泄;黄芪、山萸肉可利尿,降低蛋白尿;威灵仙、秦艽能溶解尿酸并解除尿酸所致疼痛;地龙可促进尿酸排泄同时降低蛋白尿。

**【来源】** 吴博文等.中西医结合治疗痛风性肾病 30 例.医药产业资讯,2006;3(5):76

## 57. 祛湿通痹汤

【组成】 黄柏、苍术各25 g,薏苡仁50 g,牛膝20 g,牡丹皮、莪术、苏木、地龙各15 g,蒲公英、紫花地丁、防己、桑寄生、甘草各10 g。

随症加减:疼痛剧者加延胡索、乳香、没药;关节屈伸不利者加木瓜、伸筋藤;关节灼热明显者加地骨皮。

【用法】 每日1剂,水煎取汁,早晚分服。7天为1个疗程。

【功效】 清热祛湿,活血散瘀,通痹止痛。

【主治】 痛风,证属湿热阻络。

【效验】 共40例患者,均以上法治疗。结果:临床治愈(症状全部消失,关节功能活动恢复正常,血尿酸、血沉正常)22例,显效(全部症状消除或主要症状消除,关节功能基本恢复,能参加正常工作和劳动,血尿酸明显降低)7例,有效(主要症状基本消除,关节功能明显进步,生活不能自理转为能够自理,血尿酸有一定降低)6例,无效(和治疗前相比较,各方面均无进步,未达上述标准者)5例。总有效率为87.5%。

【解析】 祛湿通痹汤以四妙散为主药,使湿热之邪速祛;黄柏入肾经,燥骨间之湿,乃治痿之要药;薏苡仁甘淡入脾肺肾经,既能健脾胃,又能利湿清热;苍术健脾燥湿;牛膝引血下行而利关节;苏木、莪术活血祛瘀,消肿止痛;牡丹皮清热凉血、活血散瘀;防己味苦性寒,善走下行,能清湿热,利小便;桑寄生祛风湿,益肝肾,强筋骨,对营血亏虚,肝肾不足之风湿痹痛、腰膝酸软、筋骨无力尤为适宜;地龙长于通经活络,性寒清热,对关节红肿疼痛、屈伸不利常能收到较好疗效;蒲公英、地丁味苦性寒,功能清热解毒;甘草调和诸药。诸药合用标本同治,临床用药1~2个疗程,常能取得满意疗效。

【来源】 王晓民等.自拟方治疗痛风性关节炎40例临床观察.吉林中医药,2007;27(2):26

## 58. 独活寄生汤

【组成】 独活9 g,细辛3 g,桑寄生、牛膝、杜仲、秦艽、茯苓各9 g,桂枝、防风各6 g,川芎、人参各9 g,甘草3 g,当归12 g,白芍9 g,生地20 g。

随症加减:湿热蕴结加银花15 g,土茯苓30 g,山慈姑10 g;瘀热阻滞加赤芍、三棱各9 g;痰浊阻滞加白术、半夏各9 g,茯苓15 g。

【用法】 每日1剂,水煎取汁,分2次于饭后温服。10天为1个疗程。

【功效】 补脾益肾,祛风除湿,化痰通络。

【主治】 痛风性关节炎,证属脾肾虚弱,痰湿内阻。

【效验】 共30例患者,辨证属风寒湿痹型10例,湿热蕴结型6例,瘀热阻滞型3例,痰浊阻滞型11例,均以上法治疗。一般治疗1～3个疗程。结果:治愈(临床症状、体征全部消失,关节活动功能恢复正常,血尿酸含量正常)19例;好转(临床症状缓解,但关节活动欠灵活,血尿酸含量接近正常)9例;无效(临床症状及体征无缓解,血尿酸含量仍高于正常)2例。总有效率93.33%。

【解析】 独活寄生汤中,人参、甘草、当归、白芍、生地、茯苓补脾益肾,独活、细辛、桑寄生、牛膝、杜仲、秦艽、桂枝、防风、川芎祛风除湿,化痰通络。诸药合用,标本兼顾。

【来源】 李长生等.独活寄生汤加减治疗痛风性关节炎30例.福建中医药,2000;31(1):37～38

## 59. 参附地黄汤

【组成】 熟地 25 g,山茱萸、泽泻、车前仁、大黄各 15 g,薏苡仁、山药、茯苓、党参、牛膝各 20 g,丹皮 8 g,制附子、桂枝、白术各 6 g,海金沙、金钱草、丹参各 30 g,桔梗、砂仁、甘草各 5 g。

随症加减:小便短赤,有镜下或肉眼血尿者,去桂枝、制附子,加小蓟、石韦各 20 g;伴恶心欲呕者,加竹茹、姜半夏各 15 g,黄连 3 g;关节肿痛者,加络石藤、青风藤、威灵仙各 15 g。

【用法】 每日 1 剂,水煎取汁,早晚分服。3 周为 1 个疗程。

【功效】 温肾健脾,活血化瘀,清热利湿。

【主治】 痛风性肾病,证属脾肾亏虚、湿热瘀结。

【效验】 共 68 例患者,随机分为两组。治疗组采用上法治疗,对照组服用 EAA、LOP 等,连续治疗 2 个疗程。结果:治疗组 34 例中,显效 13 例,有效 15 例,无效 6 例,总有效率 82.35%。对照组 34 例中,显效 4 例,有效 17 例,无效 13 例,总有效率 61.76%。两组疗效比较差异有显著性意义($P<0.01$)。

【解析】 痛风性肾病即所谓"痛风肾",早期以关节红肿热痛为主,属痹证范畴。但随着病情的发展,可出现肾损害,且首先是肾小管功能的损害,表现为夜尿多,随后可出现疲乏、面色萎黄、颜面肢体浮肿,可伴有恶心欲呕、皮肤瘙痒等。从病理演变过程来看,早期以湿热为主,病久则湿邪入里,伤及脾肾,致脾肾亏虚。一旦出现痛风肾,则以脾肾亏虚为主,但湿热在此阶段并未消退。由于湿热煎熬,可使尿液结成砂石,并发肾结石等。同时在临床上观察到此阶段患者舌质多淡暗或暗红、肌肤甲错,即病久及血,瘀血已成。因此,确定本阶段的治疗原则为温肾健脾,活血化瘀,清热利湿,方选济生肾气丸合参苓白术散加减,可改善临床症状,保护肾功能。

【来源】 凌天佑.济生肾气丸合参苓白术散为主治疗痛风性肾痛病34例.湖南中医杂志,1999;15(1):26

## 60. 祛风逐痛汤

【组成】 车前子、威灵仙各30 g,赤小豆、茯苓各20 g,木瓜15 g,泽泻12 g,独活、防己、五加皮、桑寄生、木通各10 g,生甘草5 g。

随症加减:热痹型加滑石15 g,黄柏10 g;寒痹型加细辛3 g,桂枝10 g;痰瘀痹阻型加制南星9 g,白芥子5 g;虚证型加何首乌15 g,当归10 g。

【用法】 每日1剂,水煎取汁,分3次空腹服。

【功效】 祛风湿,益肝肾,强筋骨。

【主治】 痛风性关节炎,证属肝肾亏虚、风湿痹阻。

【效验】 共30例患者,均以上法治疗。结果:显效24例,有效5例,无效1例。有效率为96%。

【解析】 祛风逐痛汤以车前子、威灵仙、五加皮为主组成,具有祛风湿、益肝肾、强筋骨、止痹痛作用。据现代药理研究,车前子有明显利尿作用,同时增加尿酸排泄量;威灵仙有溶解尿酸钠盐结晶、解热镇痛作用;加之其他具有解热镇痛的防己、独活、桑寄生等祛风湿药,共奏抗炎、镇痛、溶解尿酸钠盐和促进尿酸排泄的作用,疗效较为满意。

【来源】 袁升平等.祛风逐痛汤治疗痛风性关节炎30例疗效观察.遵义医学院学报2001;24(2):182～183

## 61. 秦威痛风汤

【组成】 秦皮、威灵仙、金钱草、泽泻、淫羊藿、防己各适量。

一、内 治

【用法】 每日1剂,水煎取汁,早晚分服。
【功效】 祛风通络,除湿清热。7天为1个疗程。
【主治】 痛风,证属风湿热痹。
【效验】 共90例患者,随机分为两组。治疗组采用上法治疗,对照组服用别嘌呤醇,两组均治疗2个疗程。结果:治疗组60例中,治愈(关节肿痛消失,血及尿中尿酸含量正常,肾功能正常)40例,好转(关节肿痛减轻,血及尿中尿酸含量减少,肾功能正常)14例,无效(关节肿痛、血及尿中尿酸含量无改善,甚或加重,肾功能异常)6例,总有效率90.00%;对照组30例中,治愈12例,好转10例,无效8例,总有效率73.33%。两组总有效率比较,治疗组明显优于对照组($P<0.01$)。
【解析】 秦威痛风汤能祛风通络、除湿清热而利关节、止痹痛。现代研究证实,秦皮、威灵仙、泽泻有一定促排尿酸作用,徐长卿、威灵仙可解除尿酸性疼痛。诸药合用,可以改善机体嘌呤代谢紊乱,增加尿酸排出,从而降低血尿酸,改善临床症状,收到了较为理想的治疗效果。
【来源】 张传鹏.自拟秦威痛风汤治疗痛风性关节炎60例.实用医药杂志,2004;21(5):458～459

## 62. 秦柏伸筋汤

【组成】 黄柏、伸筋草各15 g,秦皮、防己、桂枝各10 g,苍术、当归各12 g,忍冬藤20 g。
【用法】 每日1剂,水煎取汁,分3次服。
【功效】 除湿清热,活血除痹。
【主治】 急性痛风性关节炎,证属湿热痹阻。
【效验】 共37例患者,均以上法治疗,连续服药7天。结果:治愈(临床症状消失,血尿酸恢复至正常,1年以上无复发)12例,占 32.43%;显效(临床症状消失,血尿酸恢复正常,1年内有复发) 16例,占 43.24%;有效(临床症状明显好转,血尿酸有下降)8例,占 21.62%;无效(临床症状有改善,血尿酸无变化)1例,占 2.7%。总有效率为 97.3%。

【解析】 秦柏伸筋汤中,除以黄柏、秦皮、防己、忍冬藤、苍术、伸筋草等清热除湿通痹外,加用当归、桂枝行血通脉。尤其是针对高尿酸血症是痛风发病的直接原因,选用既能抗炎、退关节肿痛,又能增加尿酸排泄、具有除痹通络功效而不违背中医用药之旨的秦皮、伸筋草,此乃提高疗效的关键。

【来源】 张广以.秦柏伸筋汤治疗急性痛风性关节炎37例.四川中医,1999;17(8):36

## 63. 凉血利湿汤

【组成】 忍冬藤、生石膏各 30~60 g,黄柏 12 g,苍术、牛膝各、海桐皮、威灵仙、豨莶草各 15 g,羌活 12 g,赤芍 30 g。

随症加减:疼痛明显者加三棱 10 g,土鳖虫 5 g;腰痛者加川续断、生地 15 g,杜仲 10 g;热甚口干、尿赤少者加黄芩、石斛、田基黄各 15 g;头晕头痛者加钩藤(后下)、菊花各 15 g。

【用法】 每日 1 剂,水煎取汁,分 3 次服。3 周为 1 个疗程。

【功效】 清热凉血,除湿通络。

【主治】 痛风性关节炎,证属湿热内蕴、经络痹阻。

【效验】 共 50 例患者,随机分为两组。治疗组采用上法治疗,对照组服用秋水仙碱。两组均治疗 1 个疗程。结果:治疗组 30 例中,显效 9 例,有效 18 例,无效 3 例,总有效率为 90%;对照组 20 例中,显效 5 例,有效 7 例,无效 8 例,总有效率为 60%。两组总有效率比较,$P<0.05$,差异有显著性意义,即治疗组疗效明显高于对照组。

【解析】 凉血利湿汤中,以忍冬藤、生石膏、黄柏、赤芍清热凉血,并重用忍冬藤、生石膏二药。实验证实,忍冬藤、生石膏均有较好的抗炎作用。苍术、海桐皮、威灵仙、豨莶草、羌活利湿通络;牛膝活血以引药下行,所含的β-谷甾醇、豆甾醇等对关节炎有抑制作用。诸药合用,则使湿热清除,经络疏通,气血调和,诸证自除。本方无不良反应。

【来源】 刘积平.清热凉血利湿法治疗痛风性关节炎30例临床观察.右江民族医学院学报,2003;3:399～400

## 64. 健脾泄浊汤

【组成】 薏苡仁、萆薢各30g,苍术、牛膝、秦皮、虎杖各15g,独活、山慈姑、茯苓各12g,黄柏10g,威灵仙9g。

随症加减:痛剧者加桑枝、木瓜;血瘀明显加桃仁、赤芍;热盛者加黄芩、丹皮;关节僵硬麻痹加鸡血藤、乌梢蛇、穿山甲。

【用法】 每日1剂,水煎取汁,早晚分服。30天为1个疗程。

【功效】 清热利湿,泄浊通络。

【主治】 痛风,证属湿热内阻。

【效验】 共34例患者,均以上法治疗。结果:显效(症状消失,关节红、肿、热、痛消退,血尿酸恢复正常)19例;有效(症状明显好转,关节红、肿、热基本消退,血尿酸接近正常)12例;无效(症状体征无明显改善,血尿酸与治疗前无明显变化)3例。总有效率91.18%。

【解析】 健脾泻浊汤中,薏苡仁性味平和,健脾利湿,且健脾而不腻,渗湿而不伤阴;苍术苦温香燥,健脾利湿功效较强;黄柏长于清利下焦湿热;土茯苓、山慈姑、萆薢、秦皮、虎杖通利泻浊;牛膝强筋骨,补肝肾,利水通淋,引药下行;威灵仙、独活辛散祛风,通络止痛。现代药理研究证明,山慈姑含秋水仙碱,能有效地缓解痛风的发作；土茯苓、山慈姑、萆薢、秦皮、虎杖等能增加尿酸的排出。诸药合用，直中病机，故疗效满意。

【来源】 左文杰．自拟健脾泄浊汤治疗急性痛风34例疗效观察．云南中医中药杂志，2003；24(4)17

## 65. 健脾祛瘀汤

【组成】 黄芪30g，白术、丹参各20g，陈皮、半夏、山楂、土茯苓、车前子(包煎)、滑石(包煎)、萆薢、桃仁、红花、地龙各15g，大黄5g，川芎10g。

【用法】 每日1剂，水煎取汁，早晚分服；或研为细末，每次10g，日服2次。10天为1个疗程；停服10天后，继续下一疗程；5个疗程无效者改用其他疗法。

【功效】 健脾补肾，利湿泄浊，化瘀通络。

【主治】 痛风，证属脾肾亏虚、湿浊内盛、血行不畅。

【效验】 共85例患者，均以上法治疗。结果：痊愈45例(占52.9%)，显效22例(占25.9%)，好转11例(占12.9%)，无效7例(占8.2%)。总有效率为91.8%。

【解析】 治疗本病应抓住脾肾清浊功能失调之本，详辨关节局部病变之标，立健脾益肾、祛瘀通络之法。方中用黄芪、白术，益气健脾补肾；陈皮、青皮理气健脾，并有报告陈皮、青皮可促使尿液碱化，改善体内pH值；土茯苓、车前子、滑石、萆薢、大黄、半夏、山楂利水湿、泄浊毒，加速尿酸排泄，现代药理试验证实车前子、滑石能增加尿量，促进尿素、氯化物、尿酸等的排泄；丹参、桃仁、红花、地龙、川芎化瘀通络，推陈出新。诸药并用，健脾补肾，利湿泄浊，化瘀通络，使机体血尿酸的生成和排泄得到平衡，从而使关节局部病变痊愈。

【来源】 王玉霞等．健脾祛瘀汤治疗痛风85例，中医药学报

2001;29(6):18

## 66. 海桐寻骨汤

【组成】 海桐皮18g,寻骨风25g,黄柏、木瓜、车前子、玄参、牡丹皮、生地黄、延胡索、泽泻各10g,白芍、土茯苓15g,薏苡仁30g,通草、川黄连各6g。

【用法】 每日1剂,水煎取汁,早晚空腹温服。1周为1个疗程。

【功效】 清热利湿,舒筋活络,散瘀止痛。

【主治】 痛风性关节炎,证属湿热内蕴。

【效验】 共129例患者,均以上法治疗,共观察2个疗程。结果:治愈82例,好转42例,无效5例。总有效率96.12%。在治疗中有2例患者出现腹痛、腹泻,其余患者未发现明显的不良反应。

【解析】 海桐寻骨汤中,川黄连、黄柏、车前子、泽泻、通草清热解毒利湿;薏苡仁、土茯苓健脾渗湿除痹;生地黄、玄参、牡丹皮清热活血散瘀;海桐皮、寻骨风、木瓜、白芍、延胡索舒筋活络,祛风止痛。全方标本兼顾,切中病机,药证相符,故显效甚速。

【来源】 陈廷生.海桐寻骨汤治疗痛风性关节炎129例.河北中医,2003;25(7):540

## 67. 苓豨膝忍汤

【组成】 苍术、黄柏各6g,川牛膝、萆薢、土茯苓、豨莶草各20g,泽泻8g,忍冬藤30g。

随症加减:肿甚加车前子、汉防己各10g;尿酸高明显者加熟大黄10g;有结节者加桃仁、红花、当归各12g。

【用法】 每日1剂,水煎取汁,早晚分服。
【功效】 清热利湿,祛风通络,活血化瘀。
【主治】 痛风,证属风湿热邪痹阻络脉。
【效验】 共32例患者,均以上法治疗。结果:治愈(症状消失,关节功能恢复正常,主要理化指标正常)23例;有效(症状基本消失,关节功能及主要理化指标基本正常)6例;无效(症状关节功能及主要理化指标均无改善)3例,总有效率90.6%。
【解析】 苓豨膝忍汤中,苍术燥湿、黄柏清热、牛膝舒筋健骨、引湿热下行,土茯苓清热解毒、除湿利关节,忍冬藤清热解毒、通络止痛,泽泻利尿渗湿,萆薢分清化浊,豨莶草祛风湿、壮筋骨。诸药合用,共奏清热利湿、祛风通络、通痹止痛之功。现代研究证实,黄柏具有抗菌、消炎及松弛肌肉之作用,苍术具有显著杀菌、抗炎之作用,土茯苓具有抗菌、抗炎、利尿作用,川牛膝具有镇痛抗炎利尿作用,豨莶草具有抗炎抗菌舒张血管的作用,忍冬藤具有消炎、解热作用。
【来源】 马秀琴等.中西医结合治疗急性痛风性关节炎32例.实用中医药杂志,2006;22(11):699

## 68. 长卿芩活汤

【组成】 土茯苓40g,黄芪、薏苡仁、徐长卿各30g,太子参20g,羌活、独活、陈皮、升麻、柴胡各5g,黄连、白芍各9g,黄柏、萆薢各15g,泽泻、泽兰、秦艽、虎杖各12g,炙甘草6g。
【用法】 每日1剂,水煎取汁,早晚分服。15天为1个疗程。
【功效】 健脾除湿,清热利浊。
【主治】 痛风,证属湿热浊毒、滞壅血中。
【效验】 共51例患者,均以上法治疗。结果:服药1个疗程后临床症状缓解(红、肿、热痛消失,血尿酸下降正常)者12例,服药2个疗程后临床缓解者24例,服2个疗程以上临床缓解者9例,6例因服药2个疗程无效而中断治疗。

【解析】 痛风治当以健脾益胃、清热利浊法为主,方仿李东垣升阳益胃汤化裁。是方以参、芪、术、草补脾益胃;佐以羌、独、升、柴以助阳升,秦艽、防己、泽泻以渗湿邪,白芍酸收和营以防辛散之峻厉;更益连、柏、土茯苓、徐长卿、萆薢、泽兰、虎杖等清热利湿,促进浊毒泄化,解除瘀结之机转,推陈致新,增强疗效。现代医学认为,秦艽、薏苡仁、徐长卿、防己,对酸性关节炎、蛋清性关节炎有不同程度的消炎、镇痛、镇静、减轻关节的肿胀的作用,尤其是防己、土茯苓、萆薢、泽泻合用,不仅增加水分的排泄,也同时增加对尿毒、尿酸、氯化钠的排泄。虽然此法在痛风急性发作期的治疗作用不及秋水仙碱迅速,但连续治疗尤其是发作间隙期、慢性期的治疗效果令人满意。

【来源】 李 军等.健脾益胃清热利浊治疗痛风51例疗效观察.中国中医基础医学杂志,2002;8(10):56

## 69. 黄芩膝芎汤

【组成】 生大黄、黄柏、陈皮、牛膝各10g,茯苓、薏苡仁、车前子各30g,猪苓、苍术、川芎各12g。

【用法】 每日1剂,水煎取汁,早晚分服。

【功效】 清解热毒,祛湿消肿,活血通络。

【主治】 痛风性关节炎,证属湿热下注。

【效验】 共180例患者,均以上法治疗。结果:169例症状消失,血尿酸含量正常;11例症状减轻,改用其他疗法治愈。随访1~2年,81例复发。

【解析】 痛风者,因湿热下注引起下肢关节红、肿、热、痛。黄芩膝芎汤以生大黄、黄柏清解热毒;茯苓、薏苡仁、车前子、猪苓、苍术健脾、利湿、消肿；陈皮行气，调和诸药；川芎活血通络；牛膝活血，引药下行。诸药合用，可达清解热毒、祛湿消肿、活血通络之效。

【来源】 倪军.清利湿热法治疗痛风性关节炎180例.中国中西医结合外科杂志，2001；7(5)：310

## 70. 清热化痰汤

【组成】 石斛、生薏苡仁、南沙参、虎杖、海金沙、连翘、车前子、鬼针草、白芥子、知母、丹皮、法半夏等各适量。

【用法】 每日1剂，水煎取汁，早晚分服。

【功效】 养阴清热，除湿化痰。

【主治】 痛风性关节炎，证属痰湿蕴热、阴液耗伤。

【效验】 共140例患者，随机分为两组。治疗组采用上法治疗；对照组服用莫比可。结果：治疗组80例，治愈53例，有效21例，未愈6例，有效率92.5%。对照组60例，治愈24例，有效18例，未愈18例，有效率70%。两组有效率比较有显著差异（$P<0.05$）。

【解析】 清热化痰汤中，石斛、南沙参、知母养阴生津清热，丹皮、虎杖清热凉血活血，生薏苡仁、海金沙藤、车前子清热利湿消肿，连翘、鬼针草清热解毒，白芥子、法半夏除湿化痰。既重视清热解毒，消肿除痹治其标；又重视生津养阴，培本补虚治其本。从而达到标本兼治，去除病痛之目的。

【来源】 陈秉中.清热化痰方结合西药治疗痛风性关节炎80例.陕西中医，2007；8(4)：424～425

## 71. 藤草砂石汤

【组成】 茯苓皮、薏苡仁各30 g,黄芪、黄柏、当归、牛膝、赤芍、丹皮各15 g,威灵仙20 g,蚕沙、苍术、防己各10 g,车前草、络石藤、忍冬藤、蒲公英、生石膏各20 g。

随症加减:疼痛重加没药;有浮肿加泽泻、猪苓;有血尿加小蓟、白茅根;发热加蚤休、连翘;瘀血重加丹参、川芎、路路通、大黄。

【用法】 每日1剂,水煎取汁,早晚分服。

【功效】 清热解毒,除湿散瘀。

【主治】 痛风性关节炎疼痛,证属湿热阻络。

【效验】 共5例患者,均以上法治疗。结果:临床治愈(关节红、肿、热、痛和痛风结节消失,无浮肿,血尿酸尿常规、肾功检查正常)3例(占60%);显效(关节红、肿、热、痛减轻,痛风小结节缩小或消失,浮肿减轻、血尿酸、尿常规及肾功检查有改善)2例(占40%)。总有效率为100%。

【解析】 藤草砂石汤中,黄芪健脾益气;黄柏、苍术通治上下湿气,并有抗菌与排盐作用;蚕沙、络石藤祛风除湿,通络舒节,宣通痹阻;威灵仙祛风除湿,通络止痛;防己祛风利水;忍冬藤、蒲公英清热解毒;赤芍、丹皮凉血活血,散瘀止痛;车前草清热渗湿利窍,使邪有出路;当归、没药活血通脉止痛;生石膏,清热泻火、茯苓皮健脾利水消肿;牛膝活血化瘀,利尿通淋,引诸药下行。诸药合用,使热清湿利,瘀化络通,关节红肿热痛迅速缓解。

【来源】 文 彦.清热利湿汤治疗痛风性关节炎疼痛.中国临床康复,2003;7(8):1357

## 72. 清热宣痹汤

【组成】 白花蛇舌草30 g,虎杖16 g,苍术、木瓜各15 g,知母、络石藤、防己各12 g,土茯苓25 g。

【用法】 每日1剂,水煎取汁,分2次服。

【功效】 清热利湿,通络宣痹。

【主治】 痛风性关节炎,证属湿热阻络。

【效验】 共54例患者,随机分为两组。治疗组采用上法治疗;对照组服用秋水仙碱、别嘌醇。结果:治疗组32例,显效(服药后症状及体征消失,关节活动自如,尿酸复查正常)11例;有效(服药后关节红肿热痛好转,症状及体征基本消失,尿酸降至正常)17例;无效(服药后症状及体征均未改善)4例,总有效率为87%。对照组22例,显效2例,有效13例,无效7例,总有效率为72%。两组比较有非常显著性差异($P<0.05$)。

【解析】 清热宣痹汤中,知母、白花蛇舌草清热解毒;苍术、土茯苓清利湿热;虎杖、络石藤、木瓜、防己通络宣痹、清利泻浊,使邪有去路。诸药合用,共奏清热利湿,通络宣痹之功效。

【来源】 赵永萍.清热宣痹汤治疗痛风性关节炎32例,天津中医,2001;18(5):45~46

## 73. 淡渗利湿汤

【组成】 车前子15 g(包煎)、萆薢、茯苓、土茯苓各20 g,猪苓、泽泻、益母草各10 g,淡竹叶5 g。

随症加减:红肿热痛较重者加连翘15 g,丹皮、蒲公英各10 g;痛甚者加延胡索15 g;尿路结石者加鸡内金20 g;多关节疼痛者加独活、秦艽各10 g;胃痛或纳差者加炒麦芽20 g;夹瘀者加紫丹参

15 g。

【用法】 每日1剂,水煎取汁,分3次口服。

【功效】 淡渗利湿,清热凉血。

【主治】 痛风性关节炎,证属湿热内结。

【效验】 共103例患者,均以上法治疗。结果:临床治愈(关节红肿疼痛消失,行走自如,血尿酸降至正常)84例,占81.6%;好转(症状体征基本消失,血尿酸接近正常,但多关节仍有轻微疼痛)17例,占16.5%;无效(用药后关节疼痛及尿酸无明显变化)2例,占1.9%。总有效率为98.1%。治疗时间最短2天,最长23天,平均为7天。

【解析】 本病多因湿热为患。治当淡渗利湿兼清热凉血,使二便通利,小便量增多,降低血尿酸,较快解除局部红肿疼痛,且短时间内不易复发。治疗中应注意患者即使有舌质淡、苔腻及脉沉等类似寒证表现,也应慎用温经散寒药物,以免加重病情。

【来源】 徐志奎.淡渗利湿法治疗痛风性关节炎103例.实用中医药杂志,2005;21(3):142

## 74. 痛风利节汤

【组成】 黄芪30 g,桂枝、川芎、当归各15 g,赤白芍、木防己、寻骨风、透骨草、千年健各20 g,伸筋草、骨碎补、女贞子各15 g。

随症加减:寒湿阻络型选加制川乌、制草乌、细辛等;若寒重血凝者选加鸡血藤、皂角刺、莪术、乳香、没药、桃仁、红花等;风湿重者选加薏苡仁、猪苓、茯苓、木瓜等。湿热阻络型选加薏苡仁、黄柏、苍术、秦艽等。病情迁延日久者,加蜈蚣、地龙、穿山甲、乌梢蛇等;以下肢症状为主者,加牛膝;以腰痛为主者,加续断、狗脊、淫羊藿。

【用法】 每日1剂,水煎取汁,早晚分服。1个月为1个疗程。

【功效】 补益肝肾,强筋壮骨,活血逐风。

【主治】 类风湿关节炎,证属肝肾亏虚、筋骨失养、瘀血阻络。

【效验】 共65例患者,均以上法治疗。结果:控制症状13例,占20%;显效26例,占40%;有效19例,占29.23%;无效7例,占10.77%;总有效率89.23%。

【解析】 痛风利节汤中,黄芪、白芍、补骨脂、骨碎补、女贞子、千年健扶助正气,补益肝肾,强筋壮骨;防己、伸筋草、透骨草舒筋活络;桂枝、川芎、当归、赤芍行气活血,温通血脉。配合随症加减之中药,共奏补肝肾、强筋骨、通络舒筋的功能,共同阻止痛风引起的骨质侵蚀,恢复已受损的关节功能,保护未受损的关节功能。

【来源】 刘卫华等.痛风利节汤治疗类风湿关节炎65例疗效观察,中医正骨,2003;15(10):17~18

## 75. 萆威痛风汤

【组成】 苍术、黄柏、防己、威灵仙、制南星、泽泻、车前子各15g,川芎、桃仁、红花、羌活、桂枝各10g,土茯苓25g,萆薢20g。

【用法】 每日1剂,水煎取汁,分2次于早晚服用。30天为1个疗程。

【功效】 清利湿热,化瘀通络。

【主治】 痛风性关节炎,证属湿热阻络。

【效验】 共55例患者,均以上法治疗。每隔1个月复查1次血尿酸,正常后半年复查1次。结果:治愈44例,显效4例,有效5例,无效2例,总有效率为96.4%。1年内48例患者中有4例复发,复发率占8.33%。出现不良反应者3例,其中胃肠道反应2例,眩晕1例。

【解析】 萆威痛风汤是《丹溪心法》上中下痛风方去龙胆草、

神曲、白芷,易土茯苓、萆薢、泽泻、车前子而成。方中苍术、黄柏清热燥湿;防己善走下行,清泄下焦膀胱湿热,宣滞通脉,长蠲肢节痹痛;土茯苓甘淡性平,主入脾胃二经,可搜毒外泄,助升清降浊;萆薢苦甘性平,主入肾、膀胱二经,渗利湿热而长于分清泌浊。现代药理研究证实土茯苓、萆薢能增加肾血流量以促进血尿酸的排泄。泽泻甘淡渗湿,泄肾间相火以存阴液,与车前子配伍能抑制肾小管的重吸收而加快尿中成分的排泄,促使血尿酸的降低;制南星祛经络骨节之风痰;川芎行血中之气;桃仁、红花活血化瘀;灵仙通行十二经脉,宣壅导滞,与羌活、桂枝配合温经通络,祛风胜湿,缓解关节肿痛。痛风急性发作,以湿热偏甚者居多,常伴大便秘结,故除加大土茯苓、萆薢用量之外,还可酌加大黄、忍冬藤,以加强清热、通便之力,且大黄所含的大黄素对黄嘌呤氧化酶有较强的抑制作用,从而减少尿酸的合成;而忍冬藤药性甘寒,疏利关节,舒挛缓痛,并引药达病所。在泄浊利湿化瘀的同时,酌加运脾补肾之品,如刺五加、党参、杜仲、桑寄生、川续断,或合用独活寄生汤加减。固本治疗能从根本减少痛风的复发,从而提高治愈率,减少复发率。

【来源】 陈祖红等. 丹溪痛风加减方治疗痛风性关节炎55例. 陕西中医,2004;25(12):1093~1094

## 76. 滋肾祛风汤

【组成】 熟地、龟板各20 g,知母10 g,黄柏6 g,青风藤、海风藤、忍冬藤、白鲜皮、土茯苓、车前子、生黄芪各15 g,海桐皮、桑白皮、炙甘草各12 g。

随症加减:发热重者加生石膏、寒水石、飞滑石;疼痛明显者加姜黄、白花蛇舌草、三七粉;皮色紫暗、舌有瘀斑等瘀滞重者加炒穿山甲、川芎。

【用法】 每日1剂,水煎取汁,早晚分服。

【功效】 滋肾祛风,清热利湿,通络止痛。

【主治】 痛风,证属肾阴亏虚、风湿热邪留著。

【效验】 共30例患者,均以上法治疗。结果:临床治愈(症状完全消失,关节功能恢复正常,主要理化检查指标正常)6例,显效(主要症状消失,关节功能基本恢复,主要理化检查指标基本正常)8例,有效(主要症状基本消失,主要关节功能及主要理化指标有所改善)16例。总有效率100%。

【解析】 滋肾祛风汤中,治标采用藤类、皮类药较多。其中,青风藤、海风藤、忍冬藤为祛风湿、清热通经之品;白鲜皮、海桐皮亦可祛湿通络,桑白皮泻肺利水以除湿;白鲜皮亦有清热之功。另外,应用土茯苓清热祛湿解毒,知母滋阴清热,车前子利尿除湿使湿去热透、阳气得通。治本则以"大补阴丸"为主滋阴以清热,同时加黄芪、甘草益气健脾以杜水湿之化源。其中,甘草调和诸药,黄芪还别有用意:补益脾气,通阳利湿,湿去则热竭;补益肺气,通调水道,而肺主一身之气,气化则湿热俱化;补益肾气,可助膀胱导水下行。可见黄芪是针对本类患者的病机而用。全方合用,标本兼治,清而不伤肾,补而不滋腻。

【来源】 赵凯声等.张炳厚滋肾祛风汤治疗慢性肾功能不全患者急性痛风性关节炎30例临床观察.北京中医,2006;25(9):551~552

## 77. 二金鸡牛汤

【组成】 金钱草、海金沙各30g,车前子、威灵仙、土茯苓各20g,泽泻、薏苡仁、防己、苍术、黄柏各各10g,鸡血藤、牛膝各15g。

随症加减:关节热痛重加牡丹皮15g,忍冬藤20g;尿酸盐结

一、内　治

石加半夏9g,夏枯草15g;舌苔黄腻加厚朴12g。

【用法】　每日1剂,水煎取汁,早晚分服。2周为1个疗程。

【功效】　清热解毒,利尿排石,祛湿止痛。

【主治】　痛风,证属湿热郁毒、壅遏气血。

【效验】　共62例患者,随机分为两组。治疗组采用上法治疗,对照组服用保泰松,两组均连续治疗3个疗程。结果:治疗组32例中,治愈9例,好转20例,无效3例,总有效率90.63%;对照组30例中,治愈6例,好转15例,无效9里,总有效率70%。2组总有效率比较,差异有显著性意义($P<0.05$),提示治疗组优于对照组。

【解析】　痛风主要因湿热内生,郁化热毒,壅遏气血而成。日久则热毒煎熬结成沙石。尿酸盐结晶乃痛风石之渐,痛风石乃尿酸盐结晶之甚。所以无论急性期还是慢性期,利尿排石、清热解毒皆不可偏废。本方中金钱草、海金沙、车前子、泽泻清热利尿排石,促进尿酸排泄,抑制和清除尿酸盐结晶,从而预防痛风石的形成;土茯苓清热解毒;薏苡仁、威灵仙、防己、鸡血藤活血祛风除湿,宣痹止痛;苍术、黄柏、牛膝为三妙散,专治关节红、肿、热、痛之风湿热痹。诸药相伍,共奏清热解毒、利尿排石、祛湿止痛之功效。

【来源】　段化端等.利尿排石清热解毒法治疗痛风疗效观察.辽宁中医杂志,2005;32(7):678～679

## 78. 苓柏红星汤

【组成】　苍术、黄柏、防己、威灵仙、制南星、泽泻、车前子各15g,川芎、桃仁、红花、羌活、桂枝各10g,土茯苓25g,草薢20g。

【用法】　每日1剂,水煎取汁,分2次于早晚服。30天为1个疗程。

【功效】　泄浊除湿,化痰祛瘀。

【主治】 痛风性关节炎,证属湿浊痰瘀阻络。

【效验】 共55例患者,均以上法治疗。结果:治愈44例(80%),显效4例,有效5例,无效2例,总有效率为96.4%。1年内48例患者中有4例复发,复发率占8.33%。55例中出现不良反应者3例,其中胃肠道反应2例,眩晕1例。

【解析】 湿浊痰瘀为本病之关键成因,故治疗上恪守泄浊利湿化瘀这一大法。方以丹溪痛风加减方为基础,即去龙胆草、神曲、白芷,易土茯苓、萆薢、泽泻、车前子。方中苍术、黄柏清热燥湿;防己善走下行,清泄下焦膀胱湿热,宣滞通脉,长蠲肢节痹痛;土茯苓甘淡性平,主入脾胃二经,可搜毒外泄,助升清降浊;萆薢苦甘性平,主入肾、膀胱二经,渗利湿热而长于分清泌浊。土茯苓、萆薢均能增强肾血流量以促进血尿酸的排泄。泽泻甘淡渗湿,泄肾间相火以存阴液,与车前子配伍能抑制肾小管的重吸收而加快尿中成分的排泄,降低血尿酸;制南星祛经络骨节之风痰;川芎行血中之气;桃仁、红花活血化瘀;威灵仙通行十二经脉,能宣壅导滞,与羌活、桂枝合而温经通络、祛风胜湿、缓解关节肿痛。痛风急性发作,以湿热偏甚者居多,常伴大便秘结,故除加大土茯苓、萆薢用量之外,还可酌加大黄、忍冬藤等;在泄浊利湿化瘀的同时,酌加运脾补肾之品,如刺五加、党参、杜仲、桑寄生、川续断,或合用独活寄生汤加减。

【来源】 陈祖红等. 丹溪痛风加减方治疗痛风性关节炎55例. 陕西中医,2004;25(12):1093~1094

## 79. 萆薢化毒汤

【组成】 萆薢20 g,生薏苡仁30 g,防己、当归尾、丹皮、牛膝各10 g,木瓜、秦艽各12 g。

随症加减:急性期加生石膏30 g;痛甚者加全蝎5 g。

【用法】 每日1剂,水煎取汁,分2次服。7天为1个疗程,一般治疗1~2个疗程。

【功效】 清热化湿,凉血解毒,通络止痛。

【主治】 痛风,证属湿热交蒸、阻遏气血。

【效验】 共38例患者,均以上法治疗。结果:临床治愈6例(15.8%),显效18例(47.4%),好转13例(34.2%),无效1例(2.6%)。无效病例有严重的合并症。

【解析】 萆薢化毒汤中,萆薢、防己、木瓜、秦艽、生薏苡仁清利热湿,舒筋通络,除痹止痛;当归、丹皮凉血活血,散瘀止痛;牛膝补肝肾,强筋骨,利关节,止痹痛且可引药下行。热象明显者加生石膏以增强清热泻火的作用;痛甚者加全蝎能解毒散结,以增强通络止痛之效。方中既有分清别浊、通利小便而促进尿酸排泄之药,又有清热解毒消肿止痛之品。

【来源】 韩 洪.萆薢化毒汤治疗痛风38例临床分析.中国临床医生,2002;30(4):47

## 80. 湿热痹痛汤

【组成】 苍术、黄柏、防己、蚕沙、萆薢、牛膝各15 g,薏苡仁、赤小豆、忍冬藤各30 g,海桐皮20 g。

随症加减:发热甚者加生石膏30 g,连翘、炒栀子各10 g;湿甚者加土茯苓等30 g,车前子15 g,木瓜10 g;痛甚者加威灵仙、乌梢蛇各10 g,细辛6 g;恶心纳呆者加厚朴、竹茹各15 g,法半夏20 g。

【用法】 每日1剂,水煎取汁,早晚分服。

【功效】 化湿清热,活血通络。

【主治】 痛风性关节炎,证属湿热痹痛。

【效验】 共27例患者,均以上法治疗。结果:治愈19例,好转6例,无效2例。总有效率93%。

【解析】 痛风性关节炎以湿热者多见,较少见到寒湿证,故在治疗上应以化湿清热为主,辅以通络止痛。湿热痹痛汤中,苍术、黄柏、防己、薏苡仁、萆薢、赤小豆均有化湿清热之效;蚕沙、海桐皮、忍冬藤清热化湿又能通络止痛;牛膝活血化瘀、强筋蠲痹,又能导湿热下行。诸药共奏化湿清热、活血通络之功。

【来源】 张光翔. 湿热痹痛汤治疗痛风性关节炎27例. 实用中医内科杂志,2003;17(3):198

## 81. 新加四妙汤

【组成】 苍术、黄柏、怀牛膝、土茯苓、豨莶草、秦艽各15 g,生薏苡仁、金钱草、玉米须各30 g,海桐皮10 g。

【用法】 每日1剂,水煎取汁,早晚分服。

【功效】 清热利湿,通利经络。

【主治】 痛风,证属湿热流注关节经络。

【效验】 共36例患者,均以上法治疗。结果:显效(临床症状消失,血尿酸恢复正常)21例;好转(临床症状明显减轻,血尿酸下降或恢复正常)12例;无效(临床症状无改善,血尿酸仍高)3例。有效率为91.67%。

【解析】 新加四妙汤中,苍术苦辛温而燥湿健脾,黄柏苦寒而清热燥湿,二药合用为君,以杜湿热之源;薏苡仁、土茯苓、金钱草、玉米须利湿泄浊,驱湿邪由小便而出,开湿浊排泄通道;豨莶草、海桐皮、秦艽祛风除湿,通利经络,清理络中之湿。诸药合用,共奏清热利湿,通利关节之功。资料表明,土茯苓能降低血尿酸,秦艽能溶解尿酸并解除尿酸所致疼痛,生薏苡仁、金钱草能排泄尿酸,诸药相得益彰,使湿热浊邪排出、尿酸降低而促进疾病向愈。

【来源】 孙劲松. 新加四妙汤治疗痛风性关节炎36例临床观察. 安徽中医学院学报,2006;25(3):14~15

## 82. 慈茯萆苡汤

【组成】 山慈姑20 g,土茯苓、萆薢各30 g,薏苡仁20 g,威灵仙、秦艽、牛膝各15 g,全蝎3 g,蜈蚣2条,甘草5 g。

随症加减:湿热盛加黄柏15 g,忍冬藤30 g;瘀血痛重者加乳香、没药各10 g;痰浊重者加半夏15 g,白芥子10 g;肝肾虚者加杜仲、桑寄生各15 g。

【用法】 每日1剂,水煎取汁,早晚分服。1个月为1个疗程。

【功效】 清热解毒,祛风除湿,活血通络。

【主治】 痛风性关节炎,证属风湿浊热阻滞经络。

【效验】 共52例患者,均以上法治疗。1个疗程后评定疗效。结果:治愈31例,好转16例,无效5例。总有效率90.4%。

【解析】 痛风性关节炎治疗应恪守泄化浊瘀这一大法。本方山慈姑、薏苡仁清热解毒、利湿化浊,二药均有增加尿酸有效排泄的作用,且山慈姑含秋水仙碱能有效缓解痛风发作。土茯苓甘淡性平,主入脾胃二经,可助升清降浊;萆薢苦甘性平,主入肾、膀胱二经,有利分清泌浊。萆薢、土茯苓又有降低血尿酸的作用。威灵仙、秦艽祛风除湿、通经活络,皆能碱化尿液,促进尿酸结石溶解。本病缠绵反复、久病入络、疼痛难耐,故加全蝎、蜈蚣搜邪祛风、通经活络、祛瘀定痛。牛膝活血通经、甘草调和诸药,二药均有抗炎镇痛之功。全方共用可起化浊解毒、祛瘀通滞之功。

【来源】 林 永. 慈茯萆苡汤治疗痛风性关节炎52例. 光明中医,2007;22(1):封3

## 83. 增味五痹汤

**【组成】** 麻黄16~25 g,桂枝10~18 g,丹皮、赤芍、茜草、土鳖虫、乌梢蛇、红花、白芷、防风、防己、羌活、知母各10 g,葛根24 g,川乌10 g(先煎1小时去毒),羚羊粉0.6 g(冲服),黄芪、石膏各30 g。

**【用法】** 每日1剂,水煎取汁,早晚分服。15天为1个疗程。

**【功效】** 温阳宣痹,清热凉血,活血止痛。

**【主治】** 痛风,证属热毒内痹。

**【效验】** 共38例患者,均以上法治疗。结果:痊愈(临床症状全部消失,关节活动自如,血尿酸降至正常)17例。显效(临床症状好转,关节活动灵活,血尿酸较前降低10%以上)18例。无效(症状缓解不明显,血尿酸与治疗前无明显变化)3例。

**【解析】** 增味五痹汤中,麻黄、桂枝辛温,取其开发肌腠,疏通经络,通阳化气而止疼痛、活血脉;川乌温经止痛而长于治疗关节肿痛,药理实验表明对动物的"关节炎"有明显的消炎及镇痛作用;白芷配羌活、防风、防己以增祛风胜湿之力;葛根配麻黄、桂枝解肌退热而止疼痛;黄芪补气升阳,有提高机体免疫力的功能;红花活血止痛;羚羊角粉、石膏、知母、丹皮、赤芍、茜草清热凉血而治热痹疼痛;土鳖虫、乌梢蛇活血逐瘀、消肿止痛。全方共奏温阳宣痹,清热凉血,活血止痛的功效,治疗痛风性关节炎可以降低血尿酸及改善症状,疗效显著。

**【来源】** 樊瑞红.增味五痹汤治疗痛风性关节炎38例.吉林中医药,1999;(4):9

## 84. 平胃益肾汤

【组成】 苍术、厚朴、车前子、牛膝、熟地、山萸肉、淮山药、茯苓各 10 g，丹皮、泽泻、熟附片（先煎）、桂枝、陈皮各 6 g，甘草 3 g。

【用法】 每日 1 剂，水煎取汁，早晚分服。2 周为 1 疗程，视病情可服用 3～5 个疗程，病情稳定后可间断服用。

【功效】 补肾健脾，祛湿泄浊。

【主治】 慢性痛风性关节炎，证属脾肾亏虚、湿浊阻滞。

【效验】 共例 30 患者，均以上法治疗。结果：治愈（关节肿胀疼痛消失，1 年中关节炎发作次数为 0，血尿酸值正常）21 例，有效（关节肿胀消减、疼痛缓解，1 年中关节炎发作次数＜3 次，血尿酸值接近正常）8 例，无效（症状及实验室检查无变化，1 年中关节炎发作次数≥3 次或者痛风关节炎持续不愈）1 例。总有效率 96.67%。

【解析】 平胃益肾汤乃平胃散与济生肾气丸组合而成。平胃散为祛湿剂的代表方，功效燥湿健脾、行气导滞，主治脾胃湿滞证，善治与湿、食有关的疾病。方中苍术燥湿健脾，厚朴、陈皮燥湿行气。济生肾气丸功效温补肾阳、利水消肿。方中熟附片、桂枝温补脾肾之阳，而湿为阴邪，得温则化，得阳则宣；熟地、山萸肉、淮山药补肾中精气，丹皮、泽泻、茯苓、车前子渗利水湿、泄湿浊，其中茯苓、淮山药尚能健脾；桂枝通十二经脉，与牛膝相配既为引经之品，又可温化湿邪、升降气机、通利关节。慢性痛风性关节炎以湿浊为标、脾肾亏虚为本，平胃散与济生肾气丸合用，共奏标本同治之功。现代药理研究表明，苍术、泽泻、茯苓、车前子等化湿利湿药多为碱性，可碱化尿液，有促进尿酸排泄、降低血尿酸的作用。本病时有受累关节肌肤发热、肿胀、暗红，乃湿浊郁闭化热之短暂现象，可短时间内酌情加清热利湿药，切不可长时间一味用寒凉药，致脾肾更虚,湿浊更甚,水湿肿胀难消,病情反复缠绵难愈。

【来源】 刘英华．平胃散合济生肾气丸加减治疗慢性痛风性关节炎30例．四川中医,2007;25(9)50～51

## 85. 二妙宣痹汤

【组成】 黄柏、防己、薏苡仁、金钱草各15 g,连翘、金银花、紫花地丁、白花蛇舌草、败酱草各20 g,防风、羌活、独活、牛膝、忍冬藤、桑枝各25 g,地龙10 g,延胡索30 g。

【用法】 每日1剂,水煎取汁,早晚温服。30天为1个疗程。

【功效】 清热除湿,活血通络。

【主治】 痛风性关节炎,证属血虚血瘀。

【效验】 共治疗60例患者,随机分为两组。治疗组采用上方治疗;对照组用秋水仙碱、别嘌呤醇常规治疗。结果:治疗组60例中,痊愈34例,好转26例,总有效率100(%);对照组48例中,痊愈18例,好转27例,无效3例,总有效率93.75(%)。治疗组疗效优于对照组($P<0.05$)。

【解析】 二妙宣痹汤中,黄柏、防己、薏苡仁、金钱草清热利湿;连翘、金银花、紫花地丁、白花蛇舌草、败酱草清热解毒;防风、羌活、独活、牛膝、忍冬藤、桑枝祛风除湿通络;牛膝补肝肾,活血以引药下行;地龙活血通络;延胡索活血行气止痛。诸药合用,使湿热清除,经络疏通,气血调和,诸症自除。提示中药是治疗痛风性关节炎的有效方法,且无不良反应,安全稳定,能缓解改善关节肿痛及全身机能状况,疗效可靠。

【来源】 刘学慧等．二妙散合宣痹汤加减治疗痛风性关节炎60例．中医药学报,2006;34(4):35

一、内　治

## 86. 参归拈痛汤

【组成】　当归、党参、白术各15g,防风、羌活、葛根、苍术、苦参、黄芩、知母、茵陈、猪苓、茯苓、泽泻各10g,升麻、炙甘草各6g。

随症加减:热甚者去升麻,加虎杖、忍冬藤;痛甚者加川芎、桃仁。

【用法】　每日1剂,水煎取汁,每日2次。5天为1个疗程。

【功效】　健脾除湿,清热祛风,通络止痛。

【主治】　痛风关节炎,证属风湿热邪结聚关节。

【效验】　共36例患者,均以上法治疗。服药2~3个疗程。结果:痊愈(症状消失,血尿酸含量正常,关节功能正常,1年内无复发者)12例;好转(症状明显缓解,血尿酸含量正常,关节功能改善者)22例;无效(症状和体征无改善者)2例。

【解析】　当归拈痛汤为东垣治湿热脚气之方。方中当归、羌活、防风祛风胜湿,行血止痛,此即"治风先治血,血行风自灭";茵陈、苦参、黄芩、知母性味苦寒,燥湿清热;二苓、泽泻利小便而渗湿,此即"治湿不利小便,非其治也";二术、党参、甘草健脾燥湿,防苦寒伤胃;升麻、葛根性味辛散,引清气上行,散肌肉间风湿。诸药配伍,具有健脾除湿、清热祛风、通络止痛之效。

【来源】　魏爱淳等.当归拈痛汤加减治疗痛风关节炎36例.四川中医,1999;17(3):23

## 87. 薏归四逆汤

【组成】　当归、白芍、生地各10g,玄参15g,黄柏8g,木瓜、薏苡仁各10g,桂枝5g,细辛2g,木通、苍术各10,摇竹消15g,甘草4g。

随症加减：急性期红肿痛甚者加知母 20 g，石膏 10 g，桑枝 30 g；慢性期加黄芪 15 g，枣皮、枸杞各 10 g。

【用法】 每日 1 剂，水煎取汁，早晚分服。2 周为 1 个疗程。

【功效】 清热除湿，养血活血，舒筋活络。

【主治】 痛风性关节炎，证属湿热阻络、血虚脉痹。

【效验】 共 36 例患者，均以上法治疗。结果：临床痊愈 12 例（占 33%），显效 14 例（占 39%），有效 7 例（占 20%），无效 3 例（占 8%）。总有效率为 91%。

【解析】 薏归四逆汤中，黄柏、玄参、薏苡仁、木瓜、苍术、知母、石膏、桑枝清热除湿；细辛、摇竹消温经止痛；当归、白芍养血活血；木通、桂枝舒筋活络。急性关节红肿期重加知母、石膏、桑枝以加大清热力度，慢性期虚弱者则加生黄芪、枣皮、枸杞以补益气血。

【来源】 刘和平．加味当归四逆汤治疗痛风性关节炎 36 例．湖南中医杂志 1999；15(3)：47～48

## 88. 龙胆芍蝎汤

【组成】 龙胆草、栀子、黄芩、生地黄、车前子、泽泻、木通、制乳香、川牛膝、赤芍各 10 g，柴胡、当归、全蝎（研粉冲服）、生甘草各 6 g，丹参 15 g，金银花藤 30 g。

随症加减：发热较剧、血象升高明显者加生石膏 30 g，生青蒿 12 g；胃纳较差或素有胃疾者龙胆草减至 6 g，另加木香 10 g，鸡内金 15 g。

【用法】 每日 1 剂，水煎取汁，分 3 次温服。7 天为 1 个疗程。

【功效】 清热利湿，活血化瘀，通络解痉。

【主治】 急性痛风关节炎，证属肝胆实热、经络瘀阻。

【效验】 共 100 例患者，均以上法治疗。结果：显效 82 例，好转 18 例。全部有效。服药最短 5 天,最长 9 天,平均服药 7 天。均未出现胃肠道反应及血常规异常等副作用。

【解析】 足厥阴肝经起于人体足大趾,急性痛风关节炎发病时多起于第一趾关节,然后累及足跟、指、趾关节及其他中小关节,受累关节出现明显红、肿、热、痛,且表现出心烦、口苦咽干、小便黄少、舌苔黄腻、脉弦数等症。辨证系肝胆经湿热下注,经络阻滞,瘀热内盛。故选用加味龙胆泻肝汤治疗。龙胆芍蝎汤中,龙胆泻肝汤清利肝胆湿热,而泻中有补,利中有滋,能清肝胆经实热,利肝胆经湿浊;加丹参、制乳香以增强化瘀通络止痛之效;瘀热内盛则加赤芍、金银花藤凉血化瘀清热;关节红肿热痛多在下部,再加川牛膝以引药直达病所;全蝎一味,通络而解痉止痛,加入本方能明显增强通络消瘀止痛之功。

【来源】 张 勇.加味龙胆泻肝汤治疗急性痛风关节炎 100 例.中国中医急症,2006;15(12):1409

## 89. 龙胆豨莶汤

【组成】 龙胆草 10 g,茵陈、黄芩各 15 g,栀子 12 g,柴胡、当归、甘草各 6 g,豨莶草、泽泻、车前子各 15 g,生地黄 20 g,七叶莲 30 g。

随症加减:热象明显加金银花、连翘、水牛角;腹胀便秘加枳壳、大黄;上肢关节受累加桑枝、姜黄;病程长者加蜈蚣、全蝎。

【用法】 每日 1 剂,水煎取汁,早晚分服。1 周为 1 个疗程。中病即止。

【功效】 清利湿热,通络定痛。

【主治】 急性痛风性关节炎,证属肝胆湿热。

【效验】 共 68 例患者,随机分为两组。治疗组采用上法治疗;对照组服用秋水仙碱。结果:治疗组 35 例中,临床痊愈 19 例

(占54.3%),好转13例(占37.1%),无效3例(占8.6%),总有效率91.4%;对照组33例中,临床痊愈12例(占36.3%),好转15例(占45.5%),无效6例(占18.2%),总有效率81.8%。两组总有效率比较,有非常显著性差异($P<0.01$)。

【解析】 根据急性痛风性关节炎好发于拇指关节及第一跖趾关节,且临床所见受累关节多见于下肢的特点,以及"肝主筋,束骨而利关节"、"诸痛皆属于肝"的论述,结合经络循行理论,认为其病变责之于肝(慢性者常可责之于肾),辨证当为肝(胆)经湿热。治以龙胆泻肝汤加减。方中龙胆草、茵陈二药,入肝经,清利肝经湿热,为方中君药;黄芩、栀子性味苦寒而清热泻火,车前子、泽泻清利湿热,共为臣药;豨莶草通经络、祛风湿,七叶莲通络止痛,生地黄、当归一寒一温,滋阴养血、顾护肝之阴血,共为佐药;柴胡入肝经,甘草缓肝调和诸药,共为使药。全方共奏清利肝(胆)经湿热、通络定痛之功,使热清湿除,关节运动如初。

【来源】 张文青.龙胆泻肝汤加减治疗急性痛风性关节炎临床观察.河北中医,2000;22(2):132~133

## 90. 萆薢星膝汤

【组成】 黄柏、胆南星、白芥子、露蜂房各10 g,苍术12 g,薏苡仁、虎杖各30 g,忍冬藤、萆薢各20 g,土茯苓、川牛膝各15 g,甲珠粉(吞服)、三七粉(吞服)各5 g。

随症加减:病程3年以上或肝肾功能较差、气血虚弱者加黄芪、杜仲、枸杞;肿痛重者加蜈蚣、制乳香、制没药;关节僵硬变形者加僵蚕、乌梢蛇、威灵仙、豨莶草;痰热重加川贝、浙贝;偏寒湿加川乌、草乌、附片;伴泌尿结石加金钱草、海金沙、鸡内金;痛风缓解期加枸杞、杜仲、首乌或用知柏地黄丸内服等。

【用法】 每日1剂,水煎取汁,分3次口服。药渣外包关节红肿热痛处,每日1次,至红、肿、热、痛消失,血尿酸降至正常范围内后停用。1个月为1个疗程。

【功效】 泄浊,豁痰,散瘀。

【主治】 痛风,证属痰浊留滞、闭阻经络。

【效验】 共86例患者,均以上法治疗。一般服药1~3个疗程。结果:痊愈(症状及体征消失,1个月内血尿酸降到正常范围之内,半年内未复发)49例,好转(症状及体征基本消失,1个月内血尿酸接近正常水平)33例,有效(症状及体征减轻,1个月内血尿酸有所下降,但仍高于正常值10 μmol/L)3例,无效(症状体征减轻不明显,血尿酸仍高于30 μmol/L以上)1例。总有效率98.8%。其中,病程较短者(1年以内)48例,服药20余剂即告痊愈;32例治疗3个疗程痊愈;2例连续服药达半年、1例服药1年,基本好转。

【解析】 萆薢星膝汤中,黄柏、苍术、薏苡仁、虎杖、忍冬藤、土茯苓、萆薢清热解毒、除湿泄浊;胆南星、白芥子、露蜂房利气豁痰、消肿散结、破结开瘀;甲珠、三七、牛膝通络化瘀,活血止痛。诸药合用,清热解毒、除湿泄浊、豁痰开结、散瘀通络、消肿止痛。

【来源】 游绍勤.泄浊豁痰散瘀汤治疗痛风性关节炎86例.实用中医药杂志,2005;21(3):144~145

## 91. 萆薢归芍汤

【组成】 车前子15 g(包煎)、金钱草、薏苡仁、土茯苓各20 g,萆薢、泽泻、苍术、山茱萸、牡丹、桂枝各10 g,防己8 g,赤芍、木瓜各12 g,当归15 g,淮山药、怀牛膝各15 g。

随症加减:关节疼痛较剧者加延胡索10 g,山慈姑片5 g,蜈蚣2 g;热甚者加知母、栀子各10 g,生石膏15 g(先煎)。

【用法】 每日1剂,水煎取汁,早晚温服。

【功效】 利湿泄浊,活血化瘀,补益脾肾。

【主治】 痛风,证属脾肾亏虚、湿浊瘀阻。

【效验】 共90例患者,随机分为两组。对照组急性期先口服芬必得,缓解期服别嘌呤醇;治疗组在对照组治疗的基础上口服萆薢归芍汤。均治疗4周后。结果:治疗组45例,临床痊愈35例,显效7例,有效2例,无效1例;总有效率93.4%。对照组45例,临床痊愈23例,显效10例,有效9例,无效3例;总有效率73.3%。两组疗效比较有显著差异($P<0.05$)。治疗组45例中,证属湿热阻痹16例、瘀血阻络10例、痰瘀互结5例、脾肾阳虚14例,愈显率分别为100%、90%、80%、93%。不同证型间的疗效比较差异无显著性($P>0.05$)。治疗后1年随访,治疗组35例临床痊愈者中获访29例,复发5例,复发率为17.2%;对照组23例临床痊愈者中获访19例,复发9例,复发率为47.4%。两组复发率比较差异有显著性($P<0.05$)。

【解析】 萆薢归芍汤是在八正散、白虎加桂枝汤、四妙丸和六味地黄丸四方的基础上化裁而来。方中车前子、金钱草、薏苡仁、泽泻、萆薢、防己祛湿泄浊,清热解毒;苍术、土茯苓、木瓜除湿健脾,祛风通络;怀牛膝、赤芍、当归、牡丹皮、桂枝活血化瘀,通络止痛;淮山药、山茱萸健脾益肾,补虚固本。本方标本同治,寒温并用,缓急相济,补泻兼施,切中病机,随症加减而疗效明显。现代研究表明:车前子、金钱草、萆薢、泽泻、防己有较强的利尿排石作用,能增加尿量,促进尿中代谢废物尿酸的排泄;怀牛膝、赤芍、当归、牡丹皮、桂枝、木瓜、山茱萸、防己、薏苡仁具有良好的镇痛、消炎、解热的作用。萆薢归芍汤既有较好的利尿而降低血尿酸效果,又有一定的镇痛消炎作用,因此,对痛风无论是急性期,还是缓解期都有良好的疗效。可协同西药加速血尿酸的排泄、消除或减轻体内炎症和消肿止痛。

【来源】 何泽民.降浊活血益肾汤治疗痛风45例临床观

察.中国中西医结合杂志 2007;27(5)455~458

## 92. 桂附豨莶汤

【组成】 桂枝、制附子(先煎)、姜黄各12g,苍术、白芥子各20g,细辛、胆南星各6g,土茯苓、豨莶草各30g,麻黄10g。

【用法】 每日1剂,水煎取汁,早晚分服。半个月为1个疗程。

【功效】 温化痰湿,祛瘀通络。

【主治】 慢性痛风性关节炎,证属湿痰瘀阻。

【效验】 共50例患者,随机分为两组。治疗组采用上法治疗;对照组服用别嘌醇、美洛昔康。两组均治疗1~2个疗程。结果:治疗组34例,临床治愈(血尿酸恢复正常,关节肿胀消退,活动功能正常,痛风结节消失)11例,显效(痛风症状基本消失,血尿酸达正常水平或已经大范围下降,关节肿胀未恢复正常但已经大部分消退,关节活动功能尚有一定程度障碍,痛风结节明显减小但尚未完全消退)14例,有效(介于显效与无效之间,各症状体征有所改善)6例,无效(各方面无变化或反而加重)3例,总有效率91.2%;对照组16例,临床治愈4例,显效4例,有效5例,无效3例,总有效率81.2%。对照组有4例在服药2~3周后出现不良反应;3例于4周后出现肝功能损害;治疗组有2例服中药后出现不良反应,无肝功能损害。

【解析】 痛风性关节炎多因湿浊内生,聚而成痰,阻碍血行。血不行则瘀,湿痰瘀相结合,滞留关节筋膜发为本病。虽然临床表现多样,但关键就在于湿。临床以经方桂枝附子汤加减治疗慢性痛风性关节炎,具有补脾肾中阳、温通经络止痛、化瘀泄浊之功,可使阳气得生,血气运行,痰湿浊积可化,从而解除疼痛。有效率明显高于对照组,且无副作用。药理研究认为:桂枝具有镇静、镇痛、活血通络作用；附子有抗炎、镇静和镇痛作用，还有局麻和抗寒冷的功效；麻黄具有类肾上腺皮质激素样作用，有较强的抗炎镇痛作用，能改善微循环，提高免疫力；土茯苓可降低血尿酸。故桂附豨莶汤治疗慢性痛风性关节炎具有较好的疗效。

【来源】 邱联群.桂枝附子汤加减治疗慢性痛风性关节炎34例疗效观察.中国医药导报,2007;4(17):87~88

## 93. 银花术归汤

【组成】 金银花25g,连翘15g,蒲公英、当归、地龙各20g,赤芍、牛膝各15g,石膏30g,黄柏、苍术、栀子各15g,甘草10g。

【用法】 每日1剂,水煎取汁,早晚分服。7天为1个疗程,一般服药2个疗程。

【功效】 清热泄浊,活血通络。

【主治】 急性痛风性关节炎,证属湿热火郁。

【效验】 共18例患者,均以上法治疗。结果:治愈13例,好转4例,无效1例。总有效率94.40%。

【解析】 急性痛风性关节炎是感受邪热毒气或湿热蕴结化火或风寒湿郁久化火所致。火性急暴,浊邪熏灼筋脉,故关节红肿灼热,疼痛剧烈。银花术归汤中,金银花、连翘、蒲公英清热解毒,石膏清热,黄柏、栀子泄实火,苍术燥湿化浊,当归、地龙、赤芍、牛膝活血通络。共奏清热泄浊活血通络之功。

【来源】 张传芳.清热泄浊通络法治疗急性痛风性关节炎18例临床观察,甘肃科技;1999(2):24

## 94. 利湿解毒汤

【组成】 土茯苓60g,薏苡仁、泽泻、车前子、白花蛇舌草各

30 g,萆薢、虎杖各 25 g,络石藤、忍冬藤各 20 g,木通、滑石、黄柏、苍术、海桐皮、防己各 15 g,大黄 10 g。

【用法】 每日 1 剂,水煎取汁,早晚分服。同时冲服穿山甲粉 2 g。

【功效】 清热,利湿,解毒。

【主治】 急性痛风性关节炎,证属湿热毒郁、气血不畅。

【效验】 共 68 例患者,均以上法治疗。结果:痊愈 42 例,占 61.8%;显效 17 例,占 25%;好转 7 例,占 10.3%;无效 2 例,占 2.9%。总有效率 97.1%。

【解析】 急性痛风性关节炎主要是由于多种内、外因素致使体内产生湿热毒邪,留注于关节、肌肉、骨骼,导致局部气血不畅,不通则痛,而成本病。利湿解毒汤即重用清热利湿解毒之品,紧扣病机,故有良效。

【来源】 杨春山等.清热利湿解毒法治疗急性痛风性关节炎 68 例.长春中医学院学报,2001;17(4):16

## 95. 术柏二藤汤

【组成】 苍术、黄柏、秦皮、泽泻、大黄、秦艽、络石藤、伸筋草各 10 g,车前子(包煎)、土茯苓、川牛膝、忍冬藤各 15 g,威灵仙 12 g。

【用法】 每日 1 剂,水煎取汁,分 3 次口服。10 天为 1 疗程。

【功效】 清热利湿通络。

【主治】 急性痛风性关节炎,证属湿热阻络。

【效验】 共 54 例患者,均以上法治疗。1 个疗程后观察疗效。结果:治愈 37 例,好转 16 例,无效 1 例,总有效率 98.1%。用药过程中未出现任何不良反应。

【解析】 痛风性关节炎多因湿邪内生,湿蕴化热,闭阻经脉,经脉不通而出现肢体关节部位红肿热痛,功能障碍等,属本虚标实证。本方中黄柏、苍术、土茯苓、忍冬藤、秦皮、秦艽清热除湿,通络止痛;川牛膝引药下行,使药达病所;再配以大黄、泽泻、车前子渗湿泄热,使二便通利,尿量增多,湿热之邪下行而出,从而能较快的解除红肿疼痛的症状。另外,络石藤可抑制黄嘌呤氧化酶而抗痛风,威灵仙、车前子、秦皮、伸筋草均可促进尿酸排泄,降低血尿酸。现代研究发现,多数清热利湿通利关节的中药具有抗炎、解热、镇痛的作用。

【来源】 翟毓红.清热利湿通络法治疗急性痛风性关节炎54例疗效观察.云南中医中药杂志,2006;27(5):13

## 96. 辛芥田七汤

【组成】 苍术30g,炙麻黄9g,厚朴15g,细辛3g,萆薢、威灵仙、白芥子、莪术、山慈姑各15g,田三七6g,生薏苡仁20g。

【用法】 每日1剂,水煎取汁,早晚分服。

【功效】 温经散寒,豁痰散结,逐瘀止痛。

【主治】 痛风,证属寒邪凝滞、气血痹阻。

【效验】 共48例患者,随机分为两组。治疗组采用上法治疗;对照组服用别嘌呤醇。结果:治疗组32例中,治愈(症状消失,理化检查正常)8例,好转(关节肿胀消减,疼痛缓解,理化检查有改善)19例,未愈(症状及理化检查无变化)5例,总有效率84.38%;对照组16中,临床治愈5例,好转8例,未愈3例,总有效率81.25%。

【解析】 痛风患者疼痛剧烈,部位固定不移,为寒邪凝滞,气血痹阻所致。故治以温散豁痰逐瘀为大法。辛芥田七汤中,苍术、厚朴利湿浊、祛风湿;白芥子、山慈姑、生薏苡仁豁痰散结;细辛、莪术、威灵仙活血逐瘀,温经通络,辅以麻黄温散寒邪。诸药相伍,共奏温经散寒、豁痰散结、逐瘀止痛之功效。

【来源】 徐竺婷. 温散豁痰逐瘀法治疗痛风的临床研究. 辽宁中医药大学学报,2007;9(1):105

## 97. 海桐姑藤汤

【组成】 秦艽、海桐皮、姜黄、山慈姑、威灵仙、防己、车前子(包煎)各10 g,海风藤、忍冬藤各30 g,生甘草3 g。

【用法】 每日1剂,水煎取汁,每日3次。2周为1个疗程。

【功效】 祛风除湿、通络止痛。

【主治】 痛风,证属风湿瘀阻。

【效验】 共治疗33例患者,随机分为两组。治疗组采用上方治疗;对照组用芬必得、丙磺舒治疗。结果:治疗组33例中,治愈11例(33.33%),好转22例(66.67%),有效率100%;对照组32例中,治愈3例(9.38%),好转23例(77.88%),无效6例(18.75%),有效率81.25%。两组比较,治疗组治愈率、有效率均优于对照组($P<0.05$)。

【解析】 海桐姑藤汤以秦艽、海桐皮、姜黄、威灵仙、海风藤为主,祛风除湿,通络止痛;防己、车前子、忍冬藤、山慈姑清热利湿;生草调和诸药。诸药共奏祛风除湿、通络止痛之功效。现代医学证明:秦艽、海桐皮、姜黄、防己等均有抗炎镇痛作用;山慈姑、车前子、虎杖等能促进尿酸排泄,从而使患者病情得以缓解。

【来源】 葛亚文. 化湿通络法治疗痛风33例. 江西中医药,2002;33(1):37

## 98. 苓萆姑芍汤

【组成】 薏苡仁、威灵仙、土茯苓各30 g,萆薢、泽泻、车前子各20g,赤芍、苍术各10g,山慈姑15g。

随症加减:气虚者加黄芪30g,党参20g;血瘀者加桃仁、红花各15g;痛甚者加乳香、没药各10g。

【用法】 每日1剂,水煎取汁,早晚分服。

【功效】 清热除湿,祛风通络。

【主治】 痛风性关节炎,证属风湿热邪痹阻气血。

【效验】 共48例患者,均以上法治疗。结果:显效(症状、体征消失,血清尿酸降至正常范围)22例,占45.84%;有效(症状、体征好转,血清尿酸在正常范围上下波动)24例,占50%;无效(症状、体征及血清尿酸无明显改善)2例,占4.17%。总有效率为95.83%。

【解析】 苓薢姑芍汤中,苍术、薏苡仁健脾化湿,土茯苓、草薢、山慈姑清热利湿,车前子、泽泻利水除湿,赤芍凉血活血止痛,威灵仙祛风除湿、通络止痛。诸药合用,使湿热去,气血通,共奏清热除湿、祛风通络之效。本方胃肠道反应小,且作用持久,远期疗效较好。

【来源】 李俊松等. 清利湿热法治疗痛风性关节炎48例,黑龙江中医药,2003;(2):25

## 99. 苓术血藤汤

【组成】 苍术、黄柏各12g,牛膝、忍冬藤各15g,草薢、木瓜、蚕沙、土茯苓、鸡血藤各30g,泽兰10g。

随症加减:关节红肿明显者加生石膏、金银花、牡丹皮;关节疼痛较重者加细辛、三七、制乳没;关节皮色紫暗、瘀血征象明显者加桃仁、红花、丹参;反复发作、气血不足者加黄芪、党参、当归。

【用法】 每日1剂,水煎取汁,早晚分服。

【功效】 祛湿化浊,活血通络。

【主治】 痛风性关节炎,证属湿浊阻络。

【效验】 共32例患者,均以上法治疗。结果:显效(2周内临床症状基本消失,血尿酸降至正常者)17例;有效(2周内关节红肿热痛明显减轻,血尿酸下降者)14例;无效(2周内关节症状及血尿酸无改变者)1例。总有效率为96.88%。复发者再次采用本方治疗依然有效,未见不良反应。

【解析】 苓术血藤汤中,苍术、黄柏、萆薢、土茯苓、泽兰祛湿化浊,牛膝、忍冬藤、木瓜、蚕沙、鸡血藤活血通络。全方融祛湿化浊、活血通络,正合湿浊阻络之病机,故收效显著。

【来源】 管荣朝. 祛湿通络为主治疗痛风性关节炎. 四川中医,2003;21(10):57

## 100. 芪地苓藤汤

【组成】 生地18 g,茯苓、女贞子、旱莲草、土茯苓、川萆薢、忍冬藤各15 g,丹皮、山萸肉、金钱草各12 g,黄芪20 g,白茅根25 g。

随症加减:湿毒盛者加白花蛇舌草、冬瓜皮各15 g;湿热盛者加黄柏、苍术各12 g,冬瓜皮15 g;痰瘀者加丹参、益母草各15 g。

【用法】 每日1剂,水煎取汁,早晚分服。3周为1个疗程。

【功效】 益气养阴,清热利水。

【主治】 痛风,证属浊毒瘀滞,气虚阴亏。

【效验】 共26例患者,随机分为两组。治疗组采用上法治疗;对照组服用别嘌呤醇、阿司匹林、丙磺舒、潘生丁。均治疗1个疗程。结果:治疗组17例,总有效率88.2%;对照组9例,总有效率为77.2%。

【解析】 痛风乃浊毒瘀滞所致。本方以二至丸滋阴补肾并重用黄芪补气,与山萸肉、茯苓合用可提高免疫功能。生地、山萸肉滋肾柔肝养血;忍冬藤清热解毒;丹皮清热凉血、止血;金钱草、白茅根清热利水；川萆薢利水化浊，提高内生肌酐清除率，增加尿量，降低血尿酸作用。全方具有益气养阴清热、利水泄浊的功用，故能取得较好效果。

【来源】 刘恩棋．益气养阴清热利水法治疗痛风性肾病临床疗效观察．中国医刊，1999；34(3)：46~47

## 101. 乌芪苓芍汤

【组成】 制川乌、防己各 10 g，生黄芪、土茯苓、赤芍各 15 g，忍冬藤 30 g。

【用法】 每日 1 剂，水煎取汁，早晚分服。15 天为 1 个疗程。

【功效】 温经散寒，除湿消肿。

【主治】 急性痛风，证属脾胃虚弱、寒湿瘀阻。

【效验】 共 106 例患者，随机分为三组。治疗组采用上法治疗；对照Ⅰ组服用四妙汤；对照Ⅱ组服用秋水仙碱。结果：近期疗效统计，治疗组 61 例中，显效（关节红肿热痛消失，局部无任何反应，活动如常，SUA 值降至正常范围）44 例，有效（关节肿胀消减，疼痛缓解，SUA 值下降，但未达到正常范围）13 例，无效（关节红肿热痛症状改变不明显，活动仍受影响，SUA 值未下降）4 例，总有效率 93.44%；对照Ⅰ组 20 例中，显效 7 例，有效 9 例，无效 4 例，总有效率 80.00%；；对照Ⅱ组 25 例中，显效 7 例，有效 4 例，无效 14 例，总有效率 44.00%。治疗组、对照Ⅰ组与对照Ⅱ组比较，$P<0.01$、$P<0.05$。远期疗效统计，治疗组 61 例中，优秀（3 年内未出现再次急性发作）53 例，良好（3 年内出现 1 次急性发作）5 例，较差（3 年内出现 2 次以上急性发作）3 例，优良率 95.08%；对照Ⅰ组 20 例中，优秀 7 例，良好 9 例，较差 4 例，优良率 80.00%；对照Ⅱ组 25 例中，优秀 8 例，良好 15 例，较差 2 例，优良率 92.00%；治疗组与对照Ⅰ组、对照Ⅱ组比较，$P<0.01$、

$P<0.05$。

【解析】 乌芪苓芍汤由《金匮要略》乌头汤合防己黄芪汤加减组成。方以制川乌温经散寒镇痛为药,土茯苓健脾利湿退肿为辅药,防己利水消肿、祛风湿止痛,生黄芪健脾利湿助防己消肿,忍冬藤、赤芍凉血解毒祛瘀且助川乌、防己镇痛消肿。诸药合用,共奏健脾利湿祛浊、解毒通瘀除痹之功。疼痛剧烈者必用川乌,其止痛效果甚佳,因其性大辛大热,对寒湿闭阻者最为适宜。而对有化热现象者也不禁忌,只要配上寒凉药,即可去其性而取其用。寒湿闭阻有关节红肿热痛等化热之象者,切不可一味应用寒凉药,一则过于寒凉更伤脾胃之阳,水湿肿胀难消,再则剧烈疼痛非寒凉药所能控制。这也是为什么部分疼痛不甚剧烈的急性痛风能被清热利湿药物控制,而部分疼痛剧烈的急性痛风不能被其控制的道理所在。

【来源】 徐 缨等. 祛浊通痹颗粒治疗急性痛风临床观察. 浙江中医学院学报,2004;28(4):41~42

## 102. 海桐防己汤

【组成】 生石膏30~60 g,桂枝、海桐皮各12 g,薏苡仁30 g,防己、滑石各15 g,通草、杏仁、姜黄各10 g。

随症加减:热甚者加知母;疼痛剧烈者加乳香、没药、穿山甲;湿邪盛而小便不利者加龙胆草、车前子、苍术、黄柏。

【用法】 每日1剂,水煎取汁,早晚分服。10天为1个疗程。

【功效】 清热利湿,通气开痹。

【主治】 痛风性关节炎,证属湿热痹阻、经络瘀滞。

【效验】 共40例患者,均以上法治疗。服药最少7剂,最多40剂,平均20剂。结果:治愈(局部症状全部消失,血尿酸钠含量300~400 $\mu mol/L$,随访1~2年无复发)27例;好转(局部症状全部消失,血尿酸钠含量400~500 $\mu mol/L$,随访1~2年复发1~2次)

11例。无效(局部症状无改善,血尿酸钠含量700～900 μmol/L) 2例。

【解析】 海桐防己汤由加减木防己汤化裁而成。加减木防己汤出自《温病条辨》。该方重用生石膏,以清热邪为主;配以滑石、杏仁、通草、薏苡仁清利三焦之湿热,导湿利肺而为佐;桂枝温通卫气,外散风邪;姜黄活血通络而止痛。全方共奏清热利湿,通气开痹之功。

【来源】 黄德军. 加减木防己汤治疗痛风性关节炎40例报告,中医正骨,2006;18(4):63

## 103. 加减木防己汤

【组成】 防己、石膏各30 g,滑石、薏苡仁各20 g,桂枝、通草各10 g,杏仁12 g。

随症加减:疼痛剧烈加姜黄、海桐皮;热重加知母、桑叶;肿甚加草薢、苍术、穿山甲珠;无汗加羌活、细辛;汗多加黄芪、炙甘草;兼痰饮加半夏、厚朴、广陈皮。

【用法】 每日1剂,水煎取汁,分3次服。7天为1个疗程。

【功效】 泄浊利湿,通络止痛。

【主治】 急性痛风性关节炎,证属湿浊之邪滞涩气血。

【效验】 共55例患者,均以上法治疗,连续治疗2～3个疗程。结果:临床痊愈29例,显效11例,有效13例,无效2例。总有效率96.36%。

【解析】 加减木防己汤系清代医家吴鞠通的名方,乃治痹之祖方。本方以辛温辛凉复法论治,具有清热利湿、通络止痛之功。方中木防己利水退肿、祛风止痛,桂枝温通经脉、发汗解肌,石膏清热泻火、除烦止渴,杏仁苦泄降气,薏苡仁利水渗湿、通利关节、缓和拘挛,通草清热利水。诸药合用,与证相符,使湿浊之邪从内出外而收效。

【来源】 高成芬等．加减木防己汤治疗急性痛风性关节炎55例．四川中医，2003；21(2)：42～43

## 104. 白虎加苍术汤

【组成】 石膏(先煎)40 g，知母、苍术、赤芍各15 g，生甘草、羌活、独活、防己各10 g，鸭跖草40 g，西河柳、牛膝各20 g。

【用法】 每日1剂，水煎取汁，每日2次服。

【功效】 祛风湿，利关节，强筋骨。

【主治】 痛风性关节炎，证属痰湿内生。

【效验】 共64例患者，均以上法治疗。结果：治愈38例，占65.61%；好转14例，占24.14%；无效6例，占10.35%。总有效率89.65%。

【解析】 白虎加桂枝汤清热解毒、活血通络，四妙散清热利湿、消肿止痛，二方合用能祛风湿、利关节、强筋骨、止痹痛。现代研究证实，车前子、萆薢、土茯苓有一定排尿酸作用，秦艽、威灵仙可解除尿酸性疼痛。诸药合用，可以改善机体嘌呤代谢紊乱，增加尿酸排出，从而降低血尿酸，减轻症状，收到了较为理想的治疗效果。

【来源】 左 芳等．白虎加苍术汤加减合用四黄散外敷治疗痛风性关节炎64例．天津中医，2001；18(1)：13

## 105. 白虎加桂枝汤

【组成】 生石膏30 g，知母、桂枝、赤芍各10 g，虎杖、忍冬藤各30 g，丹皮20 g，防己、苍术各10 g，甘草5 g。

随症加减：发热重者加柴胡10 g，生石膏增至50 g；疼痛剧烈加元胡;高血压头痛者加夏枯草、龙胆草;口干咽燥者加生地、玄参;大便秘结者加大黄。

【用法】 每日1剂,水煎取汁,每日2次温服。7天为1疗程。

【功效】 清热解毒,祛风除湿。

【主治】 急性痛风性关节炎,证属风湿热邪壅滞经络。

【效验】 共34例患者,均以上法治疗。结果:临床治愈16例,占47.06%;显效10例,占29.41%;有效7例,占20.59%;无效1例,占2.94%。总有效率97.06%。其中1个疗程临床治愈10例,2个疗程临床治愈6例。

【解析】 白虎加桂枝汤为治热痹之良方。方中石膏、知母清热泻火;桂枝性温,得石膏寒凉之性则疏风通络利痹而不助热;石膏伍桂枝,得桂枝之温则不因寒凉而败胃;虎杖清热利湿,祛风通络,配以忍冬藤清热解毒兼助祛风,两药合用,相得益彰;丹皮、赤芍凉血;苍术、防风祛风除湿;丹参活血化瘀。诸药合用,则热可清、湿可除、肿可消、痹可通。药证相符,故奏效迅速。

【来源】 张文明等.白虎加桂枝汤治疗急性痛风性关节炎34例.时珍国医国药,2001;12(7):670

## 106. 通痹雷公藤汤

【组成】 雷公藤、秦艽、川草薢、僵蚕、桃仁、红花、海风藤、海桐皮、徐长卿各10 g,板蓝根、蒲公英、薏苡仁、赤小豆、土茯苓各30 g,蜈蚣2条,甘草5 g。

随症加减:热甚加水牛角、忍冬藤各10 g;阴伤加黄柏、生地各20 g;疼痛剧烈加制没药、三棱、莪术各10 g;伴尿赤、尿结石加车前草20 g;体质肥胖有痰浊征象者加白芥子、陈皮、法夏各10 g。

【用法】 每日1剂,水煎取汁,分3次服用。30天为1个疗程。

【功效】 清热解毒,祛湿通痹,活血化瘀。

【主治】 急性痛风性关节炎,证属湿热蕴结。

【效验】 共56例患者,均以上法治疗,连续1个疗程。结果:痊愈10例,占17.9%;显效35例,占62.5%;有效9例,占16.1%;无效2例,占3.6%。总有效率96.4%。

【解析】 通痹雷公藤汤中,雷公藤、板蓝根、蒲公英清热解毒;薏苡仁、赤小豆、土茯苓、川草薢、海桐皮祛湿消肿;僵蚕、秦艽、蜈蚣、徐长卿、海风藤通络开痹;桃仁、红花活血化瘀止痛;甘草调合诸药。方证相合,故疗效显著,且治疗中未发现有毒副作用。

【来源】 陈红明.通痹雷公藤汤治疗急性痛风性关节炎56例.实用中医药杂志,2003;19(7):349

## 107. 当归生姜羊肉汤

【组成】 全当归60 g(布包),生姜片50 g(布包),新鲜羊肉500 g。

随症加减:气虚多汗者加黄芪60 g;痛甚而呕吐者加陈皮30 g。

【用法】 每日1剂,水煎取汁,每日3次,口服。

【功效】 养血益气,温经散寒。

【主治】 产后痛风,证属产后血虚、寒滞经脉。

【效验】 共98例患者,均以上法治疗。结果:服用当日见效者占60%,次日见效者占40%,一般2～3日痊愈。

【解析】 产后出现肢体关节酸楚、痛疼、麻木,以无汗、恶寒、身痛为实;有汗、恶寒身痛为虚。产后血虚,经脉失养或外邪乘虚而入,或因肾虚以致外府失养,骨失所荣,均可导致产后痛风。当归性温,为生血活血之主药,又能宣通气分,使气血各有所归;生姜味辛,性温,故能透表发汗,善开痰理气,止呕吐,为补助上焦、中焦阳分要药;羊肉性温,实为补体之物。诸药合用能达到养血益气,温经散寒之功效,此药无不良反应,可以代汤饮之,效果良好。

【来源】 余贵妍.当归生姜羊肉汤治疗产后痛风98例疗效观察.中国社区医师,2004;6(14):44

## 108. 痛风茶

【组成】 当归、苍术、川牛膝、秦艽、泽泻、粉萆薢、黄柏、桂枝、土茯苓、党参、白术、升麻、葛根、甘草各适量。

【用法】 上药净选加工,按制剂规范制成颗粒,烘干一过筛一分装一质检一包装,每包含生药10 g。每次1包,每日3次,开水泡茶服用。

【功效】 祛风胜湿,健脾燥湿,活血止痛。

【主治】 痛风性关节炎,证属风湿痰瘀,痹阻经络。

【效验】 共62例患者,随机分为两组。治疗组采用上法治疗;对照组服用苯嗅马隆。结果:治疗组62例中,痊愈(治疗1～2个疗程后,症状完全消失,关节功能恢复正常,主要理化检查指标正常)27例,好转(治疗3～4个疗程后,关节肿胀消退,疼痛缓解,主要理化指标改善)33例,无效(治疗4个疗程后,症状以及主要理化指标无变化)2例,总有效率96.8%;对照组30例中,痊愈10例,好转18例,无效2例,总有效率93%。两组总有效率比较,$P>0.05$,差别无显著性意义。

【解析】 痛风茶中,当归、秦艽、桂枝祛风胜湿、活血止痛;土茯苓、泽泻、粉萆薢利小便而渗湿;牛膝、黄柏清下焦湿热;苍术、白术、党参、甘草健脾益气、燥湿;升麻、葛根性味辛散,引清气上升,散肌肉间风湿。痛风茶服用方便,价格低廉,易于携带、保管,副作用小,疗效确切。除个别患者出现大便稀外,未出现明显的消化道反应、肝肾功能损害等副作用。

【来源】 魏爱淳等.痛风茶治疗痛风性关节炎62例.吉林中医药,2007;27(2):22

## 109. 痛风饮

【组成】 土茯苓、生薏苡仁、桑寄生各30 g,生黄芪、丹参、车前子(包)各20 g,怀牛膝、川续断、防己各15 g,黄柏、川萆薢、蕲蛇各10 g。

随症加减:急性发作时加白花蛇舌草、忍冬藤、防风、延胡索;脾虚者加党参、白术;脘腹胀满者加砂仁、鸡内金;便秘者加大黄;阴津亏少者加生地、北沙参。

【用法】 每日1剂,水煎取汁,早晚分服。1个月为1疗程。

【功效】 清热利湿,活血化瘀,兼以补肾。

【主治】 痛风,证属湿热内阻、瘀阻经络、肾气亏虚。

【效验】 共75例患者,随机分为两组。治疗组采用上法治疗;对照组服用秋水仙碱、别嘌呤醇。均治疗3个疗程。结果:治疗组45例中,治愈(症状消失,实验室检查正常)38例;好转(关节肿胀消减,疼痛缓解,实验室检查有改善)5例;未愈(症状及实验室检查无变化)2例,总有效率为95.6%;对照组30例中,治愈14例,好转11例,未愈5例,总有效率为83.3%,两组总有效率比较有显著性差异($P<0.05$)。半年后随访,治疗组治愈者中,仅2例复发1次,程度也比以前减轻;对照组治愈者中,有5例复发,其中复发1次者3例,复发2次者2例。

【解析】 痛风多系湿热内聚,瘀阻经络,不通则痛,且反复发作,肾气已亏,故治当清热利湿,活血化瘀,佐以补肾。方中土茯苓、川萆薢、车前子、黄柏、防己清热利湿,薏苡仁健脾利湿,桑寄生、川续断补肾,黄芪补气托邪外出,丹参、牛膝活血通络,蕲蛇祛风湿、透筋骨。诸药合用,效如桴鼓。

【来源】 方红.痛风饮为主治疗顽固性痛风性关节炎45例,浙江中医杂志,2005;(5):205

## 110. 十花饮

【组成】 金银花20 g,野菊花、一枝黄花、金莲花、木槿花、凌霄花、山茶花、金雀花、芙蓉花各10 g,西红花3 g。

【用法】 每日1剂,水煎取汁,早晚分服。7天为1个疗程。

【功效】 清热解毒,化瘀通络。

【主治】 急性痛风性关节炎,证属脏腑蕴毒、气血壅滞。

【效验】 共30例患者,均以上法治疗。连服1~2个疗程。结果:治愈(关节红肿疼痛及局部压痛完全消失,关节活动正常,实验室检查血尿酸、血沉正常)22例;好转(关节红肿疼痛及局部压痛明显减轻,关节活动功能改善,实验室检查好转)7例;无效(症状、体征和实验室检查无明显变化)1例。除个别病例服药后大便偏稀外,未发现其他明显不良反应。

【解析】 十花饮中,金银花、野菊花、一枝黄花、金莲花、木槿花、芙蓉花清热解毒;凌霄花、西红花、山茶花凉血活血;金雀花和血祛风通络。诸药合用,切中病机,故而有效。

【来源】 杨庆华.十花饮治疗急性痛风性关节炎30例.湖北中医杂志,2002;24(6):40

## 111. 三藤饮

【组成】 丁公藤、当归、威灵仙、川牛膝、草薢各15 g,鸡血藤、青风藤各30 g,炮穿山甲、炮附子(先煎)、桂枝、桃仁、苍术各10 g,生黄芪、生薏苡仁各20 g,生甘草6 g。

随症加减:关节红、肿、痛甚者,去附片、桂枝,加炒黄柏、赤芍各 10 g,全蝎 6 g;关节变形且僵硬者,加地龙、土鳖、松节各 10 g;脾胃虚弱者,加党参 10 g,炒白术 15 g。

【用法】 每日 1 剂,水煎取汁,早晚分服。1 个月为 1 个疗程,一般治疗 2～3 个疗程。

【功效】 温肾健脾,散寒化湿,活血通络。

【主治】 痛风,证属脾肾亏虚、寒湿内聚、脉络瘀阻。

【效验】 共 21 例患者,均以上法治疗。结果:显效 8 例,占 38.1%;有效 10 例,占 47.6%;无效 3 例,占 14.3%。总有效率为 85.7%。

【解析】 三藤饮中,制附片、桂枝、黄芪、薏苡仁温肾健脾渗湿,脾肾健则水谷得以化生精微,湿浊之邪不致生成,且制附片与桂枝相配有温经散寒止痛之效;苍术、萆薢祛湿通络;当归、桃仁、鸡血藤、延胡索、川牛膝养血活血,通络止痛;穿山甲乃通经活络之圣药;丁公藤、青风藤、威灵仙祛风通络止痛;甘草通利血脉,调和诸药。诸药相配共奏温肾健脾、散寒化湿、活血通络之效。

【来源】 吴富成.三藤饮治疗痛风 21 例.实用中医药杂志,2000;16(3):11

## 112. 消痛饮

【组成】 忍冬藤 25 g,木瓜 20 g,赤芍 18 g,牛膝、防己、泽泻、苍术各 15 g,独活、黄柏、天竺黄、僵蚕、地龙各 12 g。

随症加减:关节红肿明显者,加半枝莲、赤芍、木通;疼痛甚者,加三七、玄胡、细辛;大便燥结者,加生大黄;关节肿大畸形者,加炙穿山甲、全虫、制南星。

【用法】 每日 1 剂,水煎取汁,早晚分服。10 天为 1 个疗程。

【功效】 清热化浊,逐瘀通络,消肿除痹。

【主治】 痛风,证属湿热留注。

【效验】 共26例患者,均以上法治疗。结果:治愈(关节红肿热痛消失,活动自如,血尿酸恢复正常,且1年内无复发者)22例;有效(关节红肿热痛明显缓解,活动略限,血尿酸水平下降,1年内偶有复发,但再用本方药治疗仍有效者)3例;无效1例,因病程较长,关节肿大畸形,服药10余剂效果不佳而中断治疗。大多服药3天即症状减轻,1周症状体征得到控制。

【解析】 针对痛风湿、热、浊、瘀的病机特点,拟消痛饮方治疗。方中独活、防己、泽泻、木瓜祛风利湿,消肿止痛;黄柏、苍术清热燥湿;天竺黄、僵蚕、忍冬藤清热解毒,涤痰通络;赤芍、牛膝、地龙逐瘀通络,并引药下行,直达病所。诸药合用,共奏清热化浊、逐瘀通络、消肿除痹之功。

【来源】 王国仁.消痛饮治疗痛风性关节炎26例.四川中医,1999;17(5):29～30

## 113. 苓术膝豨饮

【组成】 土茯苓30g,豨莶草、川牛膝各15g,萆薢、秦艽、威灵仙、薏苡仁各20g,苍术、黄柏、白术各10g,甘草5g。

随症加减:热重者加蒲公英、紫花地丁、白花蛇舌草;湿瘀甚者加赤芍、红花;病久伴气血不足者加黄芪、当归;肝肾亏虚者加杜仲、川续断。

【用法】 每日1剂,水煎取汁,每日2次口服。10天为1个疗程。

【功效】 清热解毒,除湿通经,蠲痹止痛。

【主治】 痛风,证属湿热蕴结。

【效验】 共16例患者,均以上法治疗。服完第一疗程而病情缓解者,继服第二疗程以巩固疗效;若在第二疗程中缓解者,再服第三疗程以善后。最长服药3个疗程。结果:痊愈8例,占50%;

显效 4 例,占 25%;有效 3 例,占 18.75%;无效 1 例,占 6.25%。大多数病例服药 1~2 疗程,症状即缓解。血清尿酸恢复正常较缓慢,16 例中尿酸在用药 1 个疗程之内恢复正常者 3 例,占 18.75%;2 个疗程内恢复正常者 7 例,占 43.75%;3 个疗程恢复正常者 5 例,占 31.25%;3 疗程仍未恢复者 1 例,占 6.25%。

【解析】 风痛饮重用土茯苓清热解毒、除湿、利关节,量大力猛,直取病所。配以豨莶草、萆薢分清祛浊,除风湿,通经络;秦艽舒筋络,蠲痹止痛,且祛风而不燥,现代药理研究证明其所含秦艽甙能使肾上腺皮质激素分泌增加,促使炎症消退;威灵仙祛风胜湿,通经达络;苍术、黄柏燥湿降火;川牛膝祛瘀通络、消散瘀滞;薏苡仁、白术、甘草健脾化湿,益气和胃,以防苦寒败胃,其中甘草有类似激素的作用。反佐少量附子,用以温通,走而不守,通达四肢百骸。诸药相合,相得益彰。

【来源】 边瑞宏等. 风痛饮治疗痛风 16 例. 四川中医,2001;19(5):35~36

## 114. 土苓萆薢饮

【组成】 土茯苓、萆薢各 45 g,薏苡仁、泽兰、泽泻各 15 g,当归、红花、桃仁各 10 g。

随症加减:湿浊重者加苍术、蚕沙各 10 g;血瘀甚者加土鳖虫、赤芍各 10 g;痹甚痛剧者加全蝎 6 g,蜈蚣 2 条,地龙 10 g;关节漫肿、结节质软者加僵蚕、白芥子各 10 g。

【用法】 每日 1 剂,水煎取汁,早晚分服。1 个月为 1 个疗程,一般治疗 2~3 个疗程。

【功效】 降泄浊毒,化瘀活血。

【主治】 痛风,证属湿浊瘀滞、痹阻经络。

【效验】 共 21 例患者,均以上法治疗。结果:显效(关节红肿疼痛消失，功能恢复自如，血尿酸恢复或接近正常）8例，有效（关节红肿疼痛好转，功能活动明显改善，血尿酸有所下降）10例，无效（症状无明显改善，血尿酸检查无明显下降）3例。总有效率85.7%。

【解析】 土苓草薢饮以土茯苓、草薢为主药，土茯苓升清降浊，草薢分清泌浊，合用有除湿、解毒、利关节之功；泽兰活血利水；薏苡仁、泽泻健脾除湿；当归养血活血；桃仁、红花活血化瘀。诸药相配，共奏降泄浊毒、化瘀活血、通络止痛之效，切中病机，故疗效满意。

【来源】 熊兴和．土苓草薢饮治疗痛风急性发作21例．新中医，2007；39（3）：69

## 115. 苓柏二藤饮

【组成】 土茯苓30 g，椿皮、草薢各12 g，赤小豆、苍术、黄柏、滑石、赤芍各15 g，忍冬藤、红藤、茯苓、虎杖、山慈姑各20 g，姜半夏、陈皮各、生甘草各10 g，川牛膝6 g。

随症加减：高热者可于500 ml液体内加双黄连注射液2.4 g静脉滴注，每日1次，热退则停用。

【用法】 每日1剂，水煎取汁，早晚分服。

【功效】 清热祛湿，解毒散瘀。

【主治】 痛风性关节炎，证属湿热内盛、气滞血瘀。

【效验】 共32例患者，均以上法治疗。结果：治愈27例，好转4例，无效1例。治愈率84.4%，总有效率96.9%。

【解析】 痛风性关节炎多因脾胃湿热内盛，下趋结于关节，致气滞血瘀。瘀滞日久化热，则出现关节红肿热痛。足拇趾系足太阴脾经最低之循行部位，湿热循经下行，故该部关节发病最为常见。苓柏二藤饮中，苍术、茯苓、甘草健脾化湿以绝湿邪内生之源；

姜半夏、陈皮、茯苓、甘草祛中焦之湿浊；土茯苓、椿皮、苍术、黄柏、虎杖、川牛膝清利下焦之湿热；忍冬藤、红藤、山慈姑清热凉血解毒；赤芍、赤小豆凉血散瘀；萆薢、滑石、赤小豆清热利尿，使湿热从小便而出。诸药相伍，共奏清热、祛湿、解毒、散瘀之效。

【来源】 刘忠进．清热祛湿蠲痹饮治疗痛风性关节炎．山东中医杂志，1999；18(4)：162

## 116. 四妙三藤饮

【组成】 苍术、黄柏各10 g，牛膝、薏苡仁、鸡血藤、络石藤、宽根藤、滑石各15 g，土茯苓30 g，甘草6 g。

随症加减：红肿较重者加银花15 g，石膏50 g；痛甚者加全蝎、地龙各10 g，蜈蚣3条；夹瘀者加赤芍、丹参各15 g，三七10 g；尿路结石加金钱草30 g，生鸡内金10 g，石韦15 g。

【用法】 每日1剂，水煎取汁，早晚分服。15天为1个疗程。

【功效】 清热除湿，祛风通络。

【主治】 痛风性关节炎，证属风湿热邪阻滞经络。

【效验】 共96例患者，均以上法治疗。共治2～4个疗程。结果：临床治愈52例，显效26例，好转13例，无效5例。总有效率达94.8%。

【解析】 湿浊毒邪内生是痛风发病的关键。四妙三藤饮中，苍术、黄柏、牛膝、薏苡仁为四妙散，具有清热燥湿、消肿止痛之功，用治风湿痹痛；鸡血藤、宽根藤、络石藤能祛风湿，舒筋骨，通经络，活血化瘀并止痛；土茯苓有清热祛湿解毒之功；滑石、甘草具清热利尿渗湿之效。全方共奏清热祛湿、祛风通络止痛之功。

【来源】 王 贵．四妙三藤饮治疗痛风性关节炎96例．中国民间疗法，2006；14(2)：33～34

## 117. 玉山痛风饮

【组成】 方Ⅰ：玉米须30 g，山慈姑20 g，羌活、独活、当归、川芎、苍术、黄柏、川牛膝、青皮、陈皮各10 g，茵陈、虎杖、汉防己、猪苓、白茯苓各15 g。

方Ⅱ：土茯苓、金钱草各30 g，茵陈15 g，猪苓10 g。

【用法】 方Ⅰ：每日1剂，水煎取汁，早晚分服，至疼痛热肿消失后停用。症状缓解期用方Ⅱ：每日1剂，水煎取汁，长期服用。

【功效】 清热利湿，祛风活血。

【主治】 痛风性肾病，证属湿热内蕴。

【效验】 共236例患者，随机分为两组。治疗组采用上法治疗；对照组服用秋水仙碱、消炎痛、小苏打。结果：治疗组120例中，痊愈（症状体征消失，血尿酸降到正常范围）80例，有效（症状及体征减轻，血尿酸接近正常值）38例，无效（症状及体征减轻不明显，血尿酸高于正常值）2例，总有效率为98.3%；对照组116例，痊愈56例，有效52例，无效8例，总有效率为93.1%。两组比较，差异无显著性意义（$P>0.05$）。

【解析】 根据痛风性关节炎"风、湿、热"的病症特点，拟玉山痛风饮，以清热利湿为主，兼以祛风活血。方中玉米须、猪苓、茯苓、汉防己、金钱草清热利尿，利水消肿，并能促使尿酸排泄，其中玉米须利中有摄，攻中有守，使攻不伤正、通不伤肾；山慈姑能化痰散结、消肿止痛，因其含有某些消炎镇痛药的成分，故能有效缓解痛风发作，而且无毒副作用；二妙散芳香化浊、清热燥湿；川牛膝配汉防己，既能舒筋活络，又可引药下行；茵陈合虎杖清热化湿，虎杖还有通络定痛之功；独活同羌活辛温除湿、祛风止痛，引药入经；当归与川芎活血调气，正合"治风先治血，血行风自灭"古训，其中当归还有抑制尿酸合成之功用；青皮伴陈皮能行气止痛、化痰散结，并能促进尿液碱化,改善体内 pH 值。全方共奏清热利湿、消炎止痛、排酸利尿、祛风除痹之功。通过观察,玉山痛风饮缓解痛风性关节炎急性发作,多在 2～3 日见效,尿酸亦在 1 周内恢复正常,且无明显胃肠道反应及其他毒副作用。

【来源】 曾伟刚.玉山痛风饮治疗痛风性关节炎 120 例.中医杂志,2007;48(1):59

## 118. 泄浊消痛饮

【组成】 萆薢 30 g,防风、防己、泽泻各 10 g,土茯苓 15 g,薏苡仁 25 g,木通 6 g。

随症加减:疼痛甚者加制川乌、三七、乳香、没药;血瘀甚者加䗪虫、丹参;关节红肿者加地龙、僵蚕;脾胃虚弱者加黄芪、白术;肝肾不足者加桑寄生、熟地、肉苁蓉、续断。

【用法】 每日 1 剂,水煎取汁,早晚分服。

【功效】 泄浊清热,祛风化湿。

【主治】 痛风,证属风寒湿热杂至、痰浊瘀血阻络。

【效验】 共 32 例患者,均以上法治疗。结果:以服药后血尿酸含量恢复正常及发病关节红肿疼痛消失的时间长短来判定疗效,优(5 天内)25 例,良(6～15 天)6 例,差(超过 15 天)1 例。总有效率 96.9%。

【解析】 急性痛风性关节炎乃先天禀赋不足,肝肾亏损,气血不足,外感风、寒、湿、热,导致痰浊、瘀血等阻滞关节筋脉。辨证施治,病情可缓解,但较易复发。复发的关键在于血尿酸升高、滞留而成湿浊蕴热,治当泄浊为先。故拟泄浊消痛饮,以奏泄浊清热、祛风化湿之功,使诸症得愈,且无复发之忧。

【来源】 张志如.自拟泄浊消痛饮治疗急性痛风性关节炎 32 例.福建中医药,2000;31(4):51

## 119. 益肾化浊饮

**【组成】** 黄芪、山药、生地各 15 g，白术、枸杞子、防己各 12 g，生薏苡仁、土茯苓、车前子、瞿麦、萹蓄各 30 g，山茱萸、牛膝各 10 g。

随症加减：急性期关节红肿热痛者，加知母、黄柏、苍术各 10 g，忍冬藤 30 g；慢性期关节皮下结石者，加莪术 15 g，鸡血藤 30 g，当归 10 g；伴肾石者，加石韦、鸡内金各 15 g，金钱草、海金沙各 30 g。

**【用法】** 每日 1 剂，水煎取汁，分 2 次服。20 天为 1 个疗程。

**【功效】** 调脾益肾，化湿泄浊，通痹和络。

**【主治】** 痛风，证属脾肾虚弱、痰湿浊毒。

**【效验】** 共 38 例患者，均以上法治疗，一般治疗 3 个疗程。部分患者疗程之后以车前子煎服代茶。结果：治愈 12 例，有效 23 例，无效 3 例，总有效率 92%。

**【解析】** 痛风为本虚标实证，即以脾肾功能失调为本，痰湿浊毒内停或复感外邪等为标。痰湿浊毒流注于关节，气血不畅，经脉痹阻而成急性痛风性关节炎；若久病致瘀，痰瘀互结，闭阻经络，流注关节皮下，可成坚硬之"痛风石"；若湿浊不化，蕴积化热，煎熬津液则成"肾结石"。治疗本病，其施方用药尚需审视标本轻重缓急，分期辨治。急性关节炎发作期，以标急为主，应着重化湿泄浊、通痹和络，以期浊毒、外邪尽快祛除；间歇期、慢性期，以本虚为主，标实不甚，主予调脾益肾，以图脾肾尽早恢复运化、气化之职，同时辅之以化湿泄浊，随症或加化痰软坚，或加通淋排石。如此紧扣病机，兼顾标本。

**【来源】** 黄萌高．调脾益肾化湿泄浊法治疗痛风 38 例．实用中医药杂志，2001；17(5)：9

## 120. 风痛煎

【组成】 滑石(包煎)、威灵仙、薏苡仁、忍冬藤各30 g,土茯苓60 g,泽泻、萆薢、苍术各15 g,泽兰、白芍各20 g,桃仁10 g,红花、甘草各6 g。

随症加减:便秘者加大黄粉2 g。

【用法】 每日1剂,水煎取汁,分3次服。大黄粉2 g,分3次兑服汤药。疗程为1个月。

【功效】 清热利湿,活血解毒。

【主治】 痛风性关节炎,证属湿热闭阻。

【效验】 共30例患者,均以上法治疗。结果:治愈(症状消失,实验室检查正常)21例,占70%;好转(关节肿胀消减,疼痛缓解,实验室检查有改善)9例,占30%;无效(症状及实验室检查无变化)0例。总有效率100%。

【解析】 痛风煎中,土茯苓清热解毒除湿,萆薢善走下焦、利湿而分清,滑石清热除湿,威灵仙祛风湿、通络止痛,四药相配共为主药;配合桃仁、红花、泽兰活血解毒,白芍、甘草缓解止痛,薏苡仁利湿,苍术燥湿,忍冬藤清热解毒通络。全方共奏清热利湿、活血解毒之功,且服用安全、有效、无毒副作用。

【来源】 周海平等.痛风煎治疗痛风性关节炎30例临床报道.四川中医,2003;21(10):53

## 121. 痛风煎

【组成】 土茯苓、海桐皮各15 g,薏苡仁30 g,炒白术12 g,七星剑、水风藤各15 g。

随症加减:多关节疼痛或伴有痛风石者加丝瓜络、牛膝各

15 g;长期伴有心脏病及肾病者加太子参 12 g。

【用法】 每日 1 剂,水煎取汁,早晚分服。

【功效】 清热利湿,化浊通络。

【主治】 痛风,证属湿热阻络。

【效验】 共 348 例患者,均以上法治疗。随访观察 3~6 个月。结果:治愈(症状完全消失,尿酸恢复正常)139 例;显效(症状明显好转,尿酸恢复正常)157 例;有效(症状略有改善,尿酸仍超过正常值)42 例;无效(症状未减轻)10 例。总有效率为 97.13%。

【解析】 痛风由于湿浊内生,久之湿浊内盛或湿浊化热,流注关节、肌肉、筋骨,闭阻经脉,即出现痹痛。此时治宜清热利湿、化浊通络。方中用白术、薏苡仁健脾利湿;土茯苓、牛膝清热利湿化浊;海桐皮、水风藤、七星剑(水龙骨科植物)祛风湿,通经络。全方扶正达邪,标本兼治。

【来源】 陈春南等. 自拟痛风煎治疗痛风 348 例. 福建中医药,2003;34(4):28~29

## 122. 吴苓口服液

【组成】 吴茱萸、淫羊藿、木瓜、白芷、土茯苓、苍术剂量比例按 1∶2∶2∶2∶3∶2 配伍。

【用法】 上药按制剂规范制成口服液,每毫升含生药 1.5 g。每次 20 ml,每日 3 次,口服,连服 2 周。

【功效】 温宣行气,利湿降浊。

【主治】 急性痛风性关节炎,证属脾肾亏虚、寒湿内生。

【效验】 共 170 例患者,随机分为两组。治疗组采用上法治疗;对照组服用消炎痛、痛风立仙(德国产)。结果:治疗组 126 例中,临床控制 34 例(27.0%),显效 58 例(46.0%),有效 24 例(19.1%),无效 10 例(7.9%);总有效率为 92.1%。对照组 64 例中,临床控制 13 例(20.3%),显效 24 例(37.5%),有效 15 例(23.4%),无效 12 例(18.8%);总有效率为 81.39%。治疗组疗效优于对照组($P<0.05$)。

【解析】 吴苓口服液中,吴茱萸、淫羊藿、苍术、白芷温宣行气;土茯苓、木瓜利湿降浊。诸药合用共奏温宣行气、利湿降浊之功,不仅能明显改善急性痛风性关节炎的临床症状,而且有良好的降血尿酸作用,远期疗效好。

【来源】 陈云凤. 痛风宁Ⅰ号治疗急性痛风性关节炎 126 例. 中国中西医结合杂志,2000;20(5):387～388

## 123. 痛风合剂

【组成】 白术、苍术、黄柏、泽泻、茯苓、猪苓各 15 g,杜仲、独活、牛膝、桑寄生各 12 g,山慈姑、秦艽、川芎、当归各 9 g。

随症加减:发作期关节疼痛剧烈,遇风冷而疼痛加重者,去秦艽,加桂枝、防风各 9 g,元胡 15 g;关节红肿者,加生石膏 30 g,丹参 15 g;关节疼痛麻木者,加地龙、乌梢蛇各 15 g,红花 10 g。稳定期气虚者,加党参、黄芪各 20 g;肝肾不足者,加菟丝子、枸杞子各 15 g。恢复期关节僵硬,活动欠佳者,去秦艽、猪苓、泽泻,加桃仁、地龙各 15 g,红花 6 g。

【用法】 每日 1 剂,水煎取汁,早晚分服。

【功效】 补肝肾,祛风湿,健脾胃,利水湿。

【主治】 痛风性关节炎,证属风湿热邪郁滞。

【效验】 共 73 例患者,随机分为两组。治疗组采用上法治疗;对照组服用别嘌醇及秋水仙碱。结果:治疗组 48 例中,治愈(症状消失,血尿酸含量正常,肾功能正常,连续随访 2 年以上无复发)19 例,好转(在服药情况下,症状缓解,血尿酸含量接近正常,肾功能好转)26 例,无效(在服药情况下,症状缓解不明显,血尿酸含量无明显改善)3例;总有效率93.75%。对照组25例中,治愈8例,好转14例,无效3例,总有效率88%。

【解析】 痛风合剂中茯苓、白术、苍术、猪苓、泽泻健脾胃、利水湿;独活、秦艽、黄柏、山慈姑清热解毒,祛风燥湿;桑寄生、杜仲、当归、川芎、牛膝补肝肾,行气血。诸药合用,共奏补肝肾、祛风湿、健脾胃而利水湿之功。

【来源】 白广德.痛风合剂治疗痛风性关节炎48例观察.实用中医药杂志,1999;15(2):7~8

## 124. 苓萆冲剂

【组成】 土茯苓、萆薢等各适量。

【用法】 上药按制剂规范制成冲剂。急性发作期每次12 g,每日3次,疗程1周;发作间歇期每次6 g,每日3次,疗程3周。

【功效】 泄浊化瘀,利湿通络。

【主治】 痛风,证属湿浊瘀滞。

【效验】 共60例患者,随机分为两组。治疗组采用上法治疗;对照组服用秋水仙碱片、别嘌呤醇。结果:治疗组30例中,临床痊愈6例,占20%;显效11例,占36.7%;有效9例,占30%;无效4例,占13.3%,总有效率为86.7%。对照组30例中,临床痊愈2例,占6.7%;显效6例,占20%;有效14例,占46.6%;无效8例,占26.7%,总有效率为73.3%。两组总有效率相比有显著性差异($P<0.05$)。

【解析】 临床和实验研究表明,苓萆冲剂具有清热解毒、泄浊化瘀、通络止痛之作用,组方合理,用药精当,在痛风急性发作期和发作间歇期可以排泄尿酸、消肿、止痛;慢性期,在适当停用高嘌呤饮食,以维持营养正常摄入的同时,又不引起痛风发作,可明显减少并发症的发生,临床疗效明显优于对照组。同时,对治疗极为棘手的其他慢性合并疾病,如高血脂、干燥综合征、类风湿关节炎、肾功能衰竭等患者,只要用药恰当,均有显著的疗效,能起到标本兼治的作用。该药无毒副作用,患者服用既安全可靠,又十分的方便。

【来源】 朱琬华等.痛风冲剂治疗痛风的临床和实验研究.中国中医药信息杂志,2001;8(12):55～57

## 125. 痛风泰冲剂

【组成】 秦艽、独活、威灵仙、防风、山茱萸、蜈蚣、熟地、杜仲、土茯苓、川萆薢、薏苡仁、葛根、赤芍、地龙、川牛膝等各适量。

【用法】 上药按制剂规范制成护肾痛风泰冲剂,每次10g,每日3次,口服。

【功效】 益肾透邪,清热利湿,解毒化瘀。

【主治】 痛风性肾病。证属湿热内蕴、虚实夹杂。

【效验】 将90例患者随机分为两组。治疗组45例,采用上方治疗;对照组45例,服用别嘌呤醇。结果:治疗前两组患者血尿酸值均明显高于正常值,治疗后均有明显下降。治疗前两组血、尿 $\beta_2$-MG 水平基本相同($P>0.05$),治疗组治疗后血、尿 $\beta_2$-MG 水平下降($P<0.01$),而对照组治疗后血、尿 $\beta_2$-MG 水平下降不明显($P>0.05$),治疗组治疗后血、尿 $\beta_2$-MG 与对照组比较,有显著性差异($P<0.01$)。说明治疗组与对照组均能明显降低血尿酸水平,但对照组对血、尿 $\beta_2$-MG 无明显影响,而治疗组对血、尿 $\beta_2$-MG 影响明显。

【解析】 高尿酸血症是痛风肾的发病基础。痛风泰冲剂应用于临床,显示能有效降低血尿酸、血尿 $\beta_2$ 微球蛋白水平,保护肾脏。动物实验结果表明,该冲剂能明显降低该模型大鼠血清尿酸水平和血清 $\beta_2$ 微球蛋白水平。中药药理研究表明,土茯苓、葛根、萆薢能降低血尿酸；威灵仙、秦艽能溶解尿酸并解除尿酸所致疼痛；生薏苡仁、地龙能排泄尿酸；地龙尚能抑制尿酸合成；熟地、山萸肉、芡实、金樱子能降低尿蛋白，保护肾功能。故诸药合用能使正气充盛，湿热浊邪排出，尿酸、血尿 $\beta_2$-MG 水平降低，肾脏功能得到改善，从而防治痛风肾的发生、发展。

【来源】 王艳玲．护肾痛风泰冲剂治疗痛风性肾病的临床观察．江西中医药，2004；35(6)：22～23

## 126. 痛风宁冲剂

【组成】 苍术、丹参、牛膝、赤芍、黄柏、山慈姑、蜂房等各适量。

【用法】 上药按制剂规范制成冲剂，每袋12g。每次1袋，每日3次，饭前温开水溶解内服。

【功效】 清化湿浊，祛瘀通络。

【主治】 急性痛风性关节炎，证属水湿痰饮内闭。

【效验】 共156例患者，随机分为两组。治疗组采用上法治疗；对照组服用新癀片。结果：治疗组104例中，痊愈82例，显效14例，有效7例，无效1例，总有效率99%；对照组52例中，痊愈43例，显效6例，有效2例，无效1例，总有效率98.1%。

【解析】 痛风宁方取苍术为君，具有燥湿健脾、芳香化浊之功，外解肌表风湿，内燥脾胃湿浊；加黄柏、牛膝共为三妙丸，加强了除湿清热泻浊之力。土茯苓除湿、解毒、通利关节，合萆薢对湿热蕴毒而引起的筋骨疼痛有良效。蜂房能攻毒祛风止痛，清除湿浊之蕴毒。丹参为活血祛瘀药，以丹参配合牛膝、赤芍、红花针对浊瘀毒阻滞、脉络不通之病机特点。山慈姑含有秋水仙碱及其衍生物秋水仙酰胺等物质，可以迅速减轻急性痛风患者的症状。全方符合中医理论又有现代药理基础，可以明显改善急性痛风性关节炎的临床症状,并且明显降血尿酸,无不良反应。

【来源】 陈伟宏等.痛风宁冲剂治疗急性痛风性关节炎104例临床观察.福建中医学院学报,2001;11(3):26～28

## 127. 痛风泰颗粒

【组成】 秦艽、独活、威灵仙、土茯苓、川草薢、地龙、葛根、薏苡仁、山茱萸、熟地黄、乌梢蛇、川牛膝、杜仲、防风、赤芍等各适量。

【用法】 上药按制剂规范制成颗粒。每次20g,每日3次,口服。

【功效】 清热利湿化浊,益肾舒筋剔络。

【主治】 痛风肾,证属湿热内蕴。

【效验】 共治疗56例患者,随机分为两组。治疗组35例采用上方治疗;对照组21例用痛风定胶囊(中汇制药公司生产)治疗。两组患者关节红肿明显者均外敷双柏散;肿痛剧烈难忍者常规予非甾体抗炎药戴芬或西乐葆对症处理。结果:治疗组显效17例,有效14例,无效4例,总有效率88.57%;对照组显效8例,有效6例,无效7例,总有效率66.57%。

【解析】 痛风泰颗粒方中,秦艽、独活、威灵仙、防风祛风湿,舒筋通络,止痹痛;薏苡仁、土茯苓、草薢、葛根健脾利水,清热解毒,祛湿降浊;乌梢蛇、地龙搜风舒筋,通经剔络,宣痹止痛;赤芍清热凉血,祛瘀止痛;熟地黄、山茱萸、杜仲、川牛膝补肝肾,强筋骨,利关节,降蛋白。诸药合用,清凉而不冰,化湿而不燥,宣透而不峻,祛邪不伤正,扶正不恋邪,标本兼治,阴阳并调,使肾气充盛,湿热浊邪得以泄化,瘀血得以清除,血尿酸、血肌酐、尿蛋白定量及尿$β_2$微球蛋白尿蛋白得以降低,肾脏功能改善而疾病向愈。

【来源】 张剑勇等.护肾痛风泰颗粒治疗痛风肾临床研究.河南中医学院学报,2004;19(2):38～39

## 128. 痛风宁颗粒

【组成】 苍术、萆薢、金钱草、肿节风、丹参等各适量。

【用法】 上药按制剂规范制成颗粒,每袋12g。每次1袋,每日3次,饭前温开水溶解内服。30天为1个疗程。

【功效】 除湿泄浊清热,活血祛瘀通络。

【主治】 慢性痛风性关节炎,证属湿浊瘀热内闭。

【效验】 共60例患者,随机分为两组。治疗组采用上法治疗;对照组服用丙磺舒。结果:治疗组30例中,痊愈10例,显效13例,有效6例,无效1例,总有效率96.71%;对照组30例中,痊愈3例,显效6例,有效15例,无效6例,总有效率80.0%。两组总有效率经统计学处理有显著性差异($P<0.01$)。

【解析】 慢性痛风性关节炎以肝肾亏虚、脾失健运为本,风寒湿热、痰浊、瘀血闭阻经脉为标,本虚标实。慢性痛风结节肿期,仍然存在持续的高尿酸血症,局部炎症并未能完全消失,关节仍有不同程度肿痛且反复发作。痛风石形成的基础及其长期存在的原因是血尿酸持续升高。痛风宁具有清泻湿浊、祛瘀通络功效,适用于具有湿热瘀浊证型表现的慢性痛风性关节炎患者。

【来源】 苏友新等. 痛风宁颗粒治疗慢性痛风性关节炎30例临床研究. 福建中医学院学报,2003;13(3):12~14

## 129. 益肾蠲痹丸

【组成】 茯苓、黄柏各15g,苍术12g,川木瓜25g,当归、玄胡索、泽兰、全蝎、乌梢蛇、桂枝、骨碎补各10g,熟地25g,田七粉4g,连翘5g。

【用法】 上药按制剂规范制成蜜丸,每次8g,每天3次,3个月为1个疗程。

【功效】 清热利湿,泄浊化瘀。

【主治】 痛风,证属湿热内阻、络脉瘀滞。

【效验】 共115例患者,随机分为两组。治疗组采用上法治疗;对照组服用苯溴马隆、塞来昔布。治疗3个月后观察疗效。结果:治疗组65例中,临床痊愈(临床症状全部消失,实验室检查正常)22例,好转(临床症状减轻,实验室检查改善或正常)35例,无效(临床症状无明显好转或加重)8例;对照组50例中,临床痊愈19例,好转17例,无效14例。两组患者临床疗效间差别有显著性意义($P<0.05$)。

【解析】 益肾蠲痹丸中,茯苓、连翘、黄柏、苍术清热利湿、泄浊解毒;川木瓜、桂枝、骨碎补、熟地等酸甘化阴,补益肝肾,温督通络;当归、玄胡索、泽兰、田七粉行气活血,祛瘀止痛;全蝎、乌梢蛇搜风剔邪。整方相辅为用,疗效确切。

【来源】 许　洁等．中西医结合治疗痛风性关节炎疗效观察．中国全科医学,2007;(4):323～324

## 130. 芪苓蛇蝎丸

【组成】 当归、黄芪、人参、红藤、桃仁、红花、土茯苓、泽泻、碎蛇、乌梢蛇各60 g,全蝎、牡丹皮、海马、白豆蔻、砂仁各40 g,薏苡仁100 g,黄柏50 g,蜈蚣8条、炒白术、生甘草各20 g。

【用法】 按制剂规范制成蜜丸,每丸重约10 g。每次2丸,每日3次,温开水吞服。30天为1个疗程,一般服1～2个疗程。

【功效】 益气养血,渗湿清热,活血通络。

【主治】 痛风,证属气血亏虚而湿热瘀血胶着。

【效验】 共120例患者,随机分为两组。治疗组采用上法治疗;对照组服用别嘌呤醇、芬必得、小苏打。结果:治疗组60例,临床症状和血尿酸总有效率95%，对照组60例，总有效率76.67%，两组治疗前后比较（$P<0.05$），益气渗湿通络丸治疗痛风的疗效显著优于对照组，且无明显不良反应。治疗组治疗前后血尿酸（μmol/L）分别为$522\pm60,245\pm60$；对照组治疗前后血尿酸（μmol/L）分别为$527\pm56,250\pm60$。两组治疗前后血尿酸比较，$P<00.5$。治疗组无不良反应；对照组中有4例出现胃部不适，1例出现白细胞下降，两组疗程结束后复查肝肾功能均正常。

**【解析】** 痛风的主要病机是气血亏虚为基础，湿热蕴结为重点，湿热留着，日久成瘀。根据虚、瘀、湿、热胶着的病机特点，拟定了芪苓蛇蝎丸作为治疗痛风病的主药。方中首用人参、黄芪、白术、当归大补气血，促进人体尿酸代谢，提高免疫功能；重用薏苡仁、茯苓、生泽泻、黄柏、生甘草清热利湿，消肿解毒；桃仁、红花、红藤、丹皮活血化瘀，瘀去则血行，血行则痛自止肿自消；全蝎、蜈蚣、海马、碎蛇、乌梢蛇搜风通络止痛；白豆蔻、砂仁化湿和胃，二药与甘草、蜂蜜合用，能防止参芪之壅补，使之补而不滞，同时有防全虫等攻破伤胃之嫌，并能调和诸药，从而起到补益不碍脾、攻邪不伤正的综合作用。在选用药物上，既重视中医传统的性味归经，相须、相使等配伍特点，又结合了现代药物研究来选择药物，根据痛风病程较长，疼痛急，病邪缠绵，反复发作的特点，虽有蜈蚣、全虫等药急攻以达病所，但在剂型上以丸药服之，缓逐其邪，从而达到了标本同治，巩固疗效的目的。芪苓蛇蝎丸主要是针对正虚和风湿热邪所致原发性痛风，至于寒湿证或继发性痛风及严重的肾功能损害者，不宜用本方。

**【来源】** 曾绍林．益气渗湿通络丸治疗痛风60例临床观察．现代医药卫生，2007；23(15)：2267～2268

## 131. 血竭四妙丸

【组成】 苍术、黄柏、蜂房各12g,薏苡仁、牛膝、忍冬藤、伸筋草、土茯苓、鸡血藤、萆薢各30g,苏木、刘寄奴、山慈姑各15g,血竭(研冲)6g,车前子20g。

随症加减:疼痛较剧加制南星30g,秦艽12g;关节红肿较甚加水牛角、石膏各30g;大便秘结加酒制大黄6g。

【用法】 每日1剂,水煎取汁,分3次温服。10天为1个疗程。

【功效】 清热解毒利湿,活血通络止痛。

【主治】 急性痛风关节炎,证属湿热蕴毒、热灼血瘀。

【效验】 共24例患者,均以上法治疗。结果:痊愈(症状全部消失,血尿酸恢复正常,1年以上无复发)9例,显效(临床症状缓解,血尿酸水平下降,1年内偶有复发)13例,无效(症状体征无改善,血尿酸水平高于正常)2例。总有效率91.67%。

【解析】 血竭四妙丸中,苍术、黄柏、忍冬藤、山慈姑清热解毒燥湿;薏苡仁、萆薢、车前子、土茯苓健脾祛湿,利水消肿;苏木、刘寄奴、伸筋草、蜂房、血竭活血化瘀通络止痛;鸡血藤补血强筋通络;牛膝补肝肾,引药下行直达病所。研究表明,车前子、山慈姑有一定排尿酸作用,秦艽、伸筋草可解除尿酸性疼痛。

【来源】 何刚等.四妙丸加味治疗急性痛风关节炎24例.中国中医急症,2006;15(1):

## 132. 慈姑萆薢丸

【组成】 萆薢30g,金钱草、虎杖各15g,玉米须、生薏苡仁各20g,菟丝子、怀牛膝、黄柏、制大黄、桂枝、山慈姑、三七各10g。

【用法】 每日2剂,早晚各1剂,水煎服。症状好转后每日1剂,维持2周后停药。

【功效】 化湿泄浊,清热解毒,化瘀通络。

【主治】 痛风,证属湿热蕴结。

【效验】 共25例患者,均以上法治疗。结果:治愈(症状消失,化验检查正常)17例,好转(关节肿胀、疼痛消减,化验检查改善)6例,无效(症状及化验检查无变化)3例。总有效率为88.5%。

【解析】 痛风以湿热蕴结型为最多,所以化湿泄浊是治疗急性痛风性关节炎的关键。慈姑萆薢丸化湿泄浊,清热解毒,化瘀通络,而以化湿泄浊为重点,故收良好疗效。

【来源】 梁东勇,萆薢丸加味治疗痛风性关节炎26例,山西中医,2004;20(2):41

## 133. 大医痛风片

【组成】 生地、薏苡仁各60 g,山药、苍术、车前子、地肤子、葛根各30 g,泽泻20 g,炙甘草9 g,生半夏、制南星各45 g,曲麦芽15 g。

【用法】 上药按制剂规范制成片剂,早晚分服。急性期发作期可应用控制急性炎症的药物扶他林或消炎痛,疼痛一旦控制,24小时内撤下上述西药。3个月为1个疗程。

【功效】 清热利湿,消肿缓痛。

【主治】 急性痛风,证属湿热内阻。

【效验】 共108例患者,随机分为两组。治疗组采用上法治疗;对照组服用扶他林、消炎痛、秋水仙碱、嘌呤醇。结果:治疗组68例,治愈(症状全部消失,关节功能恢复正常,血尿酸检查降至420 μmol/L以下,随访1年以上不复发)42例,显效(全部症状消除,关节功能基本恢复,血尿酸在 420 μmol/L 左右,随访 1 年以上不复发)20 例,有效(症状基本消除,主要关节功能基本恢复,或有明显进步,血尿酸基本正常,但 1 年内有复发)4 例,无效(与治疗前比较各方面均无改善)2 例,总有效率 97.5%;对照组 40 例,治愈 27 例,显效 3 例,有效 3 例,无效 7 例,总有效率 82.5%。两组疗效比较有显著差异($P<0.05$)。

【解析】 痛风急性发作期当以缓解肿痛为急务。大医痛风片方中重用生地,功能养阴清热,对急性痛风的发作有明显镇痛作用。配以苍术、车前子、泽泻、地肤子、薏苡仁等燥湿利湿之品,可促进尿酸的排泄。半夏、南星消肿缓痛,其中南星对各类骨关节疼痛多收捷效,惟需大量,方可收效。张锡纯认为生麦芽虽为脾胃药,而实善舒肝气,为疏肝之妙品。对于由饮酒诱发的痛风,葛根有良好的作用,它既解酒毒,又能解肌退热。车前子、地肤子治尿酸过高甚佳。生地配伍山药,无论是急性期还是缓解期,都能发挥类激素样效果。

【来源】 李 军. 大医痛风片治疗痛风的临床观察. 湖北中医杂志,2007;29(7):40

## 134. 七味散

【组成】 黄芪、丹参、川牛膝、杭白芍各 12 g,木香、海风藤各 10 g,生甘草 6 g。

随症加减:"行痹"加防风、秦艽、葛根;"痛痹"加乌头、芍药、麻黄;"着痹"加薏苡仁、苍术、羌活、独活;"热痹"加石膏、知母、桂枝;"久痹"气血亏虚加人参、茯苓等。

【用法】 每日 1 剂,水煎取汁,分 2 次温服。14 天为 1 个疗程。

【功效】 补气活血,舒筋通络。

【主治】 痛风,证属痰湿内壅、气血闭阻。

【效验】 将60例患者随机分为两组。治疗组以上法治疗;对照组口服别嘌呤醇。结果:治疗组30例中,治愈5例,显效18例,有效6例,有效率96.7%;对照组30例中,治愈0例,显效1例,有效20例,有效率70%。经统计学处理,两组有效率有非常显著性差异($P<0.01$),治疗组疗效优于对照组。

【解析】 痛风的治疗,通常发作期以散寒祛湿止痛为主,方以《金匮要略》桂枝芍药知母汤为基础;缓解期当滋肾健脾,化痰除湿为主,方选二陈汤、六君子汤、肾气丸加减。"七味散"为经验方,针对痛风的病因病机拟定。方中以黄芪、丹参为君;木香、海风藤为臣;川牛膝为佐;杭白芍、生甘草为使。全方补气活血、舒筋通络。屡用屡效,副作用少。

【来源】 果永宽."七味散"治疗痛风之研究.卫生职业教育,2003;21(2):134~135

## 135. 痛风散(一)

【组成】 金银花、连召、黄芩各15 g,鸡血藤、石膏各30 g,川芎、薄荷、当归各10 g,红花、制川乌各6 g。

【用法】 每日1剂,水煎取汁,早晚分服。第3次煎剂去渣,倒入盆内,加温开水2000ml浸泡双足,每次30分钟。

【功效】 清热化湿,化瘀止痛。

【主治】 痛风,证属湿热瘀滞。

【效验】 共49例患者,均以上法治疗。结果:显效(关节红肿消退,疼痛消失,关节功能恢复正常,血沉、血尿酸正常)47例;好转(关节红肿消退、关节活动时稍有疼痛血沉、血尿酸下降)2例。

【解析】 痛风散内服能清热化湿、活血化瘀、止痛;水剂浸泡双足可助通络散瘀,有助于炎症吸收。本方主要用于痛风性关节炎急性期或缓解后复发者。

【来源】 柴玉楼等．痛风散治疗痛风49例临床观察．黑龙江医学，2002；26(10)：813

## 136. 痛风散(二)

【组成】 桂枝、秦艽、桑枝、山栀、黄芩、五加皮、薏苡仁、木瓜、防己、川牛膝、赤芍、生地、知母、生石膏、钩藤、甘草各适量。

【用法】 上药按制剂规范制成散剂，每包5g。每次1包，每日3次。

【功效】 祛风除湿，清热散寒。

【主治】 痛风，证属寒湿内阻、流注筋脉。

【效验】 共45例患者，均以上法治疗。7天为1个疗程，治疗2个疗程。结果：临床治愈(关节肿痛消失，血及尿液中尿酸含量正常)32例，有效(关节肿痛减轻，血及尿液中尿酸含量减少)9例，无效(临床症状和血及尿液中尿酸含量无改善，甚至或加重)4例。总有效率91.11%。

【解析】 痛风散中，桂枝、赤芍、生地温经通络，凉血退热；秦艽、桑枝疏风散寒；五加皮、薏苡仁、木瓜、防己、钩藤祛风除湿，消肿止痛；山栀、黄芩、知母、生石膏解热、镇痛；川牛膝引药下行，直达病所；甘草缓急止痛，调和诸药。药理证实：五加皮、薏苡仁、防己均有抗炎、镇痛解热的作用。诸药合用，祛风除湿、清热散寒、通痹止痛。

【来源】 李振环等．痛风散治疗痛风45例疗效观察．长春中医学院学报，2001；17(2)：31

## 137. 秦艽四妙散

【组成】 黄柏、苍术、石膏各30g,薏苡仁、桂枝、秦艽各20g,生地黄、牡丹皮、知母各15g,甘草10g。

随症加减:湿盛加防己、滑石各20g;肿胀明显加白茅根20g,泽泻15g;痛著加丹参30g,赤芍、地龙各20g;痹久加龟板25g,熟地黄10g,牛膝15g,独活、桑寄生各10g。

【用法】 每日1剂,水煎取汁,早晚分服。1周为1个疗程。

【功效】 清热利湿,滋阴益气,活血通络。

【主治】 痛风,证属湿热内结,痹阻经络。

【效验】 共40例患者,均以上法治疗。连续治疗2个疗程。结果:治愈26例,显效13例,有效1例,总有效率100%。2个疗程后,改用桃红四物汤合独活寄生汤加减继服2个月。随访2年,1年内复发3例,2年内复发5例。

【解析】 秦艽四妙散中,黄柏、苍术、薏苡仁、石膏、知母清热利湿,牡丹皮、桂枝、秦艽活血通络;生地、甘草滋阴益气。诸药合用,标本兼顾,切合病机。

【来源】 徐永南. 四妙散合白虎桂枝汤治疗痛风. 山东中医杂志,2002;21(9):569

## 138. 芍草四妙散

【组成】 焦苍术6g,黄柏9g,薏苡仁18g,白芍14g,甘草3g,川牛膝、蚕沙、车前子各10g,连翘12g,丹皮8g。

随症加减:便秘加大黄6g;痛甚加三七、乳香、没药各9g;红肿甚者加金银花10g,土茯苓15g;上肢关节痛加羌活、威灵仙各9g;下肢关节痛加木瓜10g。

【用法】 每日1剂,水煎取汁,早晚分服。连服7~10天。
【功效】 清热利湿,通络止通。
【主治】 痛风急性关节炎,证属湿热阻络。
【效验】 共30例患者,均以上法治疗。结果:12例痊愈,占40%;13例好转,占43%;无效5例,占17%。总有效率83%。
【解析】 四妙散为在二妙散的基础上加牛膝、薏苡仁而成。二妙散源于《丹溪心法》,为治下焦湿热证的常用方剂。四妙散中苍术燥湿健脾,黄柏去下焦湿热,薏苡仁渗湿利痹,川牛膝为下肢引经药可祛风湿、补肝肾、强筋骨。芍草四妙散即以四妙散为基础,加白芍养血柔肝,甘草清热解毒并调和诸药,蚕沙祛风除湿,车前子清热利湿,连翘、丹皮清热凉血活血。全方共奏清热利湿、通络止痛之功。
【来源】 程美莲. 四妙散加减治疗痛风急性关节炎30例. 安庆医学,2006;27(1):36

## 139. 灵仙四妙散

【组成】 苍术、黄柏、土茯苓各25 g,薏苡仁、防己、威灵仙、怀牛膝、忍冬藤各20 g,蚕沙(包煎)、生地、川厚朴各15 g,地骨皮30 g。

随症加减:寒湿甚加桂枝、姜黄、猪苓;气血亏虚重加北黄芪、当归;痛甚加没药、川楝子;肿甚加大腹皮、槟榔、泽泻、穿山龙;痰多加制南星、法半夏、竹沥。

【用法】 每日1剂,水煎取汁,早晚分服。15天为1个疗程。
【功效】 清热凉血,健脾祛湿,活血止痛。
【主治】 痛风,证属湿热炽盛。
【效验】 共27例患者,均以上法治疗。结果:显效(症状完全消失,关节功能恢复,血尿酸降至正常)15例;有效(症状基本消失,关节功能及血尿酸指标改善)7例;好转(症状减轻,但症状积分减少不足1/3)3例;无效(治疗前后无变化)2例。总有效率为92.6%。

【解析】 治疗痛风,清热药物不能用之太过,必须并用以理气药和健脾药,使脾胃调和、气血流畅。使用软坚咸寒药物时,注意运用温化药品,又防助火积阴。北黄芪,湿热炽盛时慎用。此外,还需选择一些引经药使药力直达病所,方能收到显著的疗效。

【来源】 陈颖.四妙散加味辨治痛风27例.辽宁中医杂志,2005;32(4):302

## 140. 三金八正散

【组成】 车前子、石韦、金钱草、海金沙、瞿麦、萹蓄、滑石、鸡内金各10 g,薏苡仁、玉米须各15 g,山栀、大黄、甘草各6 g。

【用法】 每日1剂,水煎取汁,分2次服。

【功效】 清利湿热,活血祛瘀。

【主治】 原发性痛风性肾病,证属湿热蕴积、瘀血内生。

【效验】 共60例患者,随机分为两组。治疗组采用上方治疗;对照组给予别嘌呤醇口服。两组均治疗12周。结果:治疗组30例中,显效15例,好转10例,无效5例,总有效率为83.33%。对照组30例中显效12例,好转9例,无效9例,总有效率为70%。两组间比较有显著性差异($P>0.05$),治疗组疗效优于对照组。

【解析】 尿酸盐结晶沉积,中医学认为是湿热蕴积,注于下焦,尿液受其煎熬,日积月累,尿中杂质结为砂石;湿热、砂石阻滞气机,血行不畅,则致瘀血内生。《诸病源候论·淋病诸候》曰:"肾主水,水结则化为石,故肾客沙石。"故以八正散为基本方加减治疗。方中滑石、车前子、瞿麦、萹蓄淡渗利水,清利湿热;栀子清泄三焦湿热;大黄泄热降火,活血祛瘀;石韦、金钱草、海金沙、鸡内金化石排石;薏苡仁、玉米须健脾化湿通络;甘草调和诸药。现代药理研究认为,薏苡仁、金钱草、车前子可排泄尿酸;大黄不仅可排泄尿酸,还有利于改善肾功能;玉米须能降低蛋白尿。本组资料显示,治疗组治疗后血尿酸水平降低,降低尿蛋白和改善肾脏功能疗效明显优于对照组,说明三金八正散能够减轻肾小管与肾小球的损伤,改善肾功能,无不良反应。

【来源】 李华伟等. 八正散加减治疗原发性痛风性肾病30例临床观察. 国医论坛,2006;21(4):31～32

## 141. 公英八正散

【组成】 白花蛇舌草、忍冬藤、土茯苓、蒲公英、滑石各30g,川木通、栀子、萹蓄、大黄、山慈姑各10g,金钱草50g,车前子、虎杖各15g。

【用法】 每日1剂,水煎取汁,分2次服。10天为1个疗程。

【功效】 清热利湿,解毒祛瘀,通络止痛。

【主治】 急性痛风性关节炎,证属湿热毒瘀阻滞。

【效验】 共60例患者,随机分为两组。治疗组采用上方治疗;对照组用秋水仙碱治疗。结果:治疗组30例中,治愈11例(36.67%),好转16例(53.33%),未愈3例(10.0%),总有效率90.0%;对照组30例中,治愈5例(16.67%),好转23例(76.67%),未愈2例(6.66%)总有效率93.34%。

【解析】 痛风急性发作时的治疗多以清热化湿泻浊为主。八正散为治疗热淋常用方,以此加减而成公英八正散,用于治疗本病与其治法相宜。方中川木通、车前子、滑石、萹蓄、土茯苓、蒲公英、白花蛇舌草清热利湿解毒;金钱草利水除湿,清热消肿;忍冬藤清热解毒,通络止痛;栀子、虎杖、大黄清热解毒,活血祛瘀,泻下通便;山慈姑含有秋水仙碱及其衍生物等物质,可迅速减轻痛风性关节炎患者的症状。全方合用,共奏清热利湿、解毒祛瘀、通络止痛之效,能使患者尿量明显增加,使湿热从小便而出,促进尿酸排泄。

【来源】 黄建乐.八正散加减治疗急性痛风性关节炎30例.湖南中医杂志,2005;21(2):65～66

## 142. 四金四妙散

【组成】 金银花、金钱草、薏苡仁各30 g,海金沙、牛膝各15 g,金莲花、苍术各10 g,黄柏12 g。

【用法】 每日1剂,水煎取汁,早晚分服。

【功效】 清热解毒,利湿泄浊,活血通络。

【主治】 痛风性关节炎,证属湿热内蕴、浊毒瘀结。

【效验】 共100例患者,随机分为两组。治疗组采用上法治疗;对照组服用磺吡酮、萘普生。结果:治疗组50例中,痊愈(症状、体征完全消失,关节功能恢复正常,实验室检查指标正常)9例;显效(主要症状、体征消失,关节功能基本恢复,实验室检查指标基本正常)15例;有效(主要症状、体征基本消失,关节功能及实验室检查指标有所改善)22例;无效(与治疗前相比,各方面均无改善)4例,总有效率92%。对照组50例中,痊愈4例;显效10例;有效21例;无效15例;总有效率70%。两组总有效率比较,差异有显著性意义($P>0.05$)。

【解析】 四金四妙散中,金银花、金莲花、黄柏清热解毒;海金沙、金钱草、薏苡仁、苍术清热利湿泄浊;川牛膝活血通络。诸药合用,切和病机,收效显著。

【来源】 张月美.四金四妙散治疗痛风性关节炎50例.中国中医药信息杂志,2006;13(1):70

## 143. 加味五苓散

**【组成】** 猪苓、泽泻、白术、茯苓、杜仲、续断、丹参、枸杞各 15 g,薏苡仁 20 g,桂枝、淮牛膝、川芎、当归、厚朴、丹皮、元胡、伸筋草各 10 g,蜈蚣 2 条,全蝎 9 g,红花、甘草各 6 g。

**【用法】** 每日 1 剂。将诸药混匀,以清水浸泡 10 分钟,文火煎沸 10 分钟,倒出药汁 400 ml;将蜈蚣焙干磨成粉混入药汁中。每日 2 次,饭后 30 分钟服用。

**【功效】** 利水渗湿,活血通络,补益肝肾。

**【主治】** 痛风,证属湿热内蕴、瘀阻经络、肝肾亏虚。

**【效验】** 共 48 例患者,均以上法治疗。结果显效(治疗 3~5 天后临床症状完全消失,1 周后复查血尿酸恢复正常,1 年内无复发)24 例;好转(治疗 5~7 天后临床症状消失,2 周后复查血尿酸基本正常,半年内无复发)22 例;无效(服药 1 周,临床症状改善不明显,血尿酸持续不正常)2 例。总有效率 95.8%。

**【解析】** 加味五苓散中,猪苓、泽泻、白术、茯苓、薏苡仁利水渗湿;红花、丹参、川芎、当归、丹皮、元胡活血养血;杜仲、续断、牛膝、枸杞补益肝肾;桂枝温经通络;伸筋草祛风舒筋;蜈蚣、全蝎通经定痛。诸药合用。共奏利水渗湿、活血通络、补益肝肾之功效。

**【来源】** 包 晋.五苓散加味治疗痛风性关节炎 48 例疗效观察.云南中医中药杂志,2004;25(4):4

## 144. 加味鸡鸣散

**【组成】** 薏苡仁 30 g,木瓜、桑枝、草薢、海桐皮各 15 g,槟榔、陈皮、黄柏、淮牛膝、山慈姑、地龙各 10 g,吴茱萸 6 g,黄芪 20 g。

随症加减:关节红肿灼热加水牛角、忍冬藤;痛剧加乳香、全蝎、延胡索;气虚加党参;关节肿胀加炮穿山甲、苍术;瘀血加丹参、川芎、桃仁。

**【用法】** 每日1剂,水煎取汁,早晚分服。

**【功效】** 清热利湿,祛风通络。

**【主治】** 痛风性关节炎,证属湿热内蕴、痹阻经络。

**【效验】** 共36例患者,随机分为两组。治疗组采用上法治疗;对照组服用别嘌呤醇、消炎痛。结果:治疗组36例,临床治愈(症状全部消失,关节功能恢复正常,主要理化检验指标正常)11例,占30.56%;显效(主要症状消失,关节功能基本恢复,主要理化指标检验基本正常)14例,占38.89%;有效(主要症状基本消失,主要关节和主要检验指标有所改善)8例,占22.22%;无效(与治疗前相比较,各项指标均无改善或加重)3例,占8.33%,总有效率91.67%。对照组22例,临床治愈7例,占31.82%;显效9例,占40.91%;有效4例,占18.18%;无效2例,占9.09%;总有效率90.91%。两组总有效率比较,差异无显著性意义($P>0.05$);但在主要实验指标改善方面,治疗组优于对照组($P<0.05$)。

**【解析】** 鸡鸣散出自《证治准绳》,能祛湿化浊、行气解郁、通络除滞,为治湿脚气而设。痛风性关节炎多因湿热内蕴、痹阻经络关节而发病。湿为阴邪,重浊缠绵,不易速去,凝聚成痰,停于经络关节;湿与热合,则胶结不解,痹阻经络关节;痹病日久,气血运行不畅,气滞则血瘀,瘀阻经络关节。"湿"、"热"、"痰"、"瘀"是本病发生的主要病机。鸡鸣散所治湿脚气与本病病机相合。方中木瓜、吴茱萸、陈皮、槟榔、薏苡仁、草薢行气解郁、祛湿化浊、通络除滞;黄柏、山慈姑清热解毒散结;淮牛膝、海桐皮、桑枝、地龙祛风通络止痛;黄芪补气行水。全方共奏清热除湿、祛风通络之功,使湿热去,经络通,则病自愈。

**【来源】** 王柏青.加味鸡鸣散治疗痛风性关节炎36例临床观察.湖南中医药导报,2001;7(12):593~594

## 145. 蜂房四妙散

**【组成】** 薏苡仁 20 g,银花、泽泻、土茯苓各 15 g,黄柏、苍术、川牛膝、虎杖、泽兰、露蜂房各 10 g。

随症加减:疼痛剧烈者,加延胡索 15 g,乳香、没药各 10 g;病程较长者,加川芎 10 g,丹参、鸡血藤各 15 g;关节屈伸不利者,加木瓜 10 g,伸筋藤 15 g;关节灼热明显者,加地骨皮 30 g;关节游走性疼痛明显者,加防己 10 g。

**【用法】** 每日 1 剂,水煎取汁,早晚分服。1 周为 1 个疗程。

**【功效】** 清热除湿,通痹止痛。

**【主治】** 痛风性关节炎,证属风湿热邪瘀滞脉络。

**【效验】** 60 例患者,均以上法治疗,共治疗 2～3 个疗程。结果:临床治愈 10 例,显效 26 例,有效 15 例,无效 9 例。总有效率 85%。

**【解析】** 加味四妙散以黄柏、薏苡仁、苍术、牛膝即四妙散为主药,力使湿热之邪速祛;用泽兰、泽泻为对,一以活血祛瘀见长,一以利水渗湿功胜,活血利水,相得相助,佐四妙散祛湿利水;虎杖活血通经,利湿;露蜂房补虚、除湿,舒筋活络;金银花味甘性寒,功能清热解毒,疏散风热。土茯苓性味甘淡而平,清热解毒、除湿通络。现代药理研究表明,泽泻可降压、降糖、降血脂;虎杖和银花可降低血脂;土茯苓具有调节嘌呤代谢、抑制尿酸形成、促进尿酸排泄的作用。本方标本同治,药到病除,故能取得明显疗效。

**【来源】** 朱永军. 加味四妙散治疗痛风性关节炎 60 例。江西中医药,2006;37(6):26

## 146. 寻痛追风散

【组成】 川六汗、全当归各15g,怀牛膝、蜂房、苍术、防风、宣木瓜、盐黄柏、生地各10g,生黄芪、生薏苡仁各20g。

随症加减:热重者加栀子、连翘;瘀重者去薏苡仁、苍术,加佩兰、红花;痛甚者加元胡。

【用法】 每日1剂,水煎取汁,早晚分服。

【功效】 活血止痛,清热利湿,利尿通淋,滑利关节。

【主治】 痛风,证属湿热蕴积、经络痹阻。

【效验】 共24例患者,均以上法治疗。结果:痊愈(关节红、肿、热、痛及功能障碍、局部压痛消失,血清尿酸降至正常水平)16例,显效(关节红、肿、热、痛明显减轻,关节活动功能正常,血清尿酸指标明显下降)4例,无效(关节症状、体征及血清尿酸无明显改善)4例。

【解析】 寻痛追风散取川六汗、怀牛膝、蜂房、生黄芪散瘀消肿,祛风托毒;当归、宣木瓜、防风宣痹通络、活血止痛;盐黄柏、生地、苍术、薏苡仁清热利湿;车前子、木通利尿通淋、滑利关节。诸药协同,共奏活、通、清、利之功效。

【来源】 朱敬秀.寻痛追风散治疗痛风性关节炎24例.中国民间疗法,2000;8(2):28~29

## 147. 茵陈五苓散

【组成】 土茯苓60g,猪苓、防己、滑石、牛膝各15g,泽泻、茵陈各20g,黄芪、川萆薢、白茅根、白芍各30g,延胡索12g,甘草6g。

随症加减:热盛者加忍冬藤、连翘、黄柏;津液耗伤者加生地、玄参、麦冬;肿痛较甚者加乳香、没药、秦艽、络石藤、海桐皮;关节周围红斑者加生地、丹皮、赤芍;下肢痛甚者加木瓜、独活;上肢痛甚者加羌活、威灵仙、姜黄。

【用法】 每日1剂,水煎取汁,早晚分服。10天为1个疗程。

【功效】 利湿泄浊,清热解毒,消肿散结,通络止痛。

【主治】 痛风,证属湿浊内聚、络脉阻滞。

【效验】 共98例患者,均以上法治疗,治疗2~4个疗程。结果:临床治愈(关节红、肿、热、痛症状消失,血尿酸恢复正常,观察6个月无复发)69例,占70.4%;有效(关节红、肿、热、痛减轻,血尿酸下降,观察6个月无加重)25例,占25.5%;无效(关节红、肿、热、痛症状无改善,血尿酸未改变或升高)4例,占4.1%。有效率为95.9%。

【解析】 茵陈五苓散重用土茯苓,缘其病因湿热郁滞,浊聚成毒而成,非大剂清热解毒,不足以挫其势;重用猪苓、泽泻、茵陈、萆薢、白茅根、滑石,旨在利尿除湿,助脾转输,使湿热痰浊之邪从小便排出;防己利水消肿,兼能止痛,用之能加强诸药的作用;黄芪补气以助血行,散瘀通脉。全方紧扣病机,共奏利湿泄浊、清热解毒、消肿散结、通络止痛之功。

【来源】 唐贞力. 茵陈五苓散治疗急性痛风性关节炎98例. 安徽中医临床杂志,2002;14(6):464

## 148. 痹宁胶囊

【组成】 山慈姑、忍冬藤各20 g,川芎、车前子各12 g,金钱草、威灵仙、秦艽、萆薢、土茯苓各15 g,连翘、牛膝各10 g。

【用法】 上药按制剂规范制成胶囊,规格为每粒0.5 g,含生药0.3 mg。每次4粒,每日3次,口服。

【功效】 利尿除湿,清热解毒,通络止痛。

【主治】 急性痛风性关节炎,证属湿浊瘀热郁痹。

【效验】 共60例患者,随机分为两组。治疗组采用上法治疗;对照组服用秋水仙碱。结果:治疗组30例,痊愈(症状完全消失,关节功能恢复正常,血尿酸小于380 μmol/L,血沉、白细胞计数下降至正常水平)5例,显效(主要症状消失,关节功能基本恢复,血尿酸小于416 μmol/L,血沉、白细胞计数基本恢复正常值水平)19例,有效(主要症状基本消失,关节功能有所改善,血尿酸、血沉、白细胞计数等有所下降)5例,无效(与治疗前比较,各方面均无改善)1例;总有效率96.7%。对照组30例,痊愈3例,显效16例,有效8例,无效3例;总有效率90.0%。两组间疗效综合比较有显著差异($P<0.05$)。两组患者不良反应观察:对照组患者有16例在服药8日后诉呕酸、泛清水,4人述胃脘胀痛,经加用硫酸铝后缓解。治疗组患者无任何异常反应。所有患者治疗前后查gPT、BUN、尿常规,除痛风相关指标外,未见其他异常变化。

【解析】 急性痛风性关节炎主证以湿浊瘀热郁痹为主。治疗应以利水、通淋、化浊、清热、祛瘀、活血、通络等为治法。痹宁胶囊具有利尿除湿、清热解毒、通络止痛的功效。方中金钱草、车前子有利水通淋、除湿解毒消肿之功。威灵仙通行十二经脉,为治疗风湿痹痛的要药;秦艽辛、苦、平,祛风湿,清湿热,止痹痛,清虚热,用于风湿痹痛,筋脉拘挛及手足不遂等;土茯苓、萆薢、羌活除湿化浊,清热祛风;山慈姑清热解毒,化痰散结;忍冬藤清热解毒,祛风散热;川芎、牛膝活血祛瘀。药理研究证实,金钱草有显著的利尿作用,能使尿液变为碱性,促使泌尿系结石的溶解,减少晶体聚集程度,有预防结石形成及复发的作用;车前子使人体内的水分排出量增加,并增加尿素、尿酸及氯化钠的排除;威灵仙有明显镇痛、抗利尿、增加尿酸盐排泄作用;秦艽、土茯苓可利尿;连翘可扩张血管,改善微循环,加强利尿作用;山慈姑具有秋水仙碱样作用,可防止痛风后关节畸形、肾结石以及肾脏病变的发生。

【来源】 佟颖.痹宁胶囊治疗急性痛风性关节炎30例.中医药学报,2007;35(4):46~48

## 149. 酸脂清胶囊

【组成】 大黄40%、姜黄33%、土茯苓27%。

【用法】 上药按制剂规范浓缩制成胶囊,每粒0.5g。每次服3粒,每日3次,饭后口服。

【功效】 清热利湿,化瘀祛浊。

【主治】 急性痛风性关节炎,证属痰热内生、瘀滞经脉。

【效验】 共90例患者,随机分为两组。治疗组采用上法治疗;对照组服用秋水仙碱。结果:治疗组(酸脂清胶囊)60例,总有效率86.67%;对照组30例,总有效率90.00%。两组比较无显著性差异($P>0.05$)。治疗组患者服药期间,未见其他明显不良反应;对照组中有13例出现消化道症状,2例出现白细胞减少。两组治疗结束后均未见肝、肾功能异常。

【解析】 急性痛风性关节炎皆为热毒、湿浊、痰凝、血瘀所致。酸脂清胶囊方中,大黄有泻下、降脂、活血、祛痰、镇痛、抗炎、利尿之功,并且大黄素可抑制黄嘌呤氧化酶的活力,可影响尿酸的生成;姜黄降血脂、活血化瘀、抗炎效果明显;土茯苓其根茎中含有的化学成分可降低血尿酸,有明显的镇痛、抗脂质过氧化和抗动脉粥样硬化斑块形成的作用。临床疗效观察证实,该胶囊具有清热利湿、化瘀祛浊的作用,治疗急性痛风性关节炎疗效确定,且无明显副反应。

【来源】 任延明.清热利湿、化瘀祛浊法治疗急性痛风性关节炎的临床观察.四川中医,2007;25(9)45~46

## 150. 豨莶草胶囊

【组成】 豨莶草、金钱草各25 g，秦艽、防己各15 g，猪苓、泽泻、车前草、牛膝各5 g。

【用法】 上药按制剂规范制成胶囊，每日10粒(含生药2.0 g)，分2次服用，连服3周。

【功效】 清热利湿，祛风通络。

【主治】 反复性痛风性关节炎，证属风湿热痹。

【效验】 共治疗130例患者，随机分为两组。治疗组采用上方治疗；对照组用扶他林、别嘌呤醇治疗。结果：治疗组65例中，痊愈(症状完全消失，关节功能恢复正常，血尿酸<380 mmol/L，血沉、血细胞计数下降至正常水平)14例；显效(主要症状消失，关节功能基本恢复，血尿酸<416 mol/L，血沉、白细胞计数基本恢复至正常值水平)16例，有效(主要症状基本消失，关节功能有所改善，血尿酸、血沉、白细胞计数等有所下降)28例，无效(与治疗前比较，上述各方面均无改善)7例，总有效率89%；对照组65中，痊愈15例；显效14例；有效25例；无效11例；总有效率83%。2组间疗效无显著性差异($P>0.05$)。

【解析】 豨莶草胶囊以豨莶草为君药，辅以金钱草、秦艽、防己等八味药组成。豨莶草有祛风湿、通经络、清热解毒的功效，金钱草能清热利湿、通淋，秦艽能祛风止痛、疏筋通络而治疗风湿痹症。药理学研究表明：豨莶草含有生物碱，能中和尿酸，改变尿pH值，改善排泄环境，促进尿酸排泄；金钱草有明显的利尿作用和排石作用；秦艽含大量的生物碱，有助于血尿酸的下降，同时具有利尿作用及通过神经系统兴奋垂体-肾上腺皮质发挥较强的抗炎及镇痛作用。本胶囊不良反应少，未发生肝肾功能异常。

【来源】 孙贵才等．复方豨莶草胶囊治疗反复性痛风性关节

炎的临床疗效观察.中医药信息,2007,24(2):34～35

## 151. 痛风宁胶囊

【组成】 金银花、连翘、白花蛇舌草、黄柏、败酱草、薏苡仁、羌活、独活、桑枝、地丁、防风、地龙、黄芪、延胡索等各适量。

【用法】 上药按制剂规范制成胶囊，每粒含生药0.35g。每次服10粒，日服3次。疗程为2个月。

【功效】 清热利湿，通经活络，消肿止痛。

【主治】 痛风性关节炎，证属湿热内阻。

【效验】 共58例患者，均以上法治疗。结果：治愈43例(74.1%)，好转12例(20.6%)，无效3例(5%)。

【解析】 痛风性关节炎为风寒湿邪侵入机体，郁而化热，流注关节或内及脏腑而致病，或素有滋食膏粱厚味、嗜酒之人，湿热内生，流注关节而呈现红、肿、热、痛急性关节炎。痛风宁胶囊清热利湿、通经活络、消肿止痛，切合病机。本胶囊无毒副作用，服用方便、安全、有效。

【来源】 焦柏魁等.痛风宁胶囊治疗痛风性关节炎58例.中医药信息,2000;(2):32

## 152. 痛风康胶囊

【组成】 山慈姑、两头尖、大黄、制川乌，剂量比例为3:4:2:1。

【用法】 上药按制剂规范精制成每粒重0.5g的胶囊。每次4粒，每天3次口服。

【功效】 清热解毒，祛风除湿，消肿散结，活血止痛。

【主治】 急性痛风性关节炎，证属风湿热痹。

【效验】 共42例患者,均以上法治疗。15天为1疗程,停药3～5天,继续下一疗程,4个疗程总结疗效。结果:近期治愈20例,显效19例。有效2例,无效1例。总有效率97.62%。部分患者服药后产生轻微腹泻,多在3天后自行缓解。

【解析】 痛风康胶囊方中,山慈菇具有清热解毒、消肿散结之功,其主要成分为秋水仙碱,对痛风有选择性的消炎作用,并且干扰尿酸盐微晶体炎症反应,为主药。辅以两头尖,祛风湿、消痈肿,所含齐墩果酸对关节炎症有明显抑制作用。配大黄清热泻火解毒、活血祛瘀、消炎攻积,且能抑制肠道对食物嘌呤的吸收。少用川乌祛风除湿、活血止痛以助消除关节炎性疼痛。全方药少力专,能消痈肿、散瘀结、活血止痛,其毒副作用小,便于患者服用。

【来源】 闫银宗等. 痛风康胶囊治疗急性痛风性关节炎42例. 中国中医药科技,2001;8(5):286

## 153. 通心络胶囊

【组成】 人参、水蛭、全蝎、蜈蚣、土鳖虫等各适量。

【用法】 上药按制剂规范制成胶囊。每次2粒,每天3次,口服。

【功效】 活血化瘀,通络止痛。

【主治】 急性痛风性关节,证属痰瘀痹阻。

【效验】 共60例患者,随机分为两组。治疗组采用上法治疗,并饭后服别嘌醇片;对照组服用扶他林、别嘌醇片。结果:治疗组30例中,治愈8例,显效14例,有效5例,无效3例,总有效率90%;对照组30例中,治愈2例,显效12例,有效9例,无效7例,总有效率77%。两组总有效率比较有显著性差异($P<0.05$)。

【解析】 在痛风的病理发展过程中,湿毒痰瘀往往贯穿其中。虫类药治疗痛风的通络活血、逐瘀化痰、解痉止痛的功效远胜一般的植物药,而且虫类药多小毒,以毒攻毒的效用一般也为植物药所不具有。现代药理也认识到,毒性药物都含有较高的生物活性,有较好的清除代谢废物的作用。通心络胶囊主要含有以水蛭、全蝎、蜈蚣、土鳖虫等虫类药为主的中药成分。其中,蜈蚣又名天龙,性味辛温入肝经,有毒,具有祛风走窜活血之功,为祛瘀止痉、攻毒散结、通络止痛之要药;地鳖虫,又称地鳖,其性寒味咸,有毒,入心肝脾三经,作用力强,走窜穿透力甚,是活血破瘀峻药,有活血化瘀、通络止痛之功,为伤科内科常用之品。虫类药性多燥烈,用之得当可化痰化瘀,但久用或误用则伤阴耗气动血,损人真元,故用时多根据情况灵活加用养阴补气生血药物。通心络中人参、赤芍正有此意,久服亦无明显不妥。临床上灵活配合中药汤剂,或健脾利湿或养阴补气,辨证施治效果更好。

【来源】 周 刚等.通心络联合别嘌醇片治疗急性痛风性关节炎疗效观察.现代中西医结合杂志,2007;16(13):1748～1749

## 154. 二子大黄胶囊

【组成】 地肤子、制大黄、决明子等适量。

【用法】 上药按制剂规范制成胶囊。每次2粒,每天3次,饭后温开水送服。

【功效】 清热化湿,祛痰行瘀。

【主治】 慢性尿酸性肾病,证属湿浊痰瘀痹阻。

【效验】 共131例患者,随机分为三组。治疗1组服用痛风Ⅰ号胶囊;治疗2组服用痛风Ⅰ号胶囊加苯溴马隆;对照组服用苯溴马隆。疗程均为4周。结果:治疗1组48例中,显效(临床症状体征基本消失,血尿酸浓度及肾功能正常,24小时尿蛋白定量＜500 mg)21例;有效(临床症状及体征有好转,血尿酸、24小时尿蛋白定量及肾功能较治疗前有好转,但未达到正常标准)22例;无效(临床症状无好转,或实验室指标维持原水平或继续上升)5例;总有效率89.58%。治疗2组48例中,显效22例,有效23例,无效3例,总有效率93.75%。对照组35例中,显效8例,有效12例,无效15例,总有效率57.15%。治疗组与对照组比较,总有效率均有显著差异($P<0.01$)。

【解析】 痛风是气血为邪所阻,经络不能畅达所致。本病之邪,来自脾胃湿热,久而酿生痰瘀,以致湿热痰瘀流注凝涩。二子大黄胶囊是针对上述病因病机而配制的适合湿浊痰瘀型高尿酸性肾病的纯中药制剂。方中地肤子、决明子清热利湿祛痰、润肠通便、利膀胱积热,制大黄行瘀清热。诸药合用,具有清热化湿、祛痰行瘀之功效。药理研究证实:决明子具有降压、降脂、抑制血小板聚集及泻下作用,同时能抑制细胞免疫,调节免疫功能;地肤子能利小便,可用于尿酸性肾病尿道结石所致感染之小便不利、尿道热痛;大黄具有抑制蛋白分解,促进肠道代谢产物的排出,抗肾小球硬化的作用,故能降低血尿酸,减少蛋白尿,改善肾功能。临床观察,诸药合用能较快地改善临床症状,降低血尿酸浓度,减少蛋白尿,改善血脂代谢,减轻肾脏损害。其效果显著,未见明显不良反应。

【来源】 张史昭等.痛风Ⅰ号胶囊治疗湿浊瘀阻型慢性尿酸性肾病131例临床观察.中国中西医结合肾病杂志,2004;5(5):273~275

## 155. 乌龙归芍胶囊

【组成】 制川乌、麻黄各120g,青风藤、钻地风、延胡索、骨碎补各300g,徐长卿、地龙各200g,当归240g,白芍400g,甘草60g。

【用法】 上药按制剂规范制成胶囊,每粒0.3g。每次5粒,每日3次。连服3个月。

【功效】 祛风散寒,除湿通络,养血化瘀。

【主治】 急性痛风关节炎,证属风寒湿痹。

【效验】 共186例患者,随机分为两组。治疗组采用上法治疗;对照组服用秋水仙碱、别嘌醇。结果:治疗组124例中,证属寒湿者93例,湿热者31例;临床治愈35例,显效57例,有效24例,无效8例,总有效率93.55%。对照组62例中证属寒湿者42例,湿热者20例;临床治愈12例,显效23例,有效14例,无效13例,总有效率79.03%。治疗组疗效优于对照组($P<0.05$)。

【解析】 乌龙归芍胶囊方中,制川乌、青风藤、钻地风、徐长卿、骨碎补、麻黄祛风散寒除湿,其中骨碎补兼能补肝肾、强腰膝;当归、白芍、延胡索、地龙补血化瘀,通络镯痹。诸药合用,共奏祛风散寒、除湿通络、养血化瘀之功,不仅能明显改善急性痛风关节炎症状,且有良好的降低血尿酸的作用,远期疗效较好,复发率低。

【来源】 张桂明等.痛风宁胶囊治疗急性痛风关节炎124例.中国中医急症,2003;6:554

## 156. 薢瓜方

【组成】 草薢12 g,木瓜20 g,土茯苓、当归、猪苓、车前草、黄柏各15 g,泽泻10 g。

【用法】 每日1剂,水煎取汁,早晚分服。1周为1个疗程。

【功效】 泻火解毒,利湿通络。

【主治】 痛风,证属湿热瘀阻。

【效验】 共115例患者,均以上法治疗。连服4个疗程。结果:(症状完全消失,关节功能恢复正常,血尿酸<380 μmol/L,血沉、血细胞计数下降至正常水平)74例;显效(主要症状消失,关节功能基本恢复,血尿酸<416 μmol/L,血沉、白细胞计数基本恢复

至正常值水平）25例；有效（主要症状基本消失，关节功能有所改善，血尿酸、血沉、白细胞计数等有所下降）16例；无效（与治疗前比较，上述各方面均无改善）5例。总有效率为95.8%。

【解析】 痛风临床辨证多为湿热瘀阻型。薜瓜方中草薜味淡，利湿浊、祛风湿，并有舒筋活络、通利关节之功；木瓜舒筋活络、化湿和中，与当归配伍以养血除痹；猪苓、泽泻渗湿，泄营血之热；丹皮味苦微辛，散结聚，清热凉血；赤芍入血，能散瘀血之留滞；黄柏清热燥湿，泻火解毒；蜈松善行，行表达里，能搜经络之风以达表，并有解表散结之效；车前草和土茯苓利小便，而排除尿酸。

【来源】 陈晓凯．薜瓜方治疗痛风性关节炎的临床疗效研究．临床药学，2005；14（4）：69～70

## 157. 痛风宁方

【组成】 制川乌、秦艽10 g，生黄芪、防己、赤芍各30 g。

【用法】 每日1剂，水煎取汁，早晚分服。15天为1个疗程。

【功效】 健脾利湿，温经散寒，活络镇痛。

【主治】 痛风，证属脾气虚弱、寒湿瘀热夹杂。

【效验】 共123例患者，随机分为三组。痛风宁组、加味四妙汤组、秋水仙碱组分别采用痛风宁方、加味四妙汤、秋水仙碱治疗。结果：痛风宁组55例中，显效（关节红肿热痛消失，局部无任何反应，活动如常，SUA值降至正常范围）48例，好转（关节肿胀消减，疼痛缓解，SUA值下降，但未达正常范围）4例，无效（关节红肿热痛症状改变不明显，活动仍受影响，SUA值未下降）3例；加味四妙汤组32例中，显效10例，好转14例，无效8例；秋水仙碱组36例中，显效13例，好转21例，无效2例。近期疗效痛风宁组显效率显著高于加味四妙汤组和秋水仙碱组，痛风宁组与秋水仙碱组总有效率均显著高于加味四妙汤组（$P<0.01$，$P<0.05$）；远期疗

效痛风宁组与加味四妙汤组远期优良(3年内未出现再次急性发作者为优,3年内仅出现1次急性发作者为良)率显著高于秋水仙碱组($P<0.01$,$P<0.05$)。

【解析】 痛风辨证为脾肾虚弱、寒湿瘀热夹杂。痛风宁方以制川乌温经散寒镇痛为主药;汉防己利湿退肿为辅药;生黄芪健脾利湿助汉防己退肿,赤芍凉血祛瘀且助川乌、防己镇痛退肿,秦艽清利湿热助防己退肿,三药均为佐药。临床经验,疼痛剧烈者必用川乌,其止痛效果甚佳。因其性大辛大热而对寒湿闭阻者最为适宜;对有化热现象者也不禁忌,只要配上寒凉药,即可去其性而取其用。寒湿闭阻有化热之象的关节红肿热痛切不可一味使用寒凉药,一则过于寒凉更伤脾胃之阳,水湿肿胀难消,再则剧烈疼痛非寒凉药所能控制。这也是为什么部分疼痛不甚剧烈的急性痛风能被清热利湿药物控制,而部分疼痛剧烈的急性痛风不能被其控制的原因。

【来源】 陈文照.痛风宁治疗急性痛风55例临床观察.中医正骨,1999;11(11):25~26

## 158. 痛风消方

【组成】 苍术、黄柏各6 g,牛膝、土茯苓各10 g,生薏苡仁20 g,萆薢12 g,泽泻8 g。

【用法】 每日1剂,水煎取汁,分2次服。

【功效】 清化湿热,泄浊通痹。

【主治】 痛风,证属湿热闭阻。

【效验】 共36例患者,均以上法治疗。结果:痊愈(症状消失,血尿酸正常)20例,有效(关节肿痛消失,血尿酸明显降低,但仍高于正常)16例,无效者(症状和血尿酸较治疗前无明显变化)0。总有效率为100%。

【解析】 痛风消方中,苍术、黄柏取二妙丸方,具有清热燥湿之妙用,对湿热蕴结而成的筋骨关节疼痛有卓效;牛膝舒筋健骨、引湿热下行,生薏苡仁甘淡化湿、利尿渗下,与苍术、黄柏合为四妙丸,乃治湿热下注筋骨关节之主方;泽泻利尿渗湿,萆薢分清化浊,土茯苓利湿解毒、通利关节,有助浊毒之泄降。全方清化湿热、泄浊通痹。痛风病有反复发作的临床特点,控制和减少尿酸的沉积对本病的防治有积极意义。在临床症状消失,实验室检查恢复正常后,仍应持续用药2~4周以巩固疗效。

【来源】 陈大江."痛风消"治疗痛风36例．江苏中医,1999;20(4):25

## 159. 痛风康方

【组成】 鹿角霜、牛膝各15g,续断、赤芍、毛冬青、威灵仙、豨莶草、黄柏、土茯苓、苍术、山慈姑各10g。

【用法】 每日1剂,水煎取汁,早晚分服。

【功效】 补肾壮骨,活血化瘀,清热祛湿。

【主治】 急性痛风性关节炎,证属肾气亏虚、湿热痹阻。

【效验】 共40例患者,随机分为两组。治疗组采用上法治疗;对照组服用消炎痛、别嘌呤醇。疗程均为10天。结果:治疗组20例中,临床痊愈6例,显效8例,有效4例,无效2例,总有效率为90%;对照组20例中,临床痊愈7例,显效8例,有效4例,无效1例,总有效率为95%。两组临床疗效比较差异无显著性意义($P>0.05$)。

【解析】 痛风康方中,鹿角霜、续断、牛膝补肾壮骨,赤芍、毛冬青、威灵仙、豨莶草活血化瘀止痛。其补肾活血能改善关节病变,促进病灶区被破坏软骨的再生修复,使关节液量明显减少。毛冬青、威灵仙、豨莶草还能降低血尿酸和增加血尿酸排泄;威灵仙并可消除局部炎症反应,缓解关节肿痛。黄柏、土茯苓、苍术、山慈姑清热祛湿。其中,黄柏、土茯苓能增强肾血流量而促进血尿酸排泄;苍术可消除局部炎症反应,缓解关节肿痛;山慈姑含有秋水仙碱及其衍生物秋水仙酰胺等物质,可以迅速减轻痛风性关节炎患者的症状。痛风康治疗急性痛风性关节炎有着良好的疗效,既可以有效地降低血尿酸,又可以改善关节症状,同时副作用小,安全有效。

【来源】 马剑颖等.痛风康治疗急性痛风性关节炎的临床观察.中国中西医结合杂志,2004;24(6):488～490

## 160. 清络祛风方

【组成】 方Ⅰ:生地、连翘、山慈姑各12g,知母、丹皮、炒白芥子、车前子各10g,苍术、金银花、虎杖、土茯苓、独活各15g,薏苡仁30g,甘草梢6g,鲜鸭蛋3个(带皮煎)。

方Ⅱ:羚羊角粉6g,玳瑁、血竭、淡全蝎、炒僵蚕、炒地龙各12g,蜈蚣10条,壁虎7条,熟大黄10g。

【用法】 方Ⅰ:每日1剂,以绿豆汤加童尿适量煎药,取汁400～500ml,每日3次,于空腹时先食鸭蛋然后服用。连服2天,停服1天,再续服用,共服6剂。方Ⅱ:诸药共研细粉,装空心胶囊,分成10份;每日1份,每份分3次,于饭后1～2小时服用。上述治疗为1个疗程,一般连续治疗3个疗程。

【功效】 滋阴清热,解毒化瘀,祛风除湿,涤痰通络。

【主治】 痛风性关节炎,证属风湿痰热瘀毒互结。

【效验】 共97例患者,均以上法治疗。全部病例均经治疗3个疗程,并随访3个月(无失访记录),于停药3个月后评定疗效。结果:显效61例(62.9%),好转27例(27.8%),无效9例(9.3%)。总有效率为90.7%。

**【解析】** 本组痛风性关节炎以阴虚湿热、痰瘀阻痹者居多,故临证当予滋阴清热、解毒化瘀、祛风除湿、涤痰通络之法以直达病所。方Ⅰ中,生地、知母、丹皮、鸭蛋、绿豆、童尿以滋阴清热见长;金银花、连翘、山慈姑、虎杖以解毒化瘀效著;土茯苓、苍术、薏苡仁、萆薢可祛风除湿通络;车前子、甘草梢清热利尿以促进尿酸从小便排除;独活疗痹痛而善引药下行。方Ⅱ选羚羊角粉、玳瑁清热凉血、镇惊熄风,血竭配熟大黄祛瘀生新,伍用五虫,虽有小毒却能以毒攻毒,搜剔幽隐,直捣风巢。此方药量虽小,但配伍精当,与方Ⅰ联用以增强清络通痹之效力,缩短治疗之周期。现代药理研究亦证实:山慈姑鳞茎内含秋水仙碱及其衍生物秋水仙酰胺等物质,具有止痛作用;萆薢扩张末梢血管,使局部血液循环得到一定改善,从而消除因局部血液循环不良而致的某些代谢性酸性产物如5-羟色胺、缓激肽等的堆积,减少其对神经末梢的刺激,使疼痛得以减轻;土茯苓、车前子、地龙有显著的利尿作用,能增加尿酸、尿素及氯化物的排泄;生地、丹皮、薏苡仁可抗炎、解热、镇痛,降低毛细血管通透性,改善局部酸性环境而有利于痛风石的溶解。本方毒副作用较少。

**【来源】** 张爱国等.清络祛风汤合五虫祛风散治疗痛风性关节炎97例临床观察.广州中医药大学学报,2007;24(1):22~24

## 161. 化瘀泄浊方

**【组成】** 方Ⅰ:土茯苓、赤芍、萆薢各20 g,车前草、地龙、防己各15 g,川牛膝10 g,生薏苡仁、银花藤各30 g。方Ⅱ:黄芪、生薏苡仁各30 g,防己、白术、地龙、苍白术各10 g,车前草、土茯苓、萆薢各15 g,川牛膝、青皮、陈皮、海藻各12 g。

随症加减(方Ⅰ):热甚者,加黄柏12 g,生地、水牛角各15 g;寒化者,加桂枝10 g,麻黄8 g,细辛3 g,炙川乌9 g。

一、内　治

【用法】　两方均每日1剂,水煎取汁,早晚分服。急性痛风性关节炎口服方Ⅰ,痛风性关节炎间歇期和无症状期口服方Ⅱ。

【功效】　方Ⅰ:清热利湿,化瘀泄浊;方Ⅱ:调理脾肾,化瘀清浊。

【主治】　痛风。方Ⅰ证属湿热内阻、络脉瘀滞;方Ⅱ证属脾肾不固、气滞血瘀。

【效验】　共73例患者,均以上法治疗,治疗1个疗程。结果:临床痊愈(症状消失,实验室检查正常,且随访1年以上无复发)51例,好转(关节肿胀消减,疼痛缓解,实验室检查有改善)13例;未愈(症状及实验室检查无变化)9例。总有效率87.7%。

【解析】　化瘀泄浊方中,土茯苓、萆薢、车前草、防己、赤小豆、生薏苡仁清热利湿,地龙、赤芍、牛膝等化瘀通络,配以银花藤以加强通经活络、消经络中风热之功效。缓解期调理脾肾清浊功能以治其本,方以防己、黄芪、白术为主,配以青陈皮、苍白术、生薏苡仁调理脾胃功能,加海藻以软坚化石,促进痛风石吸收。

【来源】　尹新华.中西医结合治疗痛风性关节炎73例疗效观察.新疆中医药,2007;25(1):36～37

## 162. 芪龙风湿方

【组成】　黄芪、生地、黄柏、知母、桑枝、地龙、狗脊、青风藤各适量。

随症加减:湿热蕴结甚者加苦参;瘀血阻滞可加葛根、桑枝;肝肾亏虚加川续断、寄生、秦艽。

【用法】　每日1剂,水煎取汁,早晚分服。肿痛严重加以上方煎汁外洗。1个月为1疗程。

【功效】　清热除湿,活血通络。

【主治】　痛风性关节炎,证属湿热蕴结。

【效验】 共82例患者,随机分为两组。治疗组采用上法治疗;对照组用别嘌呤醇治疗。连续观察2个疗程。结果:治疗组52例中,显效(肌肉关节骨骼疼痛完全消失,关节活动自如,血尿酸值恢复正常)27例,有效(疼痛缓解,关节活动灵活,血尿酸值较前降低10%以上)22例,无效(疼痛无改善或加剧,血尿酸值治疗前后无明显变化)3例,总有效率93.7%;对照组30例中,显效9例,有效13例,无效8例,总有效率为73.4%。两组疗效比较有显著意义($P<0.05$)。治疗组对关节疼痛、关节红肿以及血沉下降均优于对照组($P<0.05$),而对血尿酸的改善与对照组相当($P<0.05$)。

【解析】 芪龙风湿方以清热解毒化湿、祛风通络养阴、活血凉血止痛为组方原则。在痛风急性发作期煎汤服用以加快收效,必要时配合同方外洗,1个疗程后可改服同方丸药。方中黄芪、生地补气生血;黄柏、知母清热益肾坚阴;桑枝、地龙、狗脊、青风藤凉血活血通痹。诸药合用甘润辛通为特色。现代药理表明,黄芪补气升阳益血,能增加肾血流量,对机体免疫功能具有明显调节功能,可纠正嘌呤代谢失调,减少血尿酸的合成;葛根具有改善微循环及解热作用。

【来源】 高忠恩等. 芪龙风湿丸治疗痛风性关节炎82例临床研究. 蛇志,2006;4:275~276

## 163. 泻浊通络方

【组成】 方Ⅰ:虎杖、忍冬藤、土茯苓各30 g,牛膝、山慈姑、制大黄、野木瓜、蚕沙、茯苓各15 g,白术、苍术、知母、黄柏、露蜂房、地鳖虫各12 g。

方Ⅱ:生黄芪、山慈姑、木瓜、土茯苓、鸡血藤、川芎各30 g,补骨脂、牛膝、茯苓、野木瓜各15 g,生白术、杜仲各12 g。

一、内　治

【用法】　方Ⅰ用于急性期,方Ⅱ用于恢复期。每日1剂,水煎取汁,早晚分服。7～14为天1个疗程。

【功效】　方Ⅰ清热泻浊,活血通络;方Ⅱ健脾益肾,活血通络。

【主治】　痛风。方Ⅰ证属湿热结聚、瘀阻经络;方Ⅱ证属脾肾亏虚、瘀阻经络。

【效验】　共34例患者,均以上法治疗,一般治疗2～3疗程。结果:临床痊愈(症状完全消失,关节功能恢复正常,主要理化指标正常)23例;显效(主要症状消失,关节功能基本恢复,主要理化指标基本正常)10例;有效(主要症状基本消失,关节功能及主要理化指标有所改善)1例。

【解析】　治疗痛风,急性期以三妙丸为基础方,加土茯苓、山慈姑、虎杖、野木瓜、蚕沙、制大黄清热泻浊、去下焦湿热;茯苓、白术健脾化湿;露蜂房、忍冬藤、地鳖虫通络除痹。诸药协同,共奏清热泻浊通络之功。慢性期则以生白术、生黄芪、茯苓健脾益气为主,杜仲、补骨脂、牛膝补益肝肾,土茯苓、山慈姑、野木瓜廓清余邪,佐加鸡血藤、川芎活血通络,以久病必瘀、久病入络故也。

【来源】　王　政.泻浊通络法为主治疗痛风性关节炎25例临床观察.上海中医药杂志,2000;10:32～33

## 164. 拈痛消风方

【组成】　茵陈、羌活、牛膝各15 g,防风、升麻各9 g,葛根、白术各6 g,知母、苍术、泽泻各10 g,当归、猪苓各12 g,生甘草、苦参、黄芩各8 g。

【用法】　每日1剂,水煎取汁,早晚分服。半个月为1个疗程。

【功效】　清热利湿,疏风止痛。

【主治】　痛风性关节炎,证属湿热内蕴、兼感风邪。

【效验】 共54例患者,随机分为两组。治疗组采用上法治疗;对照组服用秋水仙碱。结果:治疗组54例中,显效38例,有效14例,无效2例,有效率96%;对照组46例中,显效32例,有效11例,无效3例,有效率93%。治疗组结果与本组治疗前及对照组治疗后比较,均 $P<0.01$。

【解析】 拈痛消风方中,茵陈、羌活清热利湿、疏风止痛,猪苓、泽泻淡渗利水,黄芩、苦参清热燥湿,防风、升麻、葛根疏风胜湿止痛,当归活血止痛,白术、苍术健脾燥湿,知母清热润燥,牛膝引血下行,生甘草调和诸药。全方共奏清热利湿、疏风止痛之效。药理学研究表明,清热祛湿方能有效降低实验性痛风兔膝关节液白细胞介素(IL-I$\beta$)和一氧化氮(NO)的水平;方中羌活、防风、升麻、牛膝有抗炎镇痛作用,泽泻、猪苓、黄芩、苦参有利尿作用。本方既有抗炎镇痛之效,又有明显降血尿酸作用,无毒副作用。

【来源】 蔡锦成等.拈痛消风方治疗痛风性关节炎疗效观察.江西中医药,2006;37(3):28~29

## 165. 软坚消结方

【组成】 昆布、海藻各30 g,牛膝20 g,浙贝母、赤芍、当归、茯苓、泽泻各15 g,苍术、黄柏、黄芩、知母各10 g。

【用法】 每日1剂,水煎取汁,早晚分服。

【功效】 清热祛湿,化痰消结。

【主治】 痛风性急性关节炎发作,证属湿热痰郁。

【效验】 共38例患者,均以上法治疗。结果:服药后24小时内局部疼痛缓解6例;48小时内疼痛缓解28例;72小时疼痛缓解3例;1例患者服药5天疼痛仍未缓解。37例疼痛缓解患者中,随访34例,2年内均无再次发作。

【解析】 软坚消结方中,昆布、海藻化痰软坚散结,浙贝清热化痰散结,知母泻火,黄柏、黄芩清热燥湿,苍术健脾燥湿,茯苓、泽泻利尿渗湿,赤芍、当归活血通络止痛,牛膝化瘀通利关节。诸药相配而达软坚散结、清热祛湿化痰之功效;在短期内就可达到消肿、止痛之疗效。

【来源】 陈学鸿.软坚消结法治疗痛风性急性关节发作38例.贵阳中医学院学报,2002;24(4):封底

## 166. 益肾蠲痹方

【组成】 杜仲、枸杞子、旱莲草、白花蛇舌草、川芎、瞿麦各15g,生黄芪24g,当归、女贞子、山萸肉、山药、土茯苓各12g,川牛膝18g,桂枝10g。

【用法】 每日1剂,水煎取汁,早晚分服。2个月为1个疗程。

【功效】 补肾固卫,除湿通络。

【主治】 痛风性肾病,证属肾虚表疏、湿邪阻络。

【效验】 共68例患者,随机分为两组。治疗组31例,采用上述方法治疗;对照组37例,服用别嘌呤醇,每次0.1g,每天3次。结果:两组治疗前尿微量白蛋白、血尿酸、血肌酐、全血黏度指标比较,均无显著性差异($P>0.05$)。疗程结束后治疗组尿微量白蛋白、血尿酸、血肌酐、全血黏度等指标均有好转,与对照组相比有显著性差异($P<0.01$)。

【解析】 痛风性肾病初期,其病在关节经络,临床表现以关节疼痛为主者,相当于中医学"痹证"的范畴;而后期伤及肾脏,其肾脏病变则类似于中医学"淋证"与"腰痛"。若只从关节肿痛这一标象着眼而片面采用祛风、散寒、燥湿之法治疗,殊欠理想之效果,久病者疗效尤差。治宜补肾与祛邪并用。一方面,因肾为水火之脏,主骨而统督一身之阳,若肾虚则卫阳不固而表疏,故当补肾壮督,

以提高机体抗病能力,使正能祛邪;另一方面,蠲痹通络之品辛香宣散,走而不守,与补肾之品配伍,可使药力得以加强。方中生黄芪、山萸肉、桂枝、杜仲补益肾阳,旱莲草、女贞子、枸杞子、山药以补益肾阴,土茯苓、白花蛇舌草除湿通络、利湿消肿,川牛膝、当归、川芎活血养血。诸药合用旨在伸展正气,祛除邪气,扭转病机。

【来源】 张国胜.益肾蠲痹方治疗痛风性肾损害疗效观察.中医正骨,2004;16(10):42

## 167. 通用痛风方

【组成】 黄柏、苍术、防己、天南星、桃仁、红花、川芎各10 g、龙胆草、桂枝各5 g,羌活、白芷、威灵仙各15 g,神曲20 g。

随症加减:风邪盛者加防风、乌梢蛇;湿邪盛者加木瓜、土茯苓;热邪重者加水牛角片、栀子;瘀血重者加姜黄、莪术;骨节疼痛重者加全蝎、蜈蚣。

【用法】 每日1剂,水煎取汁,早晚分服。2周为1个疗程。

【功效】 清热除湿,祛风活血,健脾和胃。

【主治】 风湿热痹,证属风湿痰热阻痹。

【效验】 共81例患者,均以上法治疗。结果:治愈(关节肿痛消失,活动自如,停药后1年症状无复发)53例,占65.4%;有效(关节疼痛减轻,功能活动改善,关节皮肤红肿消退)22例,占27.2%;无效(症状、体征均无改善)6例,占7.4%。

【解析】 通用痛风方出自《丹溪心法·痛风》,因其能治周身骨节疼痛的痛风证,故名。方中黄柏、龙胆草清热泻火,苍术、防己燥湿行水,四药合用能使所感湿热之邪渗泻于下;因热痹日久不愈,每致骨节经络痰浊凝涩,故用桃仁、红花、川芎活血化瘀,天南星化痰祛风,四药合用能使闭阻之瘀血得行,痰浊得化;羌活去骨节间风湿,白芷祛头面之风湿,桂枝、威灵仙祛手臂足胫之风湿,四药合用能使周身骨节风湿之邪尽去;加神曲健脾和胃消食,以防黄柏、龙胆草等过寒之品重伤脾胃。临床应用本方治疗全身一个或多个关节肿痛,关节皮肤触烫甚或焮红,得冷稍舒,舌淡或红,苔淡黄或黄腻,脉弦或濡,证属风湿热痹者,屡获良效。

【来源】 何永生等. 上中下通用痛风方治疗风湿热痹81例. 河北中医,2001;23(7):535

## 168. 藏药三联方

【组成】 赛志当尼丸,十五味乳香散,风湿止痛散(市售)。

【用法】 赛志当尼丸早晨空腹服用2~3粒;十五味乳香散,每天中午服1g;风湿止痛散,每晚服1g。以上藏药均用温开水送服。

【功效】 补脾益肠,消积健胃,祛风除湿,通络止痛。

【主治】 痛风性关节炎,证属脾虚食积、风寒湿痹。

【效验】 共52例患者,随机分为两组。治疗组采用上法治疗;对照组服用消炎痛、布洛芬。结果:治疗组(藏药组)32例中,显效(用药后7天内,关节红、肿、热、痛症状消失)24例,有效(用药后7天,关节症状减轻,仍需继续用药治疗)5例,无效(用药后7天,关节症状无改善)3例,总有效率为90.62%;对照组20例中,显效9例,有效6例,有效率75%。对治疗组有效的29例患者进行1~5年的随访,1例5年复发,3例2年复发,2例3年复发,5例1年内复发3次,其余18例未见复发,复发率34%。对复发患者,重复应用上述方法治疗均获效。对照组20例均不足1年复发,复发率100%

【解析】 痛风性关节炎急性发作时,关节红、肿、热、痛,同时有口苦干或口臭,小便黄赤,大便结或不爽,舌质红时而苔白或黄腻,脉多滑数而有力,多数患者体壮力强,嗜食而少运动,体重肥胖。本病属于藏医学"肖合乃"病,是人体生理性三因、血、黄水紊乱或癖积局部,风寒、潮湿、浊浸袭关节、循环失衡所致。赛志当尼丸具有补脾益肠、消积健胃、温通脉道,改善微循环、调节机体免疫之功效;十五味乳香散的优势在于药中含尿酸平衡酶,能迅速中和血液中尿酸含量,化瘀行血、增强关节免疫力和具有消炎止痛等功效;风湿止痛散具有清热散寒,祛风除湿,通络止痛,补肾、解毒等功效。经临床观察,此疗法毒副作用小,同时对痛风患病部位进行辨证,适于采用放血、艾灸等外治疗法,具有疗效安全持久等特点。

【来源】 尕藏久美等. 藏医治疗痛风性关节炎的临床疗效观察. 亚太传统医药,2006;12:42～43

## 二、外 治

"外治"指除口服药物以外的施于体表或从体外进行治疗的一类疗法,包括针灸、推拿、按摩、导引、敷贴、熏、烙、熨、刮痧、坐药、洗浴、润导、浸足、穴位注射等。本节选介39首。

### 1. 痰热清注射液

【组成】 痰热清注射液(市售)适量。
【用法】 30 ml痰热清注射液加入5%葡萄糖注射液或生理盐水500 ml,每日1次,静脉滴注。
【功效】 清热解毒化痰。
【主治】 痛风急性发作,证属痰热毒瘀痹阻。
【效验】 共85例患者,随机分为两组。治疗组采用上法治疗;对照组服用西乐葆、秋水仙碱。结果:对照组关节疼痛缓解时间为($58\pm5$)小时,局部红肿消失时间为($72\pm3$)小时;治疗组关节疼痛缓解时间为($30\pm4$)小时,局部红肿消失时间为($38\pm6$)小时。治疗组与对照组患者关节疼痛缓解时间和局部红肿消失时间相比,均有非常显著性差异($P<0.01$),提示痰热清注射液比非甾体类抗炎药更能缩短痛风急性发作时的疼痛和局部红肿时间。
【解析】 痛风急性发作期患者脚大趾关节红肿热痛明显,应辨证为痰热瘀浊证。临床发现具有清热解毒化痰作用的痰热清注射液对痛风急性发作期所致红肿热痛有良好的作用。方中黄芩泄火解毒,为君药;熊胆粉、山羊角化痰解痉、平肝熄风,为臣药;金银花宣肺解表,为佐药;连翘清热逐风,为使药。痰热清注射液的作用机制与痛风急性发作期之病机正相吻合,故在临床亦可辨证用之。

【来源】 赵恒侠等.痰热清注射液治疗痛风急性发作的临床疗效观察.中华中医药杂志,2006;21(10):634~635

## 2. 灯盏花注射液

【组成】 灯盏花注射液(云南生物制药厂生产)适量。

【用法】 灯盏花注射液40 ml加入5%葡萄糖氯化钠注射液300 ml内静脉滴注,每日1次,连续3天。

【功效】 祛风除湿散寒,活血通络止痛。

【主治】 急性痛风性关节,证属风寒湿痹。

【效验】 共60例患者,随机分为2组。治疗组采用上方治疗;对照组口服消炎痛、优布芬。结果:灯盏花组30例,临床痊愈12例,显效11例,有效5例,无效2例;对照组30例,临床痊愈11例,显效10例,有效7例,无效2例。灯盏花注射液与消炎痛加优布芬组比较 $P>0.05$,显示两组治疗效果无明显差异,疗效相近。

【解析】 灯盏花注射液是以菊科植物灯盏花(Eri geron breviscaPs〈vant〉Hand-Mazz)为原药,主要成分为总黄酮。药理研究表明,该药能抗炎止痛,修复微血管病变,提高某些酶活性,改善微血管通透性,改善微循环和组织代谢,降低血黏度,抑制血小板聚集,促进纤溶。正是由于具有以上药理作用,故能较快抑制由尿酸钠结晶引起的局部急性炎症。该药与西医治疗此病的药物相比较,其疗效相同,无西药的诸多副作用,临床使用方便,便于推广,为治疗急性痛风性关节炎提供了一条新途径。

【来源】 李昭华. 灯盏花注射液治疗急性痛风性关节炎. 四川中医,1999;17(10):17~28

### 3. 痛风洗剂

【组成】 桃仁、红花、当归、黄柏、栀子、麻黄、桂枝、白芥子各30 g。

【用法】 上方按制剂规范制成颗粒剂,每包相当于生药50 g。每次1包,用500 ml温水溶解,溶液温度为30~40℃;将患处关节浸于药液中,每次半小时,每日2次。

【功效】 清里达表,通利经脉。

【主治】 痛风性关节炎,证属湿热阻络。

【效验】 共观察患者150例,随机分为两组。治疗组以外用方痛风洗剂治疗;对照组用1‰扶他林乳胶剂(诺华制药有限公司生产)。结果:治疗组85例中,显效52例,有效24例,无效9例,总有效率为89.41%;对照组65例中,显效32例,有效17例,无效16例,总有效率为75.38%。两组相比差异有显著性($P<0.05$),提示痛风洗剂治疗组疗效优。对照组不同的中医证型之间疗效比较无明显差异($P>0.05$)。本组患者治疗时均未发现有副作用。对治疗组中经治疗有效的患者,在疗程结束后,每周再用痛风洗剂浸洗1天(方法同前),共3周以巩固疗效。经半年以上随访,有7例患者痛风复发。

【解析】 "伤于湿者,下先受之"。痛风之疾首起于足,故以黄柏清热而燥湿,山栀佐黄柏清湿热,且能引热邪下行,由小便而出。本病因湿热阻滞于经脉,气血交阻而为痹,故采用桂枝辛甘而温,温经通脉;麻黄辛苦而温,疏气血,利九窍,宣太阳,领诸邪外达;桃仁苦平微甘,以泄血滞;红花辛苦甘温,破瘀活血;当归养血;白芥子祛络中之痰等。诸药共成苦温结合,攻中寓补,清里达表,通利经脉以宣痹阻之剂。药理研究表明,麻黄、桂枝对异常升高的体温具有明显的解热降温作用,同时具有镇痛之功效,又能抑制炎症早期之毛细血管通透性;黄柏、栀子能有效抑制炎症早期之毛细血管通透性亢进与渗出、水肿,亦具有明显的解热作用;红花、桃仁能祛除血瘀,疏通血脉,与当归配合能修复组织损伤;白芥子能散结消肿。以上药物还具有调节免疫,改善微循环等作用。

【来源】 张史昭等.痛风洗剂治疗痛风性关节炎85例临床研究.中医杂志,2001;42(6):347

## 4. 痛风贴

【组成】 独活、苍术、黄柏、生大黄、当归、川牛膝、丹皮、生薏仁、泽泻、郁金、白芥子、忍冬藤各30 g,板蓝根50 g。

【用法】 ①将上药按比例粉碎成100目细粉,称取细粉100 g。②制基质:将聚乙烯醇04-86制成15%黏稠液体。③制软膏:将药物细粉置于乳钵内,分别加入聚乙烯醇135 ml和氮酮5 ml,调成黏度适宜的软膏。④制贴膏:每次称取3.5 g软膏,搓圆,压成厚约0.2 cm,直径4 cm的扁圆形贴膏。将边长8 cm的正方形无纺胶布覆盖纸撕开,将贴膏置于中间,盖上覆盖纸。每块贴膏及时封入塑料袋内,放入环氧乙烷消毒。⑤包装:取出后为增加其密封性能,再将贴膏装入铝箔袋内,每铝箔袋装两块贴膏,及时封口。⑥使用:擦洗干净患处,取痛风贴贴于患处,2～3天换1贴,2贴为1个疗程。

【功效】 清热除湿,祛风通络,活血散瘀。

【主治】 痛风性关节炎,证属湿热内蕴、气血瘀滞。

【效验】 本组共60例患者,均以上法治疗。结果:痊愈(症状完全消失,关节功能恢复正常,主要理化检查指标正常)40例,好转(关节肿胀消退,疼痛缓解,主要理化指标改善)17例,无效(症状以及主要理化指标无变化)3 例。总有效率达 95.00%。

【解析】 痛风贴中,独活、川牛膝祛风通络;苍术、黄柏、泽泻、薏苡仁健运脾胃,祛湿泄浊;当归、丹皮、泽兰、生大黄、忍冬藤活血祛瘀,清热通络;郁金、板蓝根、白芥子理气化痰。诸药合用,有顺气、清痰、搜风、散湿、祛瘀等功效。痛风贴黏性强,使用方便,患者可自行贴换。贴剂中加入的氮酮是一种新型、高效、无毒的透皮吸收促进剂,更增强了药物的渗透效果。

【来源】 魏爱淳等.痛风贴治疗痛风性关节炎 60 例.中医外治杂志,2006;1(6):59

## 5. 清凉膏

【组成】 黄连、大黄、当归、紫草、薄荷、麻油等各适量。

【用法】 按制剂规范制成外敷膏,均匀涂抹于红肿组织,覆盖并超过红肿部位 1 cm,纱布包扎固定,防止膏剂水分蒸发而降低疗效。24 小时更换 1 次,连续使用 5 天。

【功效】 清热解毒除湿,活血消肿止痛。

【主治】 痛风,证属湿热蕴毒留滞关节经络。

【效验】 共 60 例患者,随机分为 2 组。对照组服用秋水仙碱、双氯芬酸钠、甲强龙;治疗组在对照组治疗的基础上加用清凉膏外敷患处。结果:治疗组 30 例,治愈(关节红、肿、热、痛消失,关节活动正常)21 例,好转(关节红、肿、热、痛减轻,关节活动功能好转)7 例,无效(关节红、肿、热、痛症状及关节活动功能无改善,或加重)2 例,总有效率 93.3%。对照组 30 例,治愈 13 例,好转 10 例,无效 7 例,总有效率 76.7%。两组疗效差异有显著性意义($P<0.05$),治疗组疗效明显优于对照组。

【解析】 清凉膏出自《方剂大辞典》。外敷治疗热毒壅盛、气血瘀滞的痈、疽、疮、疡,治疗效果颇佳。急性痛风性关节炎多属热痹,辨证为湿热内蕴、蕴热成痰、留滞关节经络,气血不畅导致血运失常,聚于肌肤腠理而成毒。使用清凉膏局部外敷可收清热除湿、活血通络、凉血消肿、消炎止痛等功效,能有效地治疗急性痛风性关节炎的局部症状。清凉膏外敷联合西药口服治疗痛风性关节炎的局部症状,疗效显著优于单用西药口服治疗,且护理操作简便,易于观察,无明显毒性刺激。

【来源】 张 莹.清凉膏外敷治疗急性痛风性关节炎30例.浙江中医杂志,2007;42(6):369

## 6. 复方蚂蚁膏

【组成】 蚂蚁、秦皮各100 g,萆薢、虎杖各50 g,六轴子、川芎、赤芍各30 g,桂枝20 g,甘草10 g。

【用法】 将上药研为细末,装瓶备用。根据病变部位的大小取药末适量,加薄荷油2~5 ml,用凡士林调成膏状,均匀地摊在棉纸上,药膏厚2~3 mm,敷于患处;在棉纸外盖塑料薄膜,绷带加压包扎固定;2天换药1次,3次为1个疗程。

【功效】 清热利湿,通络祛风,消肿止痛。

【主治】 痛风性关节炎,证属风湿热痹、络脉不畅。

【效验】 本组共45例患者,均以上法治疗。结果:显效(跖趾或多关节红肿热痛消失,关节活动自如,血尿酸正常)35例,占77.78%;好转(跖趾或多关节红肿热痛已无,关节活动欠灵活,血尿酸接近正常)6例,占13.33%;无效(和治疗前相比各方面均无变化)4例,占8.89%。总有效率91.11%。

【解析】 复方蚂蚁膏中,蚂蚁咸酸,清热解毒、托瘀外达、通络逐风,并能攻坚破积,消除关节肿胀及缓解关节畸形的形成;秦皮苦寒,清热燥湿、消肿止痛;萆薢苦平,善走下焦,利湿浊、祛风湿。三药合用,既能消肿止痛治标,又能清除血尿酸以治本。大黄苦寒,清热消肿破瘀;虎杖苦寒,清热利湿、祛瘀止痛;六轴子(杜鹃花科植物黄杜鹃的果实)剧毒,祛风止痛通络;川芎、赤芍活血化瘀;甘草清热解毒可缓解全方药物的毒性;桂枝辛温,温经通脉、利湿消肿,热痹佐用热药,清热开痹,在病变的早期有开闭达郁、促进热邪迅速消退之效。诸药共奏清热利湿、祛风通络、消肿止痛之功。据现代药理研究:蚂蚁有抗炎消肿镇痛及解痉之功;秦皮能促进利尿及尿酸的排泄,并能消炎镇痛;萆薢降低血尿酸值;大黄、川芎消炎镇静,可降低血管通透性,改善微循环;桂枝解痉镇痛;六轴子镇痛作用强而持久;甘草具有肾上腺皮质激素样抗炎镇痛作用;薄荷油渗透皮肤、解热止痛。痛风关节炎患者在外敷治疗的过程中,再配合内服清热利湿、通络祛风、消肿止痛的汤剂如萆薢渗湿汤,效果会更佳。

【来源】 严试等.复方蚂蚁膏外敷治疗痛风性关节炎45例.中医外治杂志,2001;10(1):11

## 7. 四色散

【组成】 黄柏、白芷、红花各30 g,青黛15 g,蜂蜜适量。

【用法】 前四药混合研成粉末。根据病变部位及范围大小取药末以蜂蜜搅拌呈糊状,敷于患处,其上覆盖油光纸,用纱布绷带包裹。每天换药1次,7天为1个疗程。坚持治疗2个疗程。治疗过程中嘱咐患者注意休息,多喝水。

【功效】 清热解毒,除湿化瘀。

【主治】 痛风性关节炎,证属湿热阻络。

【效验】 共218例患者,随机分为两组。治疗组以上法治疗;对照组外敷油纱(以活血药物为主要组成)。结果:治疗组110例,痊愈(临床症状全部消失,关节活动自如,血尿酸降至正常)92例、显效(临床症状好转,关节活动灵活,血尿酸较治疗前降低10%以上)17例、无效(症状缓解不明显,血尿酸与治疗前无明显变化)1例,总有效率99%;对照组108例,痊愈65例、显效29例、无效14例,总有效率87%。经统计学分析:两组疗效有显著性差异($P<0.05$),治疗组明显优于对照组。

【解析】 四色散中,黄柏清热利湿、泻火解毒;白芷止痛除湿;红花活血化瘀而定瘀痛;青黛凉血解毒;加入蜂蜜调敷既可解毒又能滋润肌肤。诸药合用,共奏清热解毒、除湿化瘀之效。此药外敷,可使药效成分透入皮下组织起到扩张血管、改善局部血液循环、清除组织间隙水肿、减轻神经末梢刺激的作用,从而达到止痛目的。

【来源】 何 颖等.四色散外敷治疗痛风性关节炎218例.中国民间疗法,2006;14(8):25~26

## 8. 痛风散

【组成】 山慈姑全草、血竭、白花蛇舌草、三棱、莪术、蒲公英、紫花地丁、大钻、小钻各适量。

【用法】 上药共研成散,与凡士林制成20%膏剂,于夜间睡眠时外敷患处;另取药散适量水煎浸洗患处,每日2~3次。如患者局部疼痛难忍时,可临时服用布洛芬片或消炎痛,但不作常规用药。

【功效】 活血化瘀,通络止痛。

【主治】 痛风性关节炎,证属瘀血痹阻。

【效验】 本组共43例患者,均以上法治疗10~20天。结果:临床治愈(关节肿痛消失,功能恢复正常,血尿酸值降至正常,随访2年无复发)35例,占81.40%,好转(关节肿痛明显减轻,血尿酸值下降,接近正常值,但症状有反复)6例,占13.35%,无效(治疗前后关节症状及血尿酸无明显改善)2例,占4.65%。总有效率

95.35%。

【解析】 痛风散以活血化瘀、通络止痛之品为主,用外敷及浸洗患处的方法,使药力直达病所。方中山慈姑、血竭及大钻、小钻、三棱、莪术行气活血散瘀,消肿止痛;白花蛇舌草、蒲公英、紫花地丁清热解毒祛湿。据现代药理研究,山慈姑中含有秋水仙碱成分,能有效地缓解痛风的发作,与方中各药合用,能起到促进尿酸排泄及血液循环,增强消炎止痛的效果。本方直接外敷浸洗患处,药力更快更好,因而本方疗效较为显著。

【来源】 何焕平.外用痛风散治疗痛风性关节炎43例临床分析.中国中医药信息杂志,2000;7(1):48

## 9. 加味丁桂散

【组成】 丁香、肉桂、甘松各50g,红花、山柰各25g,乳香、没药各30g。

【用法】 将上药烘干,研细,过80目筛,再分别装瓶备用。先在患处中心点敷以海浮散0.5g,再在其上敷以加味丁桂散适量,(可视红肿范围大小而调整剂量)。然后将加热后的布质黑膏药盖上(贴以双层医用胶布也可),勿令药粉滑散或泄气,应使四周皮肤与膏药紧密黏连。

【功效】 活血祛瘀,消肿定痛。

【主治】 痛风性关节炎,证属风湿痹阻。

【效验】 共186例患者,均以上法治疗。结果:显效(用药后7天内,关节红肿热痛症状消失)159例,占85.48%;有效(用药后7天,关节症状减轻)25例,占13.44%;无效(用药后7天,关节症状无改善)2例,占1.08%。总有效率98.92%。

【解析】 痛风性关节炎的治疗以通为本。方中丁香、肉桂散风湿,通血脉,利关节;红花、山柰、甘松活血散瘀。全方以芳香类药物为主,取其通、散之功能,更配以乳香、没药,大大增强了活血祛瘀、消肿定痛的作用。此外治方法简单、疗效可靠、患者容易接受。

**【来源】** 印山水等.加味丁桂散及海浮散外敷治疗痛风性关节炎186例.中医外治杂志,2002;11(5):17

## 10. 清痹止痛散

**【组成】** 生石膏、黄柏各等份。

**【用法】** 上药按制剂规范制成散剂。每次5g,凉开水调成糊状,外敷于患处,每日2次,1周为1个疗程。

**【功效】** 清利湿热。

**【主治】** 痛风性关节炎,证属湿热闭阻经络。

**【效验】** 共129例患者,随机分为两组。治疗组采用上法治疗;对照组外用扶他林乳胶剂。结果:治疗组66例,显效(主要症状、体征整体改善率≥75%,血尿酸正常或明显改善)38例,进步(主要症状、体征整体改善率≥50%,血尿酸有改善)24例,有效(主要症状、体征整体改善率≥30%,血尿酸有改善或无改善)3例,无效(主要症状、体征整体改善率<30%,血尿酸无改善＝1例;总有效率达98.4%。对照组63例,显效35例,进步25例,有效3例,无效0例。治疗组总体疗效与对照组比较基本相同,差别无显著性($P>0.05$)。治疗组对受累关节的疼痛、肿胀、压痛以及关节功能和血尿酸均有显著改善($P<0.05$)。在缓解疼痛的起效时间方面,治疗组与对照组比较有显著性差异($P<0.05$),提示清痹止痛散通过局部渗透用药有较好的治疗作用。使用中未出现不良反应。

**【解析】** 清痹止痛散中,黄柏性味苦寒,虚实之热皆可用;煅石膏性味辛甘而寒,具有清热收湿,敛疮生肌之效。故两药相配,相得益彰。现代药理研究认为,黄柏含有多种生物碱,对痢疾杆菌、金黄色葡萄球菌等多种致病菌有抑制作用,外用可促使皮下渗血的吸收。石膏能加强离体兔肺泡巨噬细胞对白色葡萄球菌及胶体金的吞噬能力,并能促进吞噬细胞成熟,外用可以有效改善局部炎症,减轻红肿疼痛。痛风性关节炎主要是由于尿酸盐过多,晶体析出后被巨噬细胞或中性粒细吞噬并释放出各种炎性介质引起的局部反应。通过局部使用清痹止痛散,可以有效的抑制炎症因子的释放,减轻受累关节的局部反应,从而改善痛风性关节炎的临床症状。清痹止痛散具有以下优点:通过局部渗透,药物有效成分直达患处,起效时间快;有较好的临床疗效,副反应少,特别是减少了口服药物的胃肠道刺激;使用方便,可保证患者良好的依从性;药源广泛、经济、有较好的性价比。

【来源】 李晓晨.清痹止痛散治疗湿热型痛风性关节炎疗效观察.辽宁中医药大学学报,2007;9(4):125~126

## 11. 针刺疗法

【组成】 双侧八风、三阴交、阴陵泉、血海、上巨虚、下巨虚、曲池、合谷,阿是穴。

【用法】 患者仰卧,双膝下垫松软低枕。穴位常规消毒后,选用华佗牌 0.30 mm×40 mm 一次性针灸针,快速进针,行捻转泻法,每隔10分钟行针1次,留针30分钟,快速出针,肿痛关节处穴位不按压针孔,如有针孔出血,任其自行止血,然后用消毒棉签擦净。前10天每日上、下午各施针1次,后10天每日施针1次。10天为1个疗程,连续治疗2个疗程。

【功效】 清热利湿,祛瘀通络。

【主治】 急性痛风性关节炎,证属湿热内蕴、络脉瘀阻。

【效验】 共130例患者,随机分为2组。治疗组以上法治疗;

对照组口服非甾体消炎止痛药美洛昔康胶囊。结果：治疗组66例，临床治愈（关节肿痛完全消失，关节功能恢复正常，实验室检查正常）37例，好转（关节肿胀消减，疼痛缓减，实验室检查有所改善）26例，无效（与治疗前相比，各方面均无改善）3例，总有效率95.45%；对照组64例，临床治愈14例，好转45例，无效5例，总有效率92.19%。两组治愈率差异有非常显著性意义（$P<0.01$），总有效率差异无显著性意义（$P>0.05$），即治疗组临床治愈疗效优于对照组。两组治疗前后VAS疼痛值比较差异有显著性意义，提示针刺及药物均有明显的镇痛作用。治疗组和对照组血UA、尿UA、尿$\beta_2$-mG治疗前比较差异无显著性意义（$P>0.05$），具有可比性；治疗组治疗后血UA显著下降，尿UA显著增加，尿$\beta_2$-mG明显下降，与治疗前比较差异有显著性意义（$P<0.01$），且优于对照组（$P<0.01$）。说明在改善急性痛风性关节炎实验室检测指标方面针刺的疗效优于西药。

【解析】 痛风的发病机制主要与湿浊、痰瘀、热毒有关。针刺取三阴交、阴陵泉、血海利湿祛瘀；曲池、合谷、八风泻热；上巨虚、下巨虚通腑泄毒利尿；再刺关节局部穴位，且出针时不按压针孔，以达到疏通局部经气之目的。急性痛风性关节炎发作时尿UA明显减少，血UA生成较多，一般用消炎镇痛药如秋水仙碱、美洛昔康等，虽然在急性期有一定疗效，但副作用大。而针刺疗法无任何毒副反应，可能通过"清热利湿祛瘀"，抑制近端肾小管对UA的重吸收，达到促进UA排泄、降低血UA的目的。

【来源】 奚玉凤等．针刺法治疗急性痛风性关节炎的临床分析．针刺研究，200;3(6):362

## 12. 梅花针法

【组成】 阿是穴。

## 二、外　治

**【用法】** 患者取坐位，手、足放松，自然平放或垂地，手足下垫纸；取穴并局部常规消毒，取牛角柄梅花针反复叩打患处，中度刺激，故局部皮肤明显发红，并有轻微渗血；同时，可用左手拇指或食指的指尖在患者被叩打部位旁侧进行揉按，以减轻局部肌肉痉挛疼痛。如视其发病部位辅以拔罐，疗效则更好。隔日1次。术后嘱患者保持局部干燥，注意休息及禁食刺激类食物。

**【功效】** 疏散凝滞，祛邪通瘀，活血止痛。

**【主治】** 痛风，证属湿热内蕴兼感风邪致气血不畅。

**【效验】** 共23例患者，经上法治疗2～4次。结果：23例中显效（临床症状、体征消失，伴发症减轻，功能活动恢复正常，血尿酸降至正常范围，随访1年未见复发）15例，有效（关节症状消失，伴发症减轻或如常，血尿酸值接近正常范围，随访半年无复发）8例。总有效率100%。

**【解析】** 痛风患者多因平素过食膏粱厚味，以致湿热内蕴，兼因外感风邪，侵袭经络，气血不能畅通，致局部红肿灼热、疼痛、功能障碍。本着"血实宜决之"、"菀陈则除之"的治疗原则，以及病症情况，用梅花针刺络放血，通过皮部-孙脉-络脉-经脉，起到调脏腑虚实，通经活络，平衡阴阳之作用。同时通过刺络放血可以改善微血管的血道、流态、瘀点、流速，改进组织缺氧状态，从而达到疏散凝滞、祛邪通瘀、活血止痛、消肿的效果。梅花针叩刺的手法正确与否及限食高嘌呤饮食对疗效的影响也是至关重要的。

**【来源】** 成娅丽．梅花针叩刺治疗痛风23例．针灸临床杂志，1999；15(10)：33～34

### 13. 刺血疗法

**【组成】** 行间、太冲、太白、陷谷穴。

**【用法】** 于第1、第4、第7、第10天进行刺血治疗。操作：每次选2~3穴,在选定穴位处用手指拍打数次,使局部充血,行常规消毒;左手按压穴位两旁,使皮肤绷紧,右手拇、食、中3指持经高压消毒的小号三棱针,呈持笔状,中指掌握深度,拇、食指紧持针体,露出针尖,用腕力迅速、平稳、准确地点刺(孔穴刺血法)穴位,迅速退出,左手同时放松;用装有8号平头注射针头的10 ml注射器抽吸流出的血,吸取10 ml;术后用酒精棉球擦去局部血迹,用2%碘酊做针眼消毒,取消毒干棉球按压创口,用胶布做十字固定,以防感染,隔日取去。

【功效】 消肿止痛,清热除痹。

【主治】 急性痛风性关节炎。证属湿热痹阻。

【效验】 本组共90例患者,随机分为三组。A组小剂量刺血(5 ml);B组中剂量刺血(10 ml);C组服用消炎痛、别嘌呤醇西药,不刺血。结果:A组30例,痊愈(症状消失,实验室检查正常)4例,好转(关节肿胀消减,疼痛缓解,实验室检查有改善)23例,未愈(症状及实验室检查无变化)3例,总有效率90.0%;B组30例,痊愈14例,好转16例,未愈0例,总有效率100.0%;C组30例,痊愈6例,好转22例,未愈2例,总有效率93.3%。B组分别与A组及C组比较,差异均有非常显著性意义($P<0.01$);而A组与C组疗效比较,差异无显著性意义($P>0.05$)。提示中剂量刺血疗法疗效最佳。在降血尿酸和降尿尿酸方面,中剂量刺血疗法也显示有较好作用。

【解析】 行间为肝经荥穴,具有疏肝泻火的功用;太冲为肝经输穴、原穴,具有疏肝理气、行气活血、清利湿热的功用;太白为脾经原穴,具有健脾和中功用;而陷谷为胃经输穴,具有解表清热功用。诸穴合用,共奏消肿止痛、清热除痹等作用。对照研究发现,刺血疗法疗效与出血量有一定关系,A组(小剂量刺血)与西药对照组C组疗效对比,差异无显著性意义;而B组(中剂量刺血)与A组及C组比较,差异有非常显著性意义,表明中剂量刺血法疗效最佳。刺血疗法具有较好地降低血尿酸及尿尿酸作用,至于通过什么途径达到抑制血尿酸生成以及促进尿尿酸排泄,需要进一步探讨。

【来源】 李兆文.刺血疗法治疗急性痛风性关节炎90例对照研究.中国针灸,2004;24(5):311

## 14. 火针疗法

【组成】 阿是穴。

【用法】 患者取舒适体位,让病变部位充分暴露;病变部位常规消毒,根据病变部位、性别、年龄、体质强弱的不同选用粗细不同的火针;将火针置于酒精灯上烧红至白亮时快速准确地在病变部位进行围刺,然后在病变部位散刺数针,针刺深度视病变部位不同而深浅不一,一般0.3~1寸;针后嘱患者在48小时内保持病变局部清洁干燥,以免局部感染。隔日1次,10次为1个疗程。

【功效】 温经通络,祛风除湿,活血化瘀,软坚散结。

【主治】 痛风性关节炎,证属痰瘀风湿痹阻络脉。

【效验】 共80例患者,随机分为2组。治疗组采用上法治疗;对照组服用别嘌呤醇。结果:火针组40例,治愈28例,好转10例,有效1例,无效1例;药物组40例,治愈13例,好转18例,有效6例,无效3例。火针治疗的临床疗效明显优于药物组($P<0.01$)。

【解析】 火针围刺法是根据"以痛为腧"的理论取穴。火针疗法具有温经通络,祛风除湿,活血化瘀,软坚散结,消肿止痛的作用,而且对腧穴的刺激时间长,刺激量大,能持久地产生治疗作用。

【来源】 钱伟华.火针围刺治疗痛风性关节炎40例.上海针灸杂志,1999;18(4):25

## 15. 针刀疗法

【组成】 阿是穴。

【用法】 选择红肿压痛明显处（避开重要神经血管）作为进针刀点，用龙胆紫标记后，按骨科无菌手术要求消毒铺巾。用0.5%利多卡因作痛点阻滞，每点注射1～2ml。5分钟后行针刀松解术。用朱氏Ⅰ型4号针刀，针刀体与治疗部位体表垂直，刀口线与神经血管及肌腱走行方向平行。纵行刺切3刀，深达骨面，再纵行剥离一次、横行剥离一次即可。在关节囊处调转刀口90°，横行切开关节囊2～3刀，不进入关节腔。出针后让血液及关节积液自行流出，再对患部作向心性推揉手法，纵向牵拉和推压关节3次，压迫针眼3分钟，贴创可贴。术后卧床休息12～24小时，垫高患肢45°，5天治疗1次，2次为1个疗程。

【功效】 通络止痛。

【主治】 痛风性急性关节炎，证属湿邪阻络。

【效验】 本组患者共63例，随机分为2组。观察组用上法治疗；对照组口服痛风利仙片。结果：观察组43例，显效38例，有效3例，无效2例，显效率88.37%，总有效率95.34%；对照组20例，显效13例，有效5例，无效2例，显效率65%，总有效率90%。观察组与对照组总有效率比较，差异无明显著性意义（$P>0.05$）；观察组显效率则明显高于对照组，差异有显著性意义（$P<0.05$）。观察组与对照组在止痛起效时间及疼痛控制时间方面均存在显著差异（$P<0.01$），提示观察组具有起效快，控制疼痛迅速的优点。

【解析】 针刀疗法是治疗痛风性急性关节炎的一种新方法。用0.5%利多卡因痛点阻滞后再行针刀松解术，可减轻患者痛苦，并能溶解、稀释局部沉积的尿酸盐。针刀松解具有减压、内外引流作用。针刀切开筋膜、滑膜、滑囊，消除局部软组织的高张力状态，既利于静脉回流,又解除了神经末梢受压状态,因而疼痛得以迅速缓解。沉积的尿酸盐与阻滞液及渗血混合而被稀释后带入血液从肾脏排除。拔针时通常有暗红色血液、关节积液或/和牙膏状尿酸盐物质从针孔流出,起到了外引流作用。按摩手法在贴创可贴之前在无菌技术下进行。通过向心性推揉可消除软组织水肿。牵拉推压关节以利于腔内积液从针眼流出体外,消除因涨应力对关节滑膜的继发性损害,即可见红肿消退,关节功能恢复正常。治疗后抬高患肢卧床休息利于静脉回流消除肿胀,不用热敷。48小时后揭弃创可贴。

【来源】 陈关富.针刀加阻滞治疗痛风性急性关节炎43例临床观察.四川省卫生管理干部学院学报,2001;20(3):179～180

## 16. 藏医放血法

【组成】 足拇趾外侧缘。

【用法】 先用细绳将患肢从膝下2cm处绕绑扎至足背跖骨部位,使坏血充分集聚于足拇趾外侧缘。如果出现明显的指压痕,说明绑扎得法。之后,于指压痕处选无较大血管点,常规消毒后,用无菌的尖刀或针具割刺,深度为1～2cm。放血总量为2～4ml即可。然后慢慢解绳松绑,切口处垫一止血药垫,用纱布包扎。治疗结束,休息1小时后,慢慢走动,忌酒及甘肥饮食,避风寒和潮湿。如肿未消,需再次放血者,当间隔3～5日,放出的血色黑红黏稠蒸汽较大者为病血,放血量可适当增加。如果出现血色鲜红,质地清纯者为正常血液,必须即刻停止放血,以免伤及正精。

【功效】 祛风除湿,和血通络。

【主治】 痛风性关节炎。证属风寒侵袭、隆巴紊乱、坏血与黄水积聚。

【效验】 本组痛风患者72例,均以上法治疗。结果:58例痊愈，14人显效，有效率为100%。其中赤巴型和血型痛风患者疗效为优。

【解析】 藏医将痛风分为两类，即热症和寒症。机体内血和赤巴紊乱而引起的痛风为热症痛风；隆和培根紊乱引起的痛风为寒症痛风。前者成因是风寒湿及饮酒、过食甘肥引起体内血液生化紊乱，血液黏稠阻塞毛细血管，造成痹肿而发，疼痛异常，皮肤是棕色，局部糜烂。赤巴型痛风发病原因与上不同，主要是体内赤巴物质发生紊乱，引起血热病，血液妄行而发本病，主证为发热红肿，痛不能触。由于这两种痛风主要是血液病变即坏血瘀滞、血管障碍而引起，故放血治疗效果甚佳。另外，隆型和培根型痛风主要是风寒潮湿等引起机体内的隆和培根偏盛或偏衰，血液的生化功能减弱，体内黄水增加，黄水在隆（风）、培根（水湿）影响下注于四肢，尤其渗于足关节腔，阻碍关节和筋膜而发痛风，症见隆型痛风足部颤动内痛，肿胀，出现青紫斑点；培根型痛风主要是黄水下注而引起，虽然放血疗法能放出黄水夹杂的坏血，但疗效不如上述血型和赤巴型痛风。这两种痛风还需要配合内服平衡隆、培根及干黄水等藏药以增强疗效。

【来源】 拉青才让．藏医放血疗法治疗痛风72例疗效分析．中国民族医药杂志，1999；(增刊)：72

## 17. 三棱针刺法

【组成】 病灶处。

【用法】 患部常规消毒后，用三棱针迅速点刺肿胀之囊部；点刺后挤压，可见有大量白色石灰状物质被挤出，挤至无渗出物为止，然后给患处消毒加压包扎。

【功效】 化瘀泄浊。

【主治】 痛风。证属湿浊积聚。

【效验】 共30例患者,均以上法治疗。结果:临床治愈(治疗后疼痛消失,红肿消失)24例,好转(治疗后疼痛不明显)6例,无效(治疗后症状无改善)0例。

【解析】 本法治疗某一部位的大量尿酸盐蓄积,可减轻患者痛苦,增加临床治愈的效果,而且本法简单易行。

【来源】 侯雅慧.三棱针点刺治疗痛风30例.针灸临床杂志,2000;16(12):23

## 18. 刺血外敷法

【组成】 ①刺血方:阿是穴。②外敷方:蒲公英500 g,五灵脂650 g,丹参、老鹳草各300 g,泽兰、当归、刘寄奴各250 g,大黄220 g,土鳖、乳香、蒲黄、三七、没药各200 g,苏木100 g。

【用法】 ①刺血方:常规消毒患处,以梅花针重叩至出血,加拔火罐,出血5~20 ml,约10分钟后取罐。②外敷方:诸药烘干研粉,过80目筛,装瓶备用;用时取适量,以蜂蜜和陈醋调成糊状,均匀敷在患处,以纱布块覆盖,绷带或胶布缠绕固定。嘱患者回家后定时用陈醋浇灌于纱布块上以保持药物湿润。隔日治疗1次。

【功效】 活血化瘀,泻热消肿,通络止痛。

【主治】 痛风性关节炎,证属瘀血阻痹。

【效验】 共220例患者,均采用上法治疗。结果:220例患者全部近期治愈(经过1~4次治疗,关节红肿热痛症状全部消除,关节活动自如),其中1次治愈者70例,2次治愈者96例,3次治愈者32例,4次治愈者22例。

【解析】 外敷以活血化瘀药物为主,辅以清热通经散结之品,配合梅花针叩刺放血,共奏活血化瘀、泻热消肿、通络止痛之效。本法对于消除关节的红肿热痛等症状,恢复关节活动,防止关节各种并发症的发生,其疗效迅速确切,且无任何不良反应。在痛风发作的间歇期,尚需寻求更完善的治疗方法,以预防痛风的急性发作,防止各种并发症的发生,达到标本兼治的目的。

**【来源】** 曾凡珍.消瘀散外敷治疗痛风性关节炎220例.中医外治杂志,2000;9(3):28

## 19. 刺络拔罐法

**【组成】** 阿是穴。

随症加减:上肢取曲池、外关、合谷、八邪;下肢取血海、足三里、悬钟、太冲、八风。

**【用法】** 所选穴位常规消毒。阿是穴即痛点,以三棱针在其红肿周围点刺5~9次,以出血10~20滴为宜;点刺后,即在该处拔火罐,留罐10~15分钟。针刺穴位以28号1~1.5寸不锈钢针刺入,得气后平补平泻,留针20分钟。同时,无论上下肢均采用局部病变处围刺法。以上两法,先行刺络拔罐,起罐后行针刺。初起红肿期,每日刺络拔罐1次,连续3日,肿退之后则隔日1次,5次为1个疗程。针刺法每日1次,10次为1个疗程。

**【功效】** 活血化瘀,疏经通络。

**【主治】** 痛风性关节炎。

**【效验】** 本组共38例患者,均以上法治疗2个疗程。结果:治愈(局部关节红肿热痛等症状全部消失,血尿酸复查正常,随访1年未复发)21例,有效(局部关节红肿消失,疲劳后偶感疼痛,血尿酸指标下降,1年内无复发)16例,无效(经2个疗程治疗后,症状及体征无明显改变)1例。总有效率为97.4%。

**【解析】** 痛风性关节炎为多种原因所致气血凝滞、聚积不行、血运不畅、经络不通、不通则痛。刺络拔罐针刺法具有活血化瘀、疏经通络、软坚散结之功。放血可促进血液循环,加速新陈代谢,同时配针刺各穴可以调节机体的免疫功能,从调整内分泌着手,改善代谢,从而达到标本兼治的目的。

【来源】 韩淑萍.刺络拔罐加针刺治疗痛风性关节炎38例.中国针灸,1999;12:736

## 20. 针罐活血法

【组成】 大都、太白、太冲、照海、申脉、昆仑、丘墟、足临泣、丰隆、足三里,阿是穴。

【用法】 以上穴位常规消毒后,用一次性无菌毫针快速刺入诸穴,用平补平泻法,提插捻转得气后留针30分钟,中途行针1次,取针后不按压针孔;再用3针合在一起,点刺最痛部位出血;然后在点刺部位拔火罐15分钟。每日1次,10天为1个疗程。1周休治2天。

【功效】 活血化瘀,通络止痛。

【主治】 痛风,证属瘀血阻络。

【效验】 共20例患者,均以上法治疗。结果:治愈(症状消失,血尿酸检查正常)17例,占85%;好转(关节肿胀减轻,疼痛缓解,血尿酸检查有改善)3例,占15%;未愈(症状及血尿酸检查无大变化)0例。总有效率达100%。

【解析】 选照海、申脉、昆仑、大都、太白、足临泣、太冲、丘墟、阿是穴等,活血化瘀通络止痛,促进局部血液循环;足三里、丰隆,祛湿健脾通调脾胃。现代医学认为,针刺局部可以促进和改善局部血液循环,加速炎症渗出物和致痛物质的吸收,缓解疼痛,使致痛因子尽早排除,促进经络修复;同时,可以调节机体免疫功能,减少炎性细胞及淋巴细胞在损伤部位聚集,减少在损伤部位的致痛作用,有利于损伤的修复。《素问·针解篇》说:"宛陈则除之,出恶血也。""邪胜则虚之,出针勿按。"所以取针后不按压针孔,并用3针合在一起点刺最痛部位出血后,再拔火罐,更能增强清热泻火解毒,消肿止痛的作用,促进关节自身的新陈代谢。使瘀阻祛除,气血通畅,达到治疗目的。

【来源】 胡桂华.针刺火罐治疗痛风性关节炎.四川中医,2007;25(3):106

## 21. 针罐结合法

【组成】 阿是穴(红肿最明显处)、丘墟、太冲、太白、内庭。

随症加减:肿痛在膝部者加内、外膝眼;肿痛在踝部者加商丘。

【用法】 局部常规消毒,用1.5寸28号毫针刺入穴位,得气后根据病情缓急采取行针之法即急性期用泻法、恢复期用平补平泻法,留针30分钟;起针后阿是穴用梅花针叩刺出血,加拔火罐,出血量以3~10 ml为宜,取罐后再次消毒。急性期每日治疗1次,恢复期隔日治疗1次,均7次为1个疗程。

【功效】 清热利湿,活血通络,消肿止痛。

【主治】 痛风,证属湿热阻络。

【效验】 共162例患者,随机分为两组。治疗组采用上法治疗;对照组单纯采用针刺治疗,取穴方法同治疗组。结果:治疗组90例,治愈(症状消失,实验室检查血尿酸<440 μmol/L)30例,显效(症状明显好转,实验室检查有所改善)45例,好转(关节肿胀减轻,疼痛缓解,实验室检查有改善)10例,无效(症状及实验室检查无变化)5例,总有效率94.44%。对照组72例,治愈22例,显效15例,好转19例,无效16例,总有效率77.78%。治疗组总有效率明显高于对照组,差异有显著性($P<0.01$)。

【解析】 针刺及梅花针叩刺加拔罐治疗具有清热利湿、活血通络、消肿止痛,增强关节微循环,提高血液在关节部位的血流量,改善关节组织代谢,使受损害或病变组织恢复功能,消除关节肿胀、麻木、僵直、屈伸不利,防止尿酸沉积的作用。该方法疗效明显,无明显毒副作用,复发率低。

【来源】 赵 阳.针罐结合治疗痛风90例.中国民间疗法,2007;15(6):11~12

## 22. 火针放血法

【组成】 阿是穴。

【用法】 火针点刺放血:患者取坐位,双足垂地,穴位常规消毒。选取患病关节局部高度肿胀、充盈、青紫的络脉上,用12号一次性注射针头在酒精灯上烧至通红时对准部位速刺疾出,深度为0.3~1.0寸。务必点刺准确,一针到位。每次治疗总出血量控制在50 ml以内。关节局部肿胀明显者,可在患部散刺1~3针,使炎性渗出物排出。轻症每周1次,重症2天1次,一般1~2次症状可迅速得到控制。以2次为1个疗程。

【功效】 温通经络,散寒除湿,行气散毒。

【主治】 急性痛风。

【效验】 共80例患者,随机分为两组,各40例。治疗组采用火针点刺放血疗法;对照组采用消炎痛肠溶、别嘌呤醇口服。治疗前后均做血尿酸测定。结果:治疗组与对照组愈显率分别为85%和57.5%,两组比较差异具有显著性意义($P<0.05$);治疗组与对照组治疗前血尿酸浓度分别为506.23±120.61、504.91±115.72,治疗后分别为381.34±107.70、395.41±112.51,两组比较,差异无显著性意义($P>0.05$)。表明火针点刺放血疗法治疗急性痛风性关节炎疗效优于西药治疗。

【解析】 火针疗法治疗痛风具有以下三种作用:①借火助阳,温通经络。火针疗法通过加热的针体,通过腧穴将火热直接导入人体,直接激发经气,鼓舞血气运行,温壮脏腑阳气。火针借火热之力,亦起到艾灸之功,共同达到温通经络的作用,使气血畅通,通则不痛。②开门去邪，散寒除湿。开门祛邪，即通过灼烙人体腧穴腠理而开启经脉脉络之外门，给贼邪出路，火针可达到事半功倍之效。③以热引热，行气散毒。火针借助火力强开外门，将热邪引出体外，故火针不仅对于风寒湿引起的痹证和寒证有效，同时对热症也卓有成效。热症由于局部血气壅滞，火郁而毒生，往往出现红肿热痛等多种表现。使用火针，可以温通经络，行气活血，借火力强开其门，引动火热毒邪直接外泻，从而使热清毒解，同时可以使血管扩张，血流加速，腠理宣通。此外，通过局部放血排毒，迅速快捷地排放高黏度、含有大量尿酸盐之高压血液，可消除血管张力，降低血管阻力，直接改善血液循环，降低毛细血管通透性，降低胶体渗透压，减少局部炎性刺激，从而达到活血化瘀、疏经通络、消肿止痛的良好效应。

【来源】 胡丰村等．火针点刺放血疗法治疗急性痛风临床观察．中医正骨，2007；19(1)：9～10

## 23. 艾灸刺络法

【组成】 阿是穴。

【用法】 选取阿是穴或肿痛关节处最肿胀的周围给予艾灸熏20分钟；随后，皮肤常规消毒，在每个红肿关节的皮肤周围上下寻找最暴露的浅表脉络，用三棱针快速点刺1～2 mm，至出血约2 ml后按压针孔、消毒，并用消毒纱布固定。每日1次，选取不同刺点。

【功效】 活血散瘀，泻瘀止痛。

【主治】 痛风，证属瘀血阻络。

【效验】 共62例患者，随机分为两组。对照组服用秋水仙碱、扶他林；治疗组口服小剂量秋水仙碱、扶他林，并加用艾灸及刺络放血治疗。结果：治疗组32例，治愈（关节肿痛消退、临床症状体征及功能活动5天内恢复正常,血尿酸<400 μmol/L,随访1年无复发)23例;好转(5天后临床症状消除或关节肿胀消减、疼痛缓解,血尿酸检查有改善,能参加正常工作,随访6个月无复发)8例;未愈(治疗3次后症状体征无改善)1例;有效率96.9%。对照组30例,治愈16例;好转11例;未愈3例;有效率90.3%。治疗5天后,2组患者血尿酸水平及疼痛程度积分均较治疗前明显下降($P<0.01$),与对照组比较治疗组更显著($P<0.01$)。

【解析】 阿是穴刺络放血疗法源于《灵枢·小针解》"宛陈则除之者,必尽去之"。本法具有活血散瘀,泻瘀散邪,缓急止痛的作用。在控制痛风性关节炎急性发作以及缩短受累关节红肿热痛的时间方面,具有显著疗效。

【来源】 宋曼萍. 艾灸加刺络放血治疗急性痛风性关节炎的临床疗效. 中国康复,2007;22(3):166~167

## 24. 电针艾灸法

【组成】 足三里、三阴交、阳陵泉、公孙、八风、阿是穴。

随症加减:湿热阻痹证配曲池(双)、阴陵泉(双);瘀热内郁证配血海(双)、合谷(双);肝肾阴虚证配肾俞(双)、太溪(双)。

【用法】 患者取仰卧位。常规消毒后,将针刺入穴位,得气后将针柄与G6805-1型治疗仪导线连接,选连续波中频率,电流以患者能耐受为度,留针30分钟出针并泻八风穴。出针后点燃纯艾条1支,分别在上述施针穴位上施温和灸(每穴10分钟),艾火距穴位约1寸,以施灸部位局部潮红又不产生灼痛为度。上述治疗每天1次,10天为1个疗程。

【功效】 清利湿热,化瘀通络。

【主治】 急性痛风性关节炎,证属脾虚湿盛、瘀热痹阻。

【效验】 共65例患者,随机分为两组。治疗组43例采用电针加艾条温和灸治疗；对照组22例采用口服秋水仙碱治疗。均治疗1个疗程。结果：治疗组治愈25例，好转16例，总有效率为95.35%；对照组治愈12例，好转8例，总有效率90.91%。两组疗效基本一致，无显著性差异（$P>0.05$）。但从副反应比较看，电针加艾条温和灸组无任何毒副反应，而秋水仙碱组毒副作用发生率为31.82%。结论：电针加艾条温和灸治疗急性痛风性关节炎有较好疗效并且无任何副作用。随访情况：治疗组治愈25例中，经2年的电话随访无复发；对照组治愈12例中，有3例在4个月内复发，经电针艾条温和灸后治愈。

【解析】 足三里是足阳明胃经合穴，三阴交是足三阴经之交会穴，两穴相配可加强健脾和胃、扶正培元、疏风化湿、通经活络之功；阳陵泉既是足少阳胆经合穴又是筋之会穴。公孙既是足太阴脾经络穴又是八脉交会穴之一，两特定穴相配更能健脾胃、调冲任、清肝胆、舒筋利节；随症加取合谷、曲池、阴陵泉、血海等穴，以助清热、祛湿、舒筋、蠲痹之力。三组穴合用，相得益彰，加之电针镇痛、调整机体各系统功能、增加机体免疫的作用，同艾条温和灸的清利湿热、活血祛瘀、疏通经络、健脾治本以及艾灸加温以助血尿酸溶解与排泄的作用相结合，共奏健脾和胃、清热利湿、化瘀利浊、通络止痛之效，从而使筋脉通畅，气血调和则痹痛可蠲。

【来源】 陈英.电针加艾条温和灸治疗急性痛风性关节炎43例．四川中医，2007；25(1)：105～106

## 25. 针刺艾灸法

【组成】 曲池（双）、足三里（双）、大椎、肾俞（双）、膀胱俞（双）、阴陵泉（双），阿是穴。

【用法】 ①针刺：取患处阿是穴及经穴，常规消毒皮肤，采用25～40mm毫针，快速进针，待患者有酸胀感时，留针30分钟，每隔10分钟捻针1次；每日1次，7天为1个疗程，可连续治疗2个疗程。②艾灸：选用药艾条，点燃一端后，将其靠近疼痛部位熏灸30分钟，以患者耐受为度；每日早晚各1次，7天为1个疗程，可连续治疗2个疗程。

【功效】 温通经脉，祛湿散寒，通络止痛。

【主治】 急性痛风性关节炎，证属寒湿痹阻、气血不畅、经脉闭阻。

【效验】 共120例患者，随机分为两组。治疗组以上法治疗，对照组口服秋水仙碱、消炎痛。治疗期间，两组患者禁食高嘌呤食物。结果：治疗组60例，痊愈（症状消失，血尿酸及24小时尿酸正常）36例，有效（症状减轻，血尿酸及24小时尿酸较治疗前降低）20例，无效（症状无变化，血尿酸及24小时尿酸未见降低）4例，总有效率93%；对照组60例，痊愈30例，有效12例，无效18例，总有效率70%。经统计学处理，两组疗效差异有显著统计学意义（$P<0.01$），治疗组疗效优于对照组。

【解析】 急性痛风性关节炎是因气血运行不畅，经脉闭阻而致的病症。采用针刺治疗可疏通经脉，调和气血。又因本病湿热偏重，故取阳明经曲池、足三里，督脉的大椎以清热；配以足太阴脾经的阴陵泉以利湿；取肾俞、膀胱俞可通调水道，诸穴共用可清热利湿，疏经通脉而止痛。灸法既可以温通经脉，祛湿散寒，亦可以热引热，使热邪外出，对机体及患部有双向调节作用，有清热解毒之功。现代研究认为，艾灸有抗感染，改善微循环，改善血液黏稠度的功能，因此采用灸法可促进局部血液循环，加快损伤组织的康复。观察结果表明，针灸治疗痛风性关节炎疗效优于药物治疗，它具有见效快，无毒副作用的特点。而药物治疗对肝肾功能有损害，对胃肠功能有影响，长期使用易产生耐药性，进而降低了疗效。

【来源】 张沁春等．针灸治疗急性痛风性关节炎60例临床观察．上海针灸杂志，2003；22(6)：36

## 26. 针刺外敷方

**【组成】** ①针刺方：三阴交、太溪、足三里。②外敷方：秦皮、大黄、黄柏、苍术、牛膝、乳香、没药、丹皮等各适量。

**【用法】** ①针刺方：患者仰卧位，皮肤常规消毒后，用28号1.5寸毫针快速刺入皮下至得气，施以平补平泻手法，留针20分钟，留针期间，每隔5～10分钟行针1次。②外敷方：诸药共研细末，用温开水调成糊状，外敷患部。针刺、外敷联用，每日1次，10天为1个疗程。

**【功效】** 补肝益肾健脾，清热利湿活血。

**【主治】** 急性痛风性关节炎，证属肝肾亏虚、湿热阻络。

**【效验】** 共79例患者，随机分为两组。治疗组以上法治疗；对照组服用秋水仙碱片、芬必得胶囊。治疗1疗程后，评定治疗效果。结果：治疗组48例，治愈（临床症状消失，血尿酸恢复正常，1年以上无复发）21例，显效（临床症状消失，血尿酸恢复正常，1年内有复发）18例，有效（临床症状明显减轻，血尿酸有所下降）8例，无效（临床症状无改善，血尿酸无变化）1例，总有效率97.9%；对照组31例，治愈5例，显效16例，有效9例，无效1例，总有效率96.7%。两组间总有效率比较，$P>0.05$，差异无显著性意义，说明治疗组和对照组都能终止痛风急性发作。两组治愈率比较，$P<0.05$，差异有显著性意义，说明治疗组治愈的作用优于对照组。受累关节红肿热痛的消退时间，治疗组最短2天，最长8天，平均4.2天；对照组最短6天，最长10天，平均7.1天。治疗组主要症状消失时间短于对照组。

**【解析】** 太溪为肾经原穴，针刺之能补益肾气；三阴交为肝、脾、肾三经交会穴，针刺之能健脾、补益肝肾；足三里为阳明胃经之合穴，脾胃为后天之本，气血生化之源，针刺之能补益气血，健脾祛湿。3穴合用,共奏补益肝肾,健脾祛湿,补益气血之功。在针刺的同时,配合痛风合剂局部外敷,能使药物直达病所,起到清热利湿,活血祛瘀,消肿止痛的作用。针刺配合中药外敷,内外结合,标本兼治。不仅控制痛风性关节炎急性发作,恢复血尿酸的正常值,缩短受累关节红肿热痛的消退时间,而且提高了治愈率,在控制再复发方面,具有显著的疗效。

【来源】 杨晋红等.针刺配合药物外敷治疗急性痛风性关节炎48例.中国针灸,2000;(7):395～396

## 27. 针刺穴注法

【组成】 方Ⅰ:三阴交、内庭、解溪、阿是穴。方Ⅱ:祖师麻注射液(市售)适量;取穴悬钟。

【用法】 方Ⅰ:取上穴局部皮肤常规消毒后,以40 mm毫针进针13～15 mm,采用捻转泻法,得气后留针20分钟。方Ⅱ:取患者患侧悬钟穴并常规消毒,以5 ml注射器吸取3 ml祖师麻注射液,穴位进针12 mm,得气后注入1 ml,其余2 ml药液做臀部肌肉注射。两方合用,每日1次,3天为1个疗程。

【功效】 祛风除湿清热,舒筋活血通络。

【主治】 痛风,证属风湿热痹。

【效验】 共30例患者,均采用上法治疗。结果:痊愈(局部症状消失,实验室检查血尿酸正常)计21例,占70.0%;好转(关节红肿发热消失,疼痛缓解,实验室检查血尿酸比治疗前下降,接近正常值)计9例,占30.0%。总有效率达100.0%。

【解析】 中成药制剂祖师麻注射液主要成分为黄瑞香的根皮和茎皮,具有祛风除湿、舒筋活血、抗风湿等作用,以之行臀部肌肉注射与悬钟穴位注射,意在全身用药与局部治疗相结合,使其药效得以充分发挥。又,悬钟穴为髓会,对膝腿痛、脚气等下肢病症有独特疗效。针刺足阳明胃经经穴解溪、荥穴内庭及阿是穴,具有清热祛邪、疏通局部经络之功效;三阴交穴为足三阴经之交会处,《针灸甲乙经》曰:"三阴交主足下热之奇效"。针刺与药物注射配合运用,相辅相成,相得益彰。

【来源】 杨晓爱.针刺配合药物注射治疗痛风30例.中国针灸,2005;25(2):91

## 28. 电针隔灸法

【组成】 阴陵泉、三阴交、行间、大都、阿是穴。

【用法】 取穴(患侧),并行局部皮肤常规消毒,以长40 mm毫针捻转进针8～17 mm,采用捻转泻法;得气后阴陵泉、三阴交穴接G6805-2型电针仪,采用疏密波,以患者耐受为度,留针30分钟;将艾炷置于备好的新鲜姜片(厚度0.2 cm,面积2～4 cm,中间以针刺数孔)上,然后置于所取穴位上,点燃艾炷,急吹其火,待患者灼烫难以忍受时(以不起水泡为原则),用镊子持艾炷在病变关节部位缓慢移动,待艾炷熄灭后,更换艾炷,每穴3炷。每日1次,4天为1个疗程。

【功效】 健脾除湿,清热消肿,通络止痛。

【主治】 急性痛风关节炎,证属湿热阻络。

【效验】 共34例患者,均经上法治疗,连续2～3疗程。结果:痊愈(局部症状消失,实验室检查血尿酸正常)25例,占73.5%;好转(关节红肿发热消失,疼痛缓解,实验室检查血尿酸比治疗前下降,接近正常)9例,占26.5%。总有效率为100%。

【解析】 痛风性关节炎病机关键为湿热瘀血阻滞经脉。用电针和艾炷灸相结合的方法,意在加强疗效。三阴交为足三阴经之穴,阴陵泉穴为足太阴脾经之合穴。电针二穴,具有清热健脾利湿之功效,再配以电针止痛效果明显。"荥主身热",针刺足厥阴肝经和足太阴脾经之荥穴行间和大都穴,加上局部阿是穴具有清热祛邪、通络止痛之功效。艾炷灸上述经穴,能清除寒湿、温阳化气、疏通经络、消肿止痛,而且局部加温有助于血尿酸的溶解,促进血尿酸经肾排泄,加速局部症状改善。

【来源】 陈明.电针配合隔姜灸治疗急性痛风关节炎34例.上海针灸杂志,2006;25(4):27

## 29. 电针穴注法

【组成】 穴位:足三里、三阴交、阿是穴。药物:复方当归注射液适量。

【用法】 ①电针:患者取仰卧位,病变局部皮肤常规消毒,用0.25 mm×40 mm毫针快速进针,直刺足三里、三阴交,均用捻转补法,使其针感传导,令足三里和三阴交构成回路;然后用韩氏电针治疗仪给予电刺激。其刺激频率为2 Hz或100 Hz,波宽在2 Hz为0.6 ms,刺激开始的电流强度为0.5 mA,10分钟后增至1 mA,又10分钟后增至2 mA,共刺激30分钟。同时用毫针刺激局部阿是穴,以泻法为主。每日1次,6天为1个疗程。②穴位注射:取足三里、三阴交,常规皮肤消毒,用5 ml注射器接牙科6号注射针头,抽取复方当归注射液2 ml,配以0.9%氯化钠4 ml,先针刺,待有酸、麻、胀感,回抽无回血后,缓慢推注药液,每穴1 ml,然后用干棉球均匀轻按1分钟。隔日1次,3次为1个疗程。

【功效】 健脾补肝益肾,活血通络止痛。

【主治】 急性痛风性关节炎,证属脾弱肝虚肾亏邪痹。

【效验】 共60例患者,随机分为治疗组(电针穴注组)和西药组。治疗组用上法;西药组用消炎痛、别嘌呤醇。结果:治疗组30例,痊愈14例,好转16例,无效0例(0%),有效共30例;西药组30例,痊愈7例,好转21例,无效2例,有效共28例。两组疗效比较,差异有非常显著性意义($P<0.01$),提示治疗组疗效更佳。治疗前后疼痛评分各组自身比较,差异均有非常显著性意义($P<0.01$);而治疗后两组比较,差异有非常显著性意义($P<0.01$),提示治疗组止痛效果更好。治疗前后血尿酸各组自身比较,差异均有非常显著性意义($P<0.01$);而治疗后两组比较,差异也有非常显著性意义($P<0.01$),提示治疗组降血尿酸效果更好。

【解析】 足三里为足阳明胃经之合穴,脾胃为后天之本,气血生化之源;三阴交为肝脾肾三经之交会穴,刺之能健脾、补肝、益肾;阿是穴是以痛处为穴,依据《内经》以痛为腧的原则,采用泻法,旨在"宛陈则除之"。以上诸穴合用,标本同治。电流通过毫针刺激腧穴,可以通过神经传导,抑制痛觉中枢,提高机体的痛阈,增强机体的免疫机能,而发挥镇痛效应。当归注射液是当归经水煮醇沉后的灭菌水溶液,为水溶性成分,有扩张局部血管、改善神经局部营养环境、降低炎性介质和致痛物质水平作用,将其注射到穴位,可产生双重效应,且无任何毒副作用,安全、可靠。

【来源】 邹 燃等.电针加穴位注射治疗急性痛风性关节炎疗效观察.中国针灸,2007;27(1):17~19

## 30. 叩刺拔罐法

【组成】 阿是穴。

【用法】 常规消毒患部,用七头梅花针叩刺至出血,然后用投火法拔罐,留罐15~30分钟;待罐中拔出10~30 ml血液取罐,然后再次消毒。每日1次。

【功效】 祛湿逐寒,温经通络,行气活血。

【主治】 急性痛风性关节炎,证属寒湿痹阻。

【效验】 共69例患者,随机分为两组。治疗组以上法治疗;对照组口服秋水仙碱片。结果:治疗组37例,治愈(症状消失,实验室检查正常)11例、好转(关节肿胀减轻,疼痛缓解,实验室检查有改善)22例、未愈(症状及实验室检查无变化)4例,总有效率89.19%;对照组32例,治愈4例、好转25例、未愈3例,总有效率90.63%。两组总有效率经统计学处理,无显著性差异($P>0.05$)。

【解析】 梅花针和拔罐法具有祛湿逐寒、温经通络、行气活血、消肿止痛的功能,直接作用于病所,使沉积于患处的尿酸盐随拔出的血排出,减少尿酸盐沉积,从而达到事半功倍之效,为治疗急性痛风性关节炎提供了一种行之有效且无毒副作用的方法。

【来源】 李 兰等. 针罐结合治疗急性痛风性关节炎37例. 中医外治杂志,2002;11(1):41

## 31. 中药熏蒸法

【组成】 方Ⅰ:苍术、薏苡仁各30 g,川乌、威灵仙各15 g,红花、艾叶、木瓜、牛膝、茯苓各20 g。

方Ⅱ:苍术、生半夏、制南星、艾叶各20 g,红花15 g,王不留行40 g,大黄、海桐皮各30 g,葱须3根。

【用法】 方Ⅰ、方Ⅱ诸药借助熏蒸机熏蒸患部,每日2次,疗程1周。

【功效】 健脾除湿,祛风散寒,活血化痰,温经通络。

【主治】 痛风性关节炎,方Ⅰ证属湿热瘀阻;方Ⅱ证属痰浊瘀阻。

【效验】 共82例患者,随机分为两组。中药熏蒸组用上法治疗;对照组口服布洛芬、秋水新碱。结果:中药熏蒸组42例,痊愈(症状消失,血尿酸检查正常)16例,好转(关节肿胀消减,疼痛缓解,实验室检查有改善,血尿酸下降超过30%)25例,无效(症状及实验室检查无变化)1例,总有效率97.6%。对照组40例,痊愈5

例,好转21例,无效14例,总有效率65.0%。两组差异有显著性($P<0.01$),中药熏蒸组总有效率明显高于对照组。随访3年,中药熏蒸组复发2例,复发率4.9%;对照组复发9例,复发率为34.6%。两组复发率比较,差异有显著性($P<0.01$)。中药熏蒸组未发现有副作用患者;对照组发现消化道出血、白细胞减少者各1例,恶心、上腹部不适、上腹疼痛者3例。

【解析】 中药熏蒸方中,苍术、薏仁、茯苓健脾渗湿,重用苍术祛湿热,川乌、艾叶、威灵仙温经散寒、祛风除湿,红花、王不留行活血化瘀,半夏、南星豁痰。中药熏蒸是中医外治法之一。本方熏蒸可使血中尿酸降低或恢复正常,可能是药物通过局部吸收之故,或因刺激了治疗部位的诸多穴位所为,尚待进一步研究。

【来源】 施财富.中药熏蒸治疗痛风性关节炎42例临床观察.江苏中医药,2004;25(9):34

## 32. 维药包敷法

【组成】 鲜刺山柑果适量。

【用法】 每次取鲜刺山柑果1枚,捣成糊状,用2层纱布包敷患部,外层用塑料纸隔离,15～30分钟取下(视各人耐受情况而定)。每日1次,5天为1个疗程,可连续治疗2个疗程。

【功效】 祛风散寒,除湿止痛。

【主治】 痛风,证属湿热郁闭、阻滞经络。

【效验】 共10例患者,均以上法治疗。结果:治愈(症状、体征消失,实验室检查正常)3例,显效(症状、体征明显好转或部分消失,实验室检查明显改善)3例,有效(症状、体征好转,实验室检查有部分好转)3例,无效(临床症状、体征及实验室检查无改善或病情加重)1例。总有效率90%。

【解析】 维药刺山柑果为白花菜科植物刺山柑 CapparisspinosaL 的果实,又名老鼠瓜、野西瓜、槌果藤、菠里克果(维名),维医用于治疗风湿病,有祛风、散寒、除湿的作用,在新疆境内已有广泛的运用,但未见临床、药理等方面的报道。取本品外用治疗痛风,疗效显著。临床治疗过程发现,刺山柑果对皮肤有一定刺激性,其对皮肤的透过性颇强,多数患者反映用药5分钟内,皮肤就有灼热感。实验结果显示,刺山柑果对痛风症的疗效要好于风湿症。主要原因可能是该药通经、利尿,在刺激皮肤形成水泡的同时,清除多余黏液质,行气、散气的缘故。该药所含的有效成分尚待研究。

【来源】 罗俊. 维药刺山柑果治疗痛风风湿病15例. 中国民族医药杂志,1999;5(2):3

## 33. 针罐加敷法

【组成】 ①穴位:阿是穴。②药物:生大黄粉、生黄柏粉、芒硝、乳没、薄荷冰、冰片各适量。

【用法】 ①针罐:在患者疼痛关节红肿痛热处,以三棱针刺放血或梅花针叩击出血少量,再用火罐以吸尽瘀血为度。②外敷:上药研细末,凡士林调匀,即成水晶膏。患处皮肤常规消毒后,贴雷佛奴尔纱,面上再调敷水晶膏,纱布盖贴,绷带包扎,一日一换。

【功效】 败火泻毒,活血舒筋。

【主治】 急性痛风性关节炎,证属热痹。

【效验】 本组共80例患者,均采用上法治疗。结果:一次治疗即肿消痛减者62例,二次治疗肿消痛减者8例,三次治疗肿消痛减者6例,无效2例。有效率95%。

【解析】 痛风属于热痹,治以败火泻毒。用三棱针刺血,梅花针叩击至出血,再施之火罐吸出瘀血,使瘀血自外而出,不致积聚,有效地降低局部张力功效;再以水晶膏外敷,败火泻毒。针刺、火罐、水晶膏外敷联用治疗急性痛风性关节炎,方法简便易行,疗效确实。

**【来源】** 郭明鉴.针刺火罐水晶膏外敷治疗急性痛风性关节炎.华西医学,1999;14(3):337

## 34. 针药神灯法

**【组成】** ①穴位:阿是穴。②药物:消炎止痛膏。

**【用法】** 患者关节红肿热痛周围常规消毒,用1.5寸毫针以25°角向中心围刺(以6根针为适当);然后接G6805电针治疗仪断续波治疗,频率每分钟12次,强度以患者能忍受为度;同时配合神灯照射患处,以局部温热感为适宜,治疗30分钟后取针;然后,于患处敷消炎止痛膏。每天1次,一般5天为1个疗程。

**【功效】** 清热解毒,消瘀散结。

**【主治】** 痛风性关节炎,证属热痹。

**【效验】** 共96例患者,随机分为2组。治疗组以上法治疗;对照组口服别嘌呤醇片。结果:治疗组66例,痊愈(红肿热痛症状消失,行走如常,随访半年无复发)62例,显效(红肿热痛减轻,行走尚可)4例,有效率100.00%;对照组30例,痊愈18例,显效8例,无效4例,有效率86.7%,复发率16例。治疗组疗效明显优于对照组,而且复发率明显低于对照组。

**【解析】** 针灸作为一种独特的中医外治疗法,尤其是围刺配合神灯照射及外敷药物的治疗方法具有更好的疗效,得到临床广泛应用。毫针围刺是一种泻法(因为痛风多考虑为热痹),起到泻热、活血化瘀、舒经通络的作用;神灯照射起到改善局部血液循环,消除水肿,促使经脉畅通,"通则不痛";同时外敷药物,起到清热解毒、消瘀散结的作用。"三管齐下",红肿热痛之症状迎刃而解。通过治疗前后对照组的比较,此法治疗该病有明显的优势,无副作用且复发率低。

【来源】 喻淑珍．围刺法配合神灯照射及外敷药物治疗痛风性关节炎．针灸临床杂志，2006；22(9)：37～38

## 35. 穴位注射法

【组成】 正清风痛宁注射液适量。

【用法】 在病变部位较明显处，选取附近的穴位及肿痛关节部位的阿是穴；穴位局部皮肤常规消毒后，用5 ml注射器抽取正清风痛宁药液，快速刺入穴位一定深度，以产生酸麻胀感（不必强求）为佳，回抽无血即可注药；每次选穴2～4个，每穴注药约0.5 ml，每日1次。注意首次注射药量为50 mg，观察无过敏反应方可继续注射。

【功效】 祛风散寒，除湿消肿，舒筋活血，通络止痛。

【主治】 痛风性关节炎，证属风寒湿痹。

【效验】 共30例患者，均采用上法治疗。10次为一疗程，共治疗3个疗程。结果：经3个疗程治疗后，治愈（关节肿痛消失，功能活动恢复血尿酸正常）9例，占30%；显效（关节肿痛基本消失，功能活动时略有不利，血尿酸基本正常）11例，占37%；有效（关节肿痛及功能活动均好转，血尿酸偏高）4例，占13%；无效（关节肿痛无好转，功能活动不利，血尿酸高于正常）6例，占20%。总有效率占80%。

【解析】 正清风痛宁是从传统抗风湿中药青风藤中提取的有效成分经精制而成，具有祛风散寒，除湿清热，舒筋活血，通络止痛的作用。现代药理研究证明亦有镇痛、抗炎、祛风及免疫抑制与调节的作用。其镇痛作用强而持久；能调节免疫反应抑制肉芽增生，促进关节红肿热痛及功能的恢复。同时，还有良好降低血尿酸功效。穴位注射药液可通过刺激病变局部穴位，使药液直接渗透到病变的关节腔及周围,达到治疗目的。这也是中医经络系统以痛为腧,局部取穴的再次体现。同时,穴位注射副作用少,操作亦简便,患者易于接受。观察发现,34例高尿酸血症中,有19例血尿酸测定恢复正常,可见该药对治疗疼痛免疫性疾病有良好疗效。

【来源】 董建萍等,穴位注射正清风痛宁治疗痛风性关节炎30例疗效观察. 黑龙江中医药,2002;(1):50

## 36. 激光点灼法

【组成】 阿是穴及疼痛关节局部穴位(如第一跖趾关节肿痛者加选大都、太白;踝关节肿痛者加选太溪、照海等)。

【用法】 每次每部位选择2～4个穴位,采用激光穴位点灼疗法:输出波长为810 NM,输入功效500 mW,每次点灼时间0.1～0.5秒;前两天每天1次,以后隔天1次连用1周。嘱患者低嘌呤饮食,避免受凉受潮、过度疲劳、精神紧张,穿鞋舒适,防止关节损伤,制动患肢,口服碳酸氢钠以碱化尿液,鼓励多饮水。

【功效】 清热除湿散寒,解毒化瘀经络。

【主治】 痛风急性期,证属寒湿热毒阻滞经络。

【效验】 本组48例患者,随机分为两组,每组24例。激光治疗组以上法治疗;对照组口服双氯酚酸钠缓释片。结果:治疗组镇痛疗效评分(0分:疼痛无缓解;1分:疼痛略有缓解,但是不满意;2分:疼痛明显好转但期望更好;3分:疼痛改善较满意,偶尔有疼痛;4分:疼痛完全缓解十分满意)$2.98\pm0.36$,高于对照组$(1.75\pm0.31)$($P<0.05$);治疗7天后,治疗组评分$3.12\pm0.41$,对照组评分$2.87\pm0.35$,与治疗组第3天疗效相似。治疗期间,对照组恶心2例,腹泻2例,大便隐血阳性1例;治疗组无上述不良反应,仅有2例诉激光治疗局部疼痛,但尚能耐受。治疗后复查血常规及肝、肾功能两组均无异常。

**【解析】** 激光穴位点灼疗法相当于火针疗法。火针具有以下作用：借火助阳温通经络，使气血畅通，通则不痛；开门祛邪，散寒除湿；以热引热，行气散毒，借助火力强开外门以热使热邪引出体外，从而使热清毒解痛消。激光点灼疗法具有鲜明特点，对治疗痛风等免疫性、循环障碍性疾病具有独到的疗效。研究表明，激光穴位点射疗法具有双向调节免疫、消炎、止痛、改善微循环四大功效。

**【来源】** 杨惠琴. 激光穴位点射疗法对痛风急性期的疗效观察. 中国中医骨伤科杂志，2006；14(1)：18～20

## 37. 激光电疗法

**【组成】** 阿是穴。

**【用法】** 取疼痛关节部位，采用桂林产氦－氖激光治疗仪治疗：波长 632.8 nm，输出功率 25 mW，治疗时患者手持激光光纤输出头对准炎症关节，距离 2～5 cm，光斑直径 3～8 cm，直接垂直照射，每次 10 分钟。然后采用上海产 CDB-1 型超短波电疗机治疗：波长 7.374 m，频率 40.60 MHz，最大输出电流 300 mA，最大功率 250 W，电容电极 26 cm×18 cm×2 cm，治疗时将电极并置于疼痛关节部位，根据病情选用无热量至微热量，每次治疗 15～20 分钟。上述两种疗法每日 1 次，10 次 1 个疗程，共治疗 2 个疗程，两疗程间隔 3～5 天。

**【功效】** 活血舒筋，通络止痛。

**【主治】** 急性痛风性关节炎，证属邪痹经络。

**【效验】** 将 72 例患者随机分为两组。治疗组采用上法治疗，同时口服别嘌呤醇片；观察组仅采用口服别嘌呤醇片药物治疗。经 2 个疗程治疗后进行疗效评定。结果：治疗组 36 例，治愈 34 例，占 94％，显效 2 例，占 6％。对照组 36 例，治愈 22 例，占 61％，显效 12 例，占 33％，有效 1 例占 3％，无效 1 例，占 3％，两组治愈率比较,经统计学处理,差异具有显著($P<0.01$)性。治疗组的总体疗效显著优于对照组。治疗组关节疼痛明显减轻的时间为$(5.33\pm2.62)$天,对照组为$(9.31\pm4.52)$天,两组关节疼痛明显减轻的时间比较经统计学处理 $P<0.01$,差异具有显著性。

【解析】 低能量氦氖激光既是具有波动性的电磁波,又是一种粒子流。它具有热效应、压强作用、光化作用、电磁场和生物学刺激作用。氦氖激光直接、间接作局部和神经节照射,能使神经细胞和上皮细胞内的溶酶体被激活,增强其吞噬功能,进而促进炎症性渗出物和炎症性浸润细胞的消散,并通过抑制致病物质的产生、降低末梢神经兴奋性来镇痛和加速创面愈合。超短波具有改善局部血液循环、增加周围组织营养、促进渗出液吸收、加快炎症产物和代谢产物排除、镇痛等作用,以及改善微循环、增加网状内皮系统和多核细胞的吞噬能力、提高机体免疫力、增强机体新陈代谢、消除致病化学介质、减轻组织张力、松弛痉挛组织的作用。在治疗中,大多数急性痛风性关节炎患者症状及体征的解除与血尿酸的降低是一致的,而应用氦氖激光加超短波治疗,可改善局部微循环,增强局部营养代谢,有利于病理代谢产物——尿酸盐更快的消散吸收,使局部组织细胞修复加快。因此急性痛风性关节炎应用氦氖激光加超短波配合药物治疗优于单纯应用药物治疗。

【来源】 李 艳等.激光加超短波治疗急性痛风性关节炎临床观察.右江医学,2007;35(2):143

## 38. 灌肠针罐法

【组成】 ①灌肠方:生大黄、薏苡仁、苍术各10 g,石膏15 g,毛冬青、益母草各20 g。②针罐方:双侧八风、三阴交、阴陵泉、血海、上巨虚、下巨虚、曲池、合谷。③输液方:复方丹参注射液。

随症加减(针罐):肿痛关节局部穴位2~4个。

【用法】 ①灌肠:上药水煎取汁150 ml,待凉后行保留灌肠1~1.5小时。前5天每晚1次,以后隔日1次,共治疗10次。②针刺:穴位皮肤常规消毒后,选用一次性针灸针快速进针,行捻转泻法,每隔10分钟行针1次,留针30分钟,快速出针;肿痛关节处穴位采用一次性针头刺络放血,然后用小火罐拔出所放血液,5分钟后取罐,再用消毒棉签擦净(如关节肿胀消退后则停止刺络放血)。每天1次,连续治疗15天。③输液:治疗初期,复方丹参注射液20 ml,每日1次,连续3天,静脉滴注。

【功效】 清热祛湿,活血祛瘀。

【主治】 痛风,证属湿热内蕴。

【效验】 共63例患者,随机分为2组。治疗组采用上法治疗;对照组服用美洛昔。经15天治疗后,以症状体征评分、血尿酸(血UA)、尿尿酸(尿UA)、血沉(ESR)、急性反应蛋白(CRP)为观察指标,并对两组疗效进行比较。结果:治疗组32例,临床痊愈(关节肿痛完全消失,关节功能恢复正常,实验室检查正常)16例,好转(关节肿胀减轻,疼痛缓解,实验室检查有所改善)15例,无效(与治疗前相比,各方面均无改善)1例,总有效率96.87%。对照组31例,临床痊愈2例;好转27例;无效2例,总有效率93.55%。两组治愈率比较,治疗组明显高于对照组,差异有非常显著性意义($P<0.01$);两组间总有效率比较差异无显著性意义($P>0.05$);治疗组血UA下降及尿UA增加效果明显优于对照组,且起效快。

【解析】 痛风的发病机制,主要与湿浊、痰瘀、热毒有关。本方选用的薏苡仁能清热除痹、利水渗湿;苍术辛散苦燥、健脾燥湿;大黄及毛冬青清热解毒、活血祛瘀;石膏泄热滑肠。诸药合用,使邪有出路。另外,灌肠疗法可以避开肠肝循环,以免药物代谢影响肝功能。针刺三阴交、阴陵泉、血海利湿祛瘀;曲池、合谷、八风泻热;上巨虚、下巨虚通腑泄毒利尿;再刺关节局部穴位,且出针时不按压针孔。局部刺络拔罐,以达到疏通局部经气、祛除羁留瘀血之目的。

【来源】 奚玉凤.中药灌肠合针刺治疗急性痛风性关节炎32例.中医外治杂志,2007;16(3):16~17

## 39. 通络除痹法

【组成】 ①针刺方:曲池、外关、合谷、血海、足三里、阴陵泉、三阴交、丰隆。②通络液:忍冬藤、当归等适量。

随症加减:掌指关节痛甚加八风、二间、三间、前谷、后溪;腕关节痛甚加阳池、阳溪、阳谷、太渊、神门;肘关节痛甚加手三里、曲泽、小海、少海、尺泽;跖趾关节痛甚加八邪、大都、太白;踝关节痛甚加太溪、解溪、丘墟、商丘;膝关节痛甚加内外膝眼、梁丘、委中。

【用法】 ①针刺:取上穴,用泻法,留针20分钟。②通络液:诸药按制剂规范制成通络液。采用消炎止痛机(山东省乐陵市医疗器械厂生产)双向离子导入。在关节红肿处用75%的酒精棉球先对局部皮肤进行脱脂处理及清洁,用2块4层方纱(5 cm×5 cm)浸入适量通络液,以均匀、湿润、挤压不滴水为宜,放在治疗部位,再安放电极并固定,对置或并置;接通电源后,电流强度为最大耐受量;每日1次,每次治疗20分钟。

【功效】 通经泻热,活血化瘀,消肿止痛。

【主治】 痛风性关节炎,证属。

【效验】 共60例痛风患者,随机分为两组。治疗组用上法;对照组口服芬必得、别嘌呤醇。结果:治疗组30例,痊愈(关节肿痛消失,活动自如,血尿酸低于410 $\mu mol/L$)25例,显效(关节肿痛改善明显但未消失,活动较自如,血尿酸411~448 $\mu mol/L$)4例,好转(关节肿痛稍有改善,活动欠自如,血尿酸略有改善)1例,无效(关节肿痛无改善,活动受限)0例。对照组30例,痊愈18

例,显效5例,好转3例,无效4例。两组治愈率、有效率经统计学处理,$P<0.01$,$P<0.05$,差异有显著性,即治疗组疗效明显优于对照组。

**【解析】** 痛风性关节炎病多因瘀血痰浊痹阻关节。故先取足太阴脾经三阴交、阴陵泉、血海和足阳明胃经足三里、丰隆、内庭以健脾除湿、活血化瘀、清热化痰,同时配合手阳明大肠经曲池、合谷以及手三焦经外关以清热通络、调和气血,再泻病变关节部腧穴以清泻局部湿热之邪,共奏通经泻热、活血化瘀、消肿止痛之效。配合中药离子导入,通络液中忍冬藤、当归的作用,通过消炎止痛机的电极板将药物的离子经皮肤的组织间隙与细胞间隙送入体内,形成药物离子堆,直接在病变局部发挥作用。故在针刺和药物的协同作用下而取得较好的活血止痛作用。

**【来源】** 罗卫平.针刺配合中药离子导入治疗痛风性关节炎.吉林中医药,1999;(5):43

# 三、内外合治

"内外合治"指内治与外治结合运用的一类综合疗法。本节选介90首。

## 1. 消痛汤

【组成】 苍术、薏苡仁各18 g,黄柏、川牛膝各12 g,土茯苓、萆薢、金银花各30 g,蚕沙、红花、大黄各9 g,泽兰15 g。

随症加减:病位居上肢者加桑枝;关节疼痛伴发热者加生地、石膏、虎杖;疼痛甚者加延胡索、地龙、僵蚕;血瘀明显者加桃仁、丹皮。

【用法】 每日1剂,水煎取汁,早晚分服。药渣再兑水至1500~2000 ml,煮沸15分钟,待温(38~40 ℃)后浸洗发病部位30分钟,再用消毒纱布敷盖,每日2次。7天为1个疗程。

【功效】 祛风除湿,活血定痛。

【主治】 急性痛风性关节炎,证属湿热郁结、瘀阻经脉。

【效验】 共33例患者,均以上法治疗。2个疗程后评定疗效。结果:治愈(症状消失,血尿酸含量正常,随访2年未复发)22例;好转(症状缓解,血尿酸含量接近正常)10例;无效(症状、体征、血尿酸与治疗前相比无明显改善)1例。总有效率为97%。

【解析】 急性痛风性关节炎以湿热之邪为患,故以黄柏、苍术、薏苡仁、牛膝清利湿热、荣筋壮骨,为君药。现代医学研究证实,此四味药具有抗溃疡、抗缺氧、抗血小板凝集,以及镇痛、解毒、消炎、增强免疫的作用。重用土茯苓以解毒、除湿、利关节,萆薢祛风除湿、活血定痛,蚕沙为"风湿之专药"。三药合用,使祛风除湿、分清别浊、通络定痛之力更强,为臣药。佐以泽兰、红花活血化瘀;配金银花清热解毒。以大黄为使药,旨在荡涤脏腑湿浊(如若便溏,与它药同煎则能清湿化浊而不泻)。随症加用生地、石膏、虎杖以清热通络;延胡索、地龙、僵蚕通痹止痛;桃仁、丹皮活血散瘀;桑枝、川牛膝引诸药直达病所。药渣煎汤外洗患部,有利于改善局部血供,恢复相关组织的正常生理功能。

【来源】 何国珍. 消痛汤治疗急性痛风性关节炎. 湖北中医杂志,2003;25(7):44

## 2. 消风汤

【组成】 薏苡仁15 g,延胡索、川芎、威灵仙、泽泻、两面针、续断、牛膝各10 g,豨莶草15 g,甘草6 g。

随症加减:急性期发热疼痛较甚者,加黄柏、丹皮;恢复期及晚期伴阴虚者,加地骨皮。

【用法】 每日1剂,水煎取汁,早晚分服。将剩下的药渣加水100 ml,煮沸20分钟,等药温适宜后作病变部位浸泡,时间30分钟,每日2次。两周为1个疗程。

【功效】 祛风清热,行气活血,除湿通络,益肝补肾。

【主治】 痛风,证属湿热阻络。

【效验】 共25例患者,均以上法治疗。结果:痊愈(关节红肿热痛消失,行走自如,局部无何不适反应,血尿酸正常)22例;好转(关节肿痛基本消失,偶有阵痛,血尿酸有所下降)3例。总有效率为100%。

【解析】 消风汤中,薏苡仁甘淡微寒,祛风除痹又能清热,为主药;佐以延胡索、川芎、威灵仙行气活血而止痛;豨莶草祛风平肝热;泽泻利水渗湿并泻肾火;两面针祛瘀消肿以定痛;续断益肝补肾强筋骨;牛膝活血通经利关节,并引药下行直达病位;甘草调和诸药。上述诸药合用具有祛风清热、行气活血、除湿通络、益肝补肾之功效。外用是使药物通过皮肤的渗透作用,直接作用于病变部位,具有改善组织代谢和血液循环的作用。

【来源】 石青.自拟消风汤治疗痛风性关节炎25例临床观察.中国民族医药杂志,2004;(S1):61～62

## 3. 司爷汤

【组成】 ①内服方:血见飞、白三七、千金藤各15 g,腹水草、豨莶草、忍冬藤、寻骨风、苍耳子、松针、懒泥巴叶各10 g。②外用方:内服方原药同等分适量(均自采鲜药)。

随症加减(内服方):局部红肿较甚者加知母、石膏、姜黄;局部肿胀皮色不变者加萆薢、薏苡仁、车前子;关节变形或有结节者加山甲、全蝎、法夏,上肢痛加羌活、桑枝、连翘,下肢痛加独活、防己、牛膝。

【用法】 ①内服方:每日1剂,水煎取汁,分早晚2次服用。②外用方:诸药放入铁锅内,水煎1～2小时去渣,将药汁进一步火煎,浓缩至滴药成珠之时捞入罐中待用。冬天不用加防腐剂,春夏潮湿季节可按比例加入少量防腐剂。视其部位大小取浓缩药液直接涂于患处,外加一般白纸覆盖即可,活动大的部位可加用纱布固定,冬天可在涂药处加放热水带,使局部血管扩张,有利于药物的吸收。一般病程长、部位多、痛势剧者,内服外敷同治;若病程短、部位单一、痛势较轻者单用外敷即可。内外合用,1周为1个疗程。

【功效】 祛风胜湿,清热化瘀,通络止痛。

【主治】 痛风性关节炎,证属风湿热痹、气血不畅。

【效验】 共75例患者,经上法内外合治。结果:治愈(症状消失,实验室检查正常)47例,占62.7%;有效(关节肿胀消失,疼痛缓解,实验室检查有改善)23例,占30.7%;无效(症状及实验室检查均无改变)5例,占6.6%,总有效率93.4%。除3例用药后局部皮肤瘙痒过敏外,余无明显毒副作用。

【解析】 痛风病因多为外感风、寒、湿、热之邪或过食膏脂厚味致湿热内蕴。诸邪留滞经络,气血运行不畅,不通则通,久之则关节肿大、僵硬、变形。因此,基本方以祛风除湿、行气通络、清热化瘀为法。方中见血飞、寻骨风搜风散寒止痛;白三七、松针行气破瘀散结;苍耳子、豨莶草祛风通窍止痛;千金藤、忍冬藤清热解毒通络;腹水草、懒泥巴叶祛湿消肿止痛。以上药物文献考证无毒,多数药采自高山林下、山谷沟旁,系大山之珍奇名贵之材,原在民间广泛运用,疗效卓实。痛风性关节炎发病以冬春为多或遇冬春即加重,根据冬病夏治的理论,对于一些年久及痛点固定的患者,在夏秋季节尽管关节暂时无疼痛,也需每周服药1次或局部敷药3个疗程,以达无痛先防的目的。因本病多痛在关节,患处脂肪少,皮肤腠理易开,药力易于直达病所。

【来源】 王正苹.司爷汤内服外敷治疗痛风性关节炎75例.中国民族民间医药杂志,2003;(4):215

## 4. 大柴胡汤

【组成】 大黄(后下)、柴胡、黄芩、枳实、赤芍、苍术、牛膝、黄柏各10 g,山慈姑20 g,姜半夏、甘草各6 g,忍冬藤20 g,大枣3枚。

【用法】 每日1剂,水煎取汁,分2次服用。药渣再加盐50

克,水煎温热后局部敷泡肿胀关节,每日1次,每次30分钟,水温以35℃为宜。

**【功效】** 解热祛风,除湿通络,通腑理气。

**【主治】** 痛风性关节炎,证属湿热中阻、脉络不通。

**【效验】** 共36例患者,均以上法治疗。结果:临床痊愈15例,显效12例,有效6例,无效3例,有效率为91.7%。36例患者服药后均有不同程度的腹痛,腹泻稀水样便,未经加用其他药物,腹痛、腹泻自行缓解。

**【解析】** 痛风性关节炎辨证为湿热中阻,脉络不通。大柴胡汤病机特点是邪郁少阳,兼阳明里实。两者有相同的病理机制。方中柴胡解肌退热,疏肝散瘀,与黄芩相合则清泄在表邪热;大黄、枳实消积散瘀,理气导滞;赤芍活血解毒,凉血消肿;甘草柔肝止痛;法半夏祛湿化痰,消痞散结;黄柏泻火解毒,退虚热;苍术、忍冬藤皆可祛风除湿;山慈姑清热解毒,消痈散结。上述诸药合用,共奏解热祛风、除湿通络、通腑理气之功,其药证相符,收效亦捷。内外合治,起到双重疗效。患者产生的腹痛,腹泻等副反应可能是该方利水消肿泻浊降低血尿酸,缓解关节疼痛的病理、药理过程,有待于进一步研究。

**【来源】** 杨德才等.大柴胡汤治疗痛风性关节炎36例.中国现代应用药学杂志,2002;19(2):159~161

## 5. 英苓地鳖汤

**【组成】** 土茯苓、蒲公英、紫花地丁、赤芍、生石膏、薏苡仁、海桐皮各30 g,山慈姑、赤小豆各20 g,牛膝、泽兰、萆薢、威灵仙各15 g,知母、地鳖虫、苍术、黄柏各10 g。

**【用法】** 每日1剂,水煎取汁,早晚分服。药渣煎水熏洗患处。

【功效】 清热解毒,祛风胜湿,活血通络。

【主治】 痛风,证属风湿热邪流注经络关节。

【效验】 共58例患者,随机分为两组。治疗组采用上法治疗;对照组服用别嘌呤醇。结果:治疗组29例,显效(症状及体征消失,关节活动正常,血尿酸降致正常)9例,有效(症状及体征明显改善,关节活动较前灵活,血尿酸下降)18例,无效(治疗后症状体征无改善,实验室检查无变化)2例,总有效率为93.10%;对照组29例,显效7例,好转21例,无效1例,总有效率为96.55%。两组总有效率比较无显著性差异($P>0.05$)。

【解析】 英苓地鳖汤中,生石膏、知母清热散火,解肌止痛;蒲公英、紫花地丁、山慈姑清热解毒,消痈散结;土茯苓解毒除湿,通利关节;苍术、黄柏、防己、薏苡仁、萆薢、赤小豆清热利湿;海桐皮、威灵仙祛风除湿,消肿;桃仁、红花、泽兰活血止痛;赤芍清热凉血,散瘀止痛;地鳖虫活血通络;牛膝引药下行。全方共奏清热解毒、祛风胜湿、活血通络之功。内服同时,将药渣煎水熏洗患处,使有效成分直达病所,以提高疗效。

【来源】 杨晓砚等. 痛风汤剂治疗痛风性关节炎临床观察. 天津中医药,2006;23(4):319

## 6. 知柏山仙汤

【组成】 知母、苍术、陈皮、生甘草各10g,黄柏、威灵仙、防己各12g,山慈姑、赤芍、紫草各15g,川牛膝18g,鸡血藤30g,荜拨20g。

随症加减:痛甚加乳香、没药各10g;大便秘结者加生大黄10g(后下);肿甚加薏苡仁30g;热重者加栀子、黄芩各10g,忍冬藤18g。

【用法】 每日1剂,水煎取汁,早晚分服;将药渣再煮,泡患处。10天为1个疗程。

**【功效】** 清利湿热,活血止痛。

**【主治】** 痛风,证属湿热瘀阻。

**【效验】** 共40例患者,均以上法治疗1个疗程。结果:临床治愈(症状完全消失,关节功能恢复正常,主要理化检查指标正常)16例;显效(主要症状消失,关节功能基本恢复,主要理化检查指标基本正常)14例;有效(主要症状基本消失,主要关节功能及主要理化指标有所改善)8例;无效(与治疗前相比,各方面均无改善)2例。总有效率为95%。

**【解析】** 知柏山仙汤中,知母、黄柏、荜拨、苍术、防己清利湿热;山慈姑含有秋水仙碱,对急性痛风性关节炎有殊效;威灵仙通行十二经脉,专治痹痛,为治痛风的要药;川牛膝、赤芍、鸡血藤活血散瘀通络;紫草凉血活血解毒效佳;陈皮行气;甘草调和诸药,又能缓急止痛。药渣再煮泡患处,可改善局部气血运行,有助于消除关节红、肿、热、痛。经临床观察,此方有明显降低血尿酸的作用。

**【来源】** 赵立新. 知柏山仙汤治疗痛风性关节炎急性发作40例. 中国民间疗法, 2006;14(4):41～42

## 7. 痛风蠲痹汤

**【组成】** 苍术、黄柏、乌梢蛇、鹿角霜各15g,薏苡仁、萆薢、防己各20g,土茯苓、鸡血藤、忍冬藤各25g,白芥子、牛膝、生甘草各10g。

随症加减:关节红肿发热加石膏、知母、金银花、连翘;关节疼痛剧烈加全蝎、地龙;气血两虚加黄芪、当归;久病入络加红花、地鳖虫。

**【用法】** 每日1剂,水煎取汁,早晚分服。同时以药渣煎水熏洗患处。10天为1个疗程。

【功效】 清热祛湿,活血通络。

【主治】 痛风性关节炎,证属湿热蕴结、痹阻经络。

【效验】 共62例患者,均以上法治疗。结果:治愈(临床症状消失,关节活动自如,实验室检查正常)42例,占67.7%;好转(关节肿胀减轻,疼痛缓解,实验室检查有改善)16例,占25.8%;未愈(临床症状及实验室检查无变化)4例,占6.5%。总有效率为93.6%。

【解析】 痛风蠲痹汤方中黄柏、萆薢、防己、忍冬藤清热排浊;薏苡仁、苍术、土茯苓利湿泄浊;乌梢蛇、鹿角霜、鸡血藤活血通络止痛;白芥子利气散结;牛膝补肝肾,壮筋骨,引药下行。诸药合用,使湿热痰浊得去,经络通畅,气血得行,通则不痛。同时配合药渣熏洗患处,使药物直达病所,提高了清热除湿、行气活血、通络止痛功效,缩短了疗程。

【来源】 王冬娜等. 痛风蠲痹汤治疗痛风性关节炎62例. 河北中医,2002;24(1):23

## 8. 定痛清源汤

【组成】 金钱草、青风藤、生石膏各30 g,山慈姑、秦艽、臭梧桐各5 g,知母8 g,干地龙、黑山栀、茯苓各10 g,丹皮5 g,生地15 g。

【用法】 每日1剂,水煎取汁,早晚分服。药渣复煎冷敷患处,病情缓解,红热退尽,改用热敷患处。7天为1个疗程。

【功效】 清热泻火,利水消肿,通络止痛,排石散结。

【主治】 急性痛风性关节炎,证属"石"、"痰"、"热"、"湿"闭阻。

【效验】 共36例患者,均以上法治疗。结果:治愈(症状消失,血尿酸复查正常)32例;好转(症状基本消失,血尿酸复查低于治疗前)2例;难评定(症状消失,但缺少3个疗程内的血尿酸复查报告)2例。

【解析】 急性痛风性关节炎由"热"与"湿"搏结而成,反复相搏则化"痰"成"石"。"石"、"痰"、"热"、"湿"协同作祟,导致关节与组织的炎性渗出,表现为"红"、"肿"、"热"、"痛"、"敏感"等一系列的临床症状。痛风定痛清源汤着重在症状辨证和根源辨证,紧紧抓住"红、肿、热、痛、湿、痰、石"的外在表现和内在实质论治,所以能够药到病除。

【来源】 金许洪等.痛风定痛清源汤治疗急性痛风性关节炎的体会.镇江医学院学报,2000;10(2):380~381

## 9. 苓龙己艽汤

【组成】 萆薢、苍术各12 g,黄柏、川牛膝各10 g,土茯苓、忍冬藤、泽泻、薏苡仁各30 g,防己、秦艽、地龙各15 g。

随症加减:红肿疼痛甚加刘寄奴30 g,延胡索20 g;气滞血瘀加黄芪30 g。

【用法】 每日1剂,水煎取汁,早晚分服;药渣水煎,温洗患部,每日2次。

【功效】 清热利湿,祛风通络。

【主治】 痛风,证属风湿热邪痹阻经络。

【效验】 共26例患者,均以上法治疗。结果:显效(关节红肿热痛消失,活动正常,血尿酸恢复正常)20例;有效(关节肿胀消失,活动时仍有疼痛,血尿酸接近正常)6例。总有效率100%。

【解析】 苓龙己艽汤中,四妙散燥湿除热,且擅于除湿热下注引起的脚气病。土茯苓解毒除湿、利关节,萆薢祛风湿、利关节、分清浊,二药伍用则祛风除湿、分清别浊、通络之力更佳,用至30~50 g,可增强泄浊利湿之功,且能降低血尿酸;威灵仙、忍冬藤、秦艽、透骨草、鸡血藤、地龙配伍具有祛风湿、退湿热、通经络、止痹痛之功。全方清热利湿,活血化瘀。

【来源】 宁建武.泄浊化瘀汤治疗痛风性关节炎26例.辽宁中医学院学报,2004;6(2):108

## 10. 解毒泄浊汤

【组成】 茯苓、生姜皮各12 g,野菊花、桑白皮、银花、大腹皮、蒲公英各15 g,紫背天葵9 g,紫花地丁12 g,陈皮10 g。

随症加减:气虚神疲乏力者加北黄芪15 g;阴虚骨蒸劳热者加龟板30 g。

【用法】 每日1剂,水煎取汁,分2次于饭后服用。药渣水煎,趁热外洗患部,每日1次。

【功效】 健脾理气,解毒泄浊。

【主治】 痛风性关节炎,证属脾胃虚损、湿浊蕴积。

【效验】 共50例患者,随机分为两组。治疗组采用上法治疗;对照组服用秋水仙碱。10天为1个疗程,1个疗程后统计疗效。结果:治疗组显效30例,有效19例,无效1例,总有效率98%;对照组显效11例,有效7例,无效2例,总有效率90%。两组总有效率比较$P<0.01$,治疗组明显优于对照组。

【解析】 健脾泄浊汤中,以五皮饮以皮治皮,健脾理气,消肿泄浊;五味消毒饮清热解毒,消肿止痛。气虚者加北黄芪以补气托里,阴虚者加龟板滋阴清热。以上诸药,合而为用,标本兼治,共奏补脾解毒泄浊之功。现代医学研究表明五皮饮有利尿、促进尿酸排泄、降低血尿酸的作用,五味消毒饮有抗炎、抗变态反应、解热利尿的作用,两方合用能降低血尿酸,很快控制症状。

【来源】 邓 伟.健脾解毒泄浊法治疗痛风性关节炎.中药材,2003;26(6):466~467

## 11. 龙胆泻肝汤

**【组成】** 龙胆草、栀子、黄芩、柴胡、生地、车前子、当归各10 g,泽泻15 g,木通6 g,生甘草5 g。

**【用法】** 每日1剂,水煎取汁,早晚分服。药渣加水煎汤浸泡患处,或用毛巾浸药液熨患处。

**【功效】** 清泻湿热,疏通经脉。

**【主治】** 痛风,证属肝经湿热。

**【效验】** 共78例患者,均以上法治疗。结果:临床治愈68例,好转6例,无效2例。有效率94.87%。

**【解析】** 龙胆泻肝汤为泻肝经实火湿热之剂,与本病颇为切合。方中龙胆草泻厥阴实热,除下焦湿热;黄芩、山栀泻三焦之热,助龙胆以增强清肝经实热之功;泽泻泻肾经之湿,木通、车前子泻小肠、膀胱之湿,助龙胆清肝经湿热,使其从小便而出;当归入肝经,活血而散经脉之瘀滞,疏通经脉,主治痈肿、血滞疼痛;生地入肝经,养阴以和肝,是泻中有补、疏中有养,防其苦燥伤阴,使邪去而不伤正;甘草和中解毒;柴胡能疏肝经之气,平少阳之热,且具解热镇痛之功。现代药理研究证明,龙胆泻肝汤具有增强和调整机体的免疫功能、降低毛细血管通透性的作用,故用于治疗痛风而能取得满意疗效。

**【来源】** 徐 光.龙胆泻肝汤治疗痛风78例临床观察.中医正骨,2002;14(4):46

## 12. 清热通痹汤

**【组成】** ①内服方:山慈姑、桑枝、黄柏、忍冬藤各12 g,土茯苓、秦艽、制半夏、生甘草各10 g,全蝎、苍术各6 g,丹参20 g,牛膝

9 g,生薏苡仁15 g。②外用方:生大黄50 g,乳香、没药各15 g,虎杖20 g,红花6 g。

【用法】 ①内服方:每日1剂,水煎取汁,早晚分服。②外用方:每日1剂,水煎取汁600 ml,先局部熏洗,然后浸泡20分钟,每日2次。

【功效】 清热解毒除湿,活血破瘀通络。

【主治】 急性痛风性关节炎,证属湿热阻络。

【效验】 共47例患者,随机分为2组。治疗组采用上法治疗,对照组服用秋水仙碱、消炎痛、丙磺舒或别嘌呤醇,疗程20天。结果:治疗组47例,其中治愈27例,显效10例,好转10例;对照组46例,其中治愈20例,显效6例,有效15例,无效5例。两组总有效率和愈显率相比均有显著差异($P<0.05,P<0.01$)。

【解析】 内服方用忍冬藤、生薏苡仁、土茯苓、山慈姑、秦艽、黄柏、苍术以清热利湿,全蝎、桑枝、丹参、制半夏通络活血。实验研究证实,生薏苡仁、土茯苓、山慈姑、秦艽有降血尿酸促进尿酸排泄作用。内治同时,辅以清热解毒,活血破瘀之剂外洗。内外合治,共奏其效。

【来源】 李国勤等. 清热通痹汤治疗急性痛风性关节炎47例. 中国临床医生,2002;30(4):48

## 13. 枇杷叶酒

【组成】 枇杷叶、清酒各适量。

【用法】 用干净广口玻璃瓶1个,采集约40枚枇杷叶(最好是选用深绿色的枇杷叶),清酒2升(酒精度在30%左右)。把枇杷叶彻底洗净,刷掉叶子背面的细毛。把枇杷叶凉干,剪或切成长为1~2 cm的长方形或正方形;将剪或切好的枇杷叶放入宽口的玻璃瓶内,灌入清酒,密封放置在阴凉处1个月左右,用干的纱布过滤后,放入玻璃瓶内,置于冰箱内保存待用。无症状的高尿酸血症期患者,隔1天2次,早、晚餐时各喝1小杯(约30 ml)。急性关节炎期患者,1天2次,早、晚餐时各喝1小杯(约30 ml);内服同时,用冷开水稀释2~3倍,倒在纱布上后直接涂抹于患部,每天3~4次;严重者用浸有稀释液的纱布敷于患部,再用薄膜将其包扎,然后入睡即可;1周后,隔1天2次,早、晚餐时各喝1小杯(约30 ml)。慢性痛风期患者,1天1次,晚餐时喝1小杯(约30 ml);同时用冷开水稀释2~3倍,倒在纱布上后直接涂抹于患部,每天2~3次。以上各类型患者在内服枇杷叶酒时,均用冷开水稀释2~4倍,可加入蜂蜜。1个月为1个疗程。

【功效】 行气活血。

【主治】 痛风,证属寒湿结聚。

【效验】 共28例患者,均以上法治疗。结果:基本痊愈(临床症状全部消失,关节活动自如,血尿酸降至正常)13例;有效(临床症状好转,关节活动灵活,血尿酸较前降低10%)14例;无效(症状缓解不明显,痛风发作次数增加,血尿酸与治疗前无明显变化)1例。总有效率为96.43%。

【解析】 治疗痛风应以行气活血及固肾为主,气血通畅,则尿酸不会积聚。枇杷叶酒能够改善血液循环,外敷能消除发炎部位症状,更可以止痛。枇杷叶性味甘酸、凉,入脾、肺、胃经,内含丰富的维生素B、柠檬酸和钙、铁、磷等;白酒性味甘苦、辛、温,入心、肝、肺、胃经,主能通血脉,御寒气,行药势,治风寒痹痛,筋脉挛急,心腹冷痛。二者合用,有效成分溶于溶液中,因此,内服、外敷均具有很好的行气活血功效。

【来源】 邓 敏.枇杷叶治疗痛风28例.云南中医中药杂志,2006;27(3):78

## 14. 痛风方

**【组成】** 方Ⅰ：金雀根、土茯苓、薏苡仁、马鞭草、益母草、豨莶草各30g，苍术、威灵仙、炒牛膝、何首乌各15g。方Ⅱ：金雀根、金钱草、生地黄各30g，炙黄芪、党参各25g，何首乌、茯苓、杜仲、桑寄生各15g，方Ⅲ：紫草、车前子等各适量。

**【用法】** 方Ⅰ用于急性期患者，每日1剂，水煎取汁，早晚分服。方Ⅱ用于缓解期患者，每日1剂，水煎取汁，早晚分服。方Ⅲ诸药制成药膏，于服用方Ⅰ同时外敷肿处，每日换药1次。内外合治，30天为1个疗程。

**【功效】** 方Ⅰ：健脾化湿，活血利水。方Ⅱ：健脾补肾，利水祛浊，方Ⅲ：凉血活血，渗湿消肿。

**【主治】** 痛风，证属脾胃气虚、内湿致痹。

**【效验】** 共32例患者，均以上法治疗。结果：显效（局部关节红肿热痛消失，活动如常，血尿酸明显降低或正常）16例；有效（局部红肿基本消失，热痛消退好转，活动改善，血尿酸有所下降）14例；无效（症状和血尿酸无明显改善）2例，总有效率93.7%。

**【解析】** 方Ⅰ中，苍术、薏苡仁、土茯苓可健脾胃，化湿浊；金雀根补气行血，加之牛膝、益母草、马鞭草活血祛瘀而使通血脉之功更显；用金钱草、豨莶草清热解毒，利水消肿。诸药合用可加速尿酸的排泄，关节红肿的消退。方Ⅱ用黄芪、党参、何首乌、生地黄、杜仲等可以健脾护肾祛浊，以固根本，控制痛风性关节炎的复发。方Ⅲ用紫草凉血活血，车前子渗湿消肿，二者合而为膏，局部敷贴，以增消肿止痛之效。

**【来源】** 荣晓华．痛风方治疗痛风性关节炎32例．山东中医杂志，2000；19(7)：405~406

## 15. 四色方

【组成】 ①内服方：银花、连翘、黄芩、黄柏、虎杖、泽泻、青蒿、落得打、白花蛇舌草、鸡血藤、桃仁、红花各适量。②外用方：大黄、黄柏、蒲公英、生石膏各适量。

【用法】 ①内服方：按制剂规范制成精致颗粒，每包5g。急性发作期，每次3包，每日3次；慢性迁延期，每次2包，每日3次。②外用方：诸药煎汁外敷。

【功效】 清热除湿，活血化瘀。

【主治】 痛风，证属湿热内阻。

【效验】 共110例患者，均以上法治疗，以3个月为疗程进行观察总结。结果：临床痊愈（临床症状消失，血尿酸恢复正常）51例，好转（临床症状基本消失，血尿酸明显下降但未恢复正常）47例，无效（临床症状及血尿酸均无明显改变）12例。总有效率89.1%。

【解析】 内服方中银花、连翘、黄芩、黄柏、虎杖、泽泻、青蒿、蛇舌草等均有清热利湿作用，而落得打、鸡血藤、桃仁、红花等有活血化瘀之功；外用方则具有清热燥湿之效。内服外敷，相得益彰，共获其效。临床观察，未发生任何毒副反应。

【来源】 孔瑞龙．中药治疗痛风性关节炎110例．陕西中医，1999；20(2)：63

## 16. 定痛三方

【组成】 方Ⅰ：萆薢、土茯苓、生薏苡仁各20g，炮穿山甲、泽兰、当归、三七、五加皮、木瓜、防己、川牛膝、虎杖各15g，僵蚕、炙蜂房、红花各10g，桂枝、甘草各6g。方Ⅱ：羌活、防风、木瓜、当归、鸡血藤、细辛、白芷、生川乌、生草乌、透骨草各15 g,桑枝30 g,川芎、桂枝各10 g。方Ⅲ：忍冬藤、生大黄、仙鹤草、桑枝、生石膏各30 g,威灵仙、赤芍、丹参、乳香、没药、泽兰、薄荷、白芷各15 g。

随症加减（方Ⅰ）：湿浊偏盛者加蚕沙10 g,苍术15 g,车前子20 g;血瘀偏甚者加赤芍、土鳖虫、丹参各15 g;湿浊蕴热者加黄柏10 g,秦艽15 g;寒湿瘀阻者加制川乌、草乌、制附子、细辛、淫羊藿各10 g,熟地黄20 g;痛剧者加全蝎3 g,蜈蚣2条、炒延胡索30 g;兼夹凝痰见关节肿胀、结节质软者加白芥子、胆南星各10 g。

【用法】 ①内治：方Ⅰ诸药焙干,粉细面过200目筛,按制剂规范水泛为丸,每丸重1 g,每次服10～20丸,每日3次,温开水冲服。②外治：风寒湿痹选用方Ⅱ,湿热痹选用方Ⅲ。每日1剂,均水煎取汁,熏洗患处,每次20～30分钟。

【功效】 祛风除湿,散寒清热,活血通络。

【主治】 痛风,证属风寒湿痹或湿热痹。

【效验】 共120例患者,均以上法治疗。结果：治愈（症状消失,血及尿液中尿酸含量正常,肾功能正常,随访2周未复发）105例,占87.5%；好转（在服药情况下,症状缓解,血及尿液中尿酸含量接近正常）9例,占7.5%;无效（症状及血尿酸、尿酸与治疗前相比无明显改善）6例,占5%;总有效率95%。

【解析】 内治方中,重用萆薢、土茯苓以除湿泄浊,通利关节；炮穿山甲、僵蚕、蜂房破结开瘀,消痰软坚；薏苡仁、防己祛风除湿,清热消肿；红花、三七活血化瘀止痛；秦艽、威灵仙、五加皮祛风湿,止痹痛；虎杖、泽兰清热利湿消肿；木瓜以助五加皮祛风除湿之功,且兼有强筋健骨作用；桂枝通十二经脉；牛膝载药下行,直达病所,并能补肾壮骨,引经通络；甘草缓急止痛,调和诸药。诸药合用,祛风除湿,化瘀通络,强筋健骨,泄浊止痛。方Ⅱ外治,重在祛风散寒除湿,与方Ⅰ同用而适于风寒湿痹之痛风;

【来源】 刘飑斌．康宝定痛丸治疗痛风120例临床观察．甘

肃中医,2006;19(11):33~34

## 17. 痛消灵方

**【组成】** ①内服方:土茯苓、萆薢、生姜各30 g,补骨脂15 g,桂枝、生白术、茯苓、木瓜各20 g,法半夏、泽泻、络石藤、威灵仙各15 g,陈皮12 g,三七、红花各10 g。②外洗方:透骨草50 g,乳香、没药各20 g,忍冬藤30 g。

随症加减(内服方):寒盛加制附子、乌药;热象明显去补骨脂,加黄柏、苍术;肿盛加薏苡仁、防己;上肢痛加桑枝、姜黄;下肢痛加牛膝;有痛风结石加金钱草、海金沙。

**【用法】** ①内服方:每日1剂,水煎取汁,早晚分服。②外洗方:每日1剂,煎汁外洗患处,每日1次。两方联用,15天为1个疗程。

**【功效】** 温阳泄浊,化痰活血。

**【主治】** 痛风,证属痰浊内痹、经络不畅。

**【效验】** 共90例患者,随机分为两组。治疗组采用上法治疗;对照组服用芬必得、别嘌呤醇。观察患者治疗前后关节疼痛、肿胀程度、活动度及血BUA的变化情况。结果:治疗组45例,临床治愈21例,显效13例,有效7例,无效4例,总有效率93.33%;对照组45例,临床治愈8例,显效14例,有效12例,无效11例,总有效率75.56%。两组疗效比较有非常显著性差异($P<0.01$)。

**【解析】** 内服方一方面温阳扶正、温肾补脾,以减少尿酸的生成;另一方面用泄浊利湿、化痰活血之品,以助排尿酸。外洗方则祛风散寒、活血清热,重在治标,不仅止痛消肿效果明显,而且也可使尿酸明显下降。

**【来源】** 欧 文.自拟痛风消汤合中药外洗方治疗痛风性关节炎45例.广西中医药,2007;30(4):14~16

## 18. 芪薢痛宁方

**【组成】** ①内服方:生黄芪、生薏苡仁各20 g,当归12 g,银花藤、赤芍、丹皮各15 g,炙甘草6 g,独活、秦艽、川三七(分吞)各10 g。②外用方:新癀片(市售)适量。

随症加减(内服方):上肢关节痛甚加桑枝、姜黄各10 g,下肢关节痛甚加牛膝12 g,木瓜9 g,痛久加三棱、莪术各10 g,疼痛甚者加炙乳香、炙没药各4.5 g。

**【用法】** ①内服方:每日1剂,水煎服。②新癀片:以中高度酒调成糊状,每2小时间断涂抹患处。两方合用,10天为1个疗程。

**【功效】** 清热除湿,凉血祛瘀。

**【主治】** 急性痛风关节炎,证属湿热阻络。

**【效验】** 共41例患者,随机分成两组。治疗组采用上法治疗;对照组口服秋水仙碱。结果:治疗组显效(关节红、肿、热、痛消失,局部无任何反映,活动如常,SUA值降至正常范围)18例,有效(关节肿胀消减,疼痛缓解,SUA值下降,但未达正常范围)2例,无效(关节红、肿、热、痛症状改变不明显,活动仍受影响,SUA值未下降)1例,总有效率95.24%;对照组显效8例,有效9例,无效3例,总有效率85%。两组临床疗效比较,治疗组显效率高于对照组($P<0.05$)。

**【解析】** 痛风急性期关节红、肿、热、痛,多为湿热蕴结所致,属风湿热痹;病久皮色暗红,乃瘀热之象。治宜清热利湿,凉血祛瘀为主。内服方中,生黄芪、生薏苡仁健脾利湿消肿,当归活血通络,银花藤、桑枝清热除湿通络,独活祛下肢风湿,秦艽清热利湿,赤芍、丹皮凉血祛瘀,川三七活血祛瘀,消肿止痛。现代研究证实,三七有利尿作用,可促使尿酸排泄。新癀片主要成分为肿节风、三

七、牛黄等,功用清热解毒、活血化瘀、消肿止痛。内外兼治,疗效明显。

【来源】 潘墙生.加味四妙散内服配合新癀片外敷治疗急性痛风关节炎临床观察.中国乡村医药杂志,2006;13(6):47

## 19. 清利通腑方

【组成】 ①内服方:石膏50g,薏苡仁30g,苍术、牛膝、秦皮、秦艽、虎杖、枳壳、厚朴、何首乌各20g,独活、伸筋草、黄柏各15g,大黄10g(后下)。②外用方:黄柏、大黄、姜黄、苍术、芒硝、泽兰、荆芥各等份。

【用法】 ①内服方:每日1剂,水煎取汁,分3次服。②外用方:诸药研细末,水蜜调敷患处,每日1次。嘱患者饮食清淡,进素食,忌饮酒。

【功效】 清热除湿,消瘀止痛。

【主治】 急性痛风关节炎,证属湿热内蕴、络道阻塞。

【效验】 共86例患者,随机分为两组。治疗组以上方治疗,对照组服用予秋水仙碱,连续治疗7天。结果:治疗组86例,临床痊愈(7天内症状及体征消失80%以上)48例,显效(7天内症状及体征改善达60%以上)27例,有效(7天内症状及体征改善达35%以上)7例,无效(7天内症状及体征无变化)4例,总有效率95.35%;对照组42例,临床痊愈26例,显效8例,有效3例,无效5例,总有效率88.10%。两组总有效率差异有显著性($P<0.05$)。治疗组在治疗过程中除个别对外敷药物过敏外,均无明显不良反应。

【解析】 内服方中,苍术、薏苡仁、牛膝、黄柏、独活、秦艽、秦皮、伸筋草、石膏清热利湿;厚朴、枳壳、大黄、虎杖、何首乌泻下通腑,可使湿热清、瘀肿消、尿酸降、疼痛止。外用方中,黄柏、大黄、姜黄、苍术、芒硝、泽兰、荆芥诸药合而具有清热除湿、活血消瘀之效。两方合用,协同增效。

【来源】 张天洪．清热利湿通腑治疗急性痛风关节炎86例．中国中医急症,2004;13(3):184

## 20. 归军拈痛方

【组成】 ①内服方:当归、茵陈、川芎12 g,羌活、防风、葛根、知母各10 g,秦艽、猪苓、泽泻、苍术各15 g,黄芩、白术各30 g,甘草6 g。②外用方:五倍子30 g,大黄、黄柏各15 g,冰片5 g。

随症加减(内服方):脾肾亏虚者,加山药、淫羊藿30 g;湿滞经络,出现酸胀困楚、伸屈不利者,加薏苡仁、萆薢各15 g。

【用法】 ①内服方:每日1剂,水煎取汁,分2次温服。待红肿疼痛症状控制后,再随症加减。②外用方:将诸药研成粉末,掺入米醋,调成糊状,涂于油布上,厚约4 mm,敷于患处,包扎,两天换药1次。若皮肤破损、皮肤病、化脓将要溃破者禁用。两方合用,3周为1个疗程,一般连用3～4疗程。若因季节变化而发病,或反复发作者,在发作前1月即开始辨证治疗。嘱患者忌生冷、辛辣、海鲜类及动物内脏等食物;注意保护肢体,避免外伤。

【功效】 清热除湿,活血通络。

【主治】 急性痛风性关节炎,证属湿热侵袭、痹阻气血。

【效验】 本组共42例患者,均以上法治疗。结果:临床治愈(症状完全消失,关节活动恢复正常,主要化验指标正常)37例,显效(主要症状消失,关节活动基本恢复,化验指标基本正常)4例,有效(主要症状消失,主要关节活动、化验指标有所改善)1例,总有效率100%。其中4例病程长、每年均反复发作者,在每年的发作前内服中药1月,连续治疗观察3年,再无复发。

【解析】 内服方中,当归、川芎、活血行气通络;羌活、防风、秦芄、葛根祛风湿,利关节,止痹痛;猪苓、泽泻、茵陈、白术、苍术健脾渗湿,利水消肿;黄芩、知母清热毒;甘草调和诸药。外用方为经验方,外敷患处有活血凉血、清热解毒、消肿镇痛等作用。

【来源】 智 良等.当归拈痛汤与蚊合膏治疗痛风性关节炎42例.新中医,2005;37(1):78

## 21. 健脾泄浊方

【组成】 黄芪20 g,薏苡仁15 g,泽泻20 g,土茯苓10 g,防己、淮牛膝、秦艽、黄柏、赤芍、丹参各15 g,蝼蛄6 g,车前子(包)10 g。

【用法】 每日1剂,水煎取汁,早晚分服。药渣熏洗患处,1日数次。15天为1个疗程

【功效】 清热排浊,活血通络。

【主治】 痛风,证属湿热内阻、络脉瘀滞。

【效验】 共48例患者,随机分为两组。治疗组采用上法治疗;对照组服用消炎痛。用药治疗2个疗程并随访6个月评定疗效。结果:治疗组25例中,临床痊愈(症状完全消失,关节功能恢复正常,血尿酸<380 mmol/L,血沉、白细胞计数下降至正常水平,临床及实验指标完全正常)14例,显效(主要症状消失,关节功能基本恢复,血尿酸<416 mmol/L,血沉、白细胞计数基本恢复正常值水平,临床及实验指标改善>66.7%)7例,有效(主要症状基本消失,关节功能有所改善,血尿酸、血沉、白细胞计数等有所下降)2例,无效(与治疗前比较,各方面均无明显改善)2例,总有效率为96%。对照组23例中,临床痊愈4例,显效7例,好转4例,无效8例,总有效率为65.19%。

【解析】 痛风证属虚实夹杂。故治用健脾泄浊方虚实兼顾。方中黄芪、防己健脾祛湿;土茯苓、薏苡仁、泽泻、蝼蛄利湿泻浊;秦

芄、赤芍、黄柏、丹参清热排浊、活血通络;淮牛膝补肾壮骨,引药下行。诸药相合,补虚活血、清热除湿、祛风通络,使正气充盛,湿热痰浊得去,经络畅通。采用药渣熏洗患处,使有效成分直达病所,以提高疗效。

【来源】 胡柱佳.中西医结合治疗痛风性关节炎疗效观察.继续医学教育,2006;20(34):55

## 22. 二防三色方

【组成】 ①内服方:黄柏、苍术、防己、萆薢各12 g、防风、威灵仙、忍冬藤、牛膝、地龙、泽兰、红花、赤芍各10 g,生薏苡仁25 g。②外用方:黄柏、姜黄、白芷、制大黄各250 g,天花粉500 g,制南星、炒苍术、姜厚朴、甘草、陈皮各100 g。

随症加减(内服):气虚者加人参、黄芪;血虚者加当归、白芍;痰湿疼痛者合用二陈汤。

【用法】 ①内服方:每日1次,水煎取汁,分2次于早晚服用。②外用方:诸药共研细末,混匀;每次约20 g,每日1次,用热水调成糊状外敷患处。内外合治,5~7天为1个疗程。

【功效】 清热解毒,除湿散瘀,消肿止痛。

【主治】 痛风急性发作,证属湿热瘀毒阻滞。

【效验】 共42例患者,均经上法内外合治。结果:红、肿、热、痛治疗3天消失者21例,治疗4天消失者12例,治疗5天以上消失者9例。其中治愈(临床症状、体征消失,关节功能活动正常)35例,好转(临床症状、体征及关节功能活动明显改善)6例,无效(治疗后无明显变化)1例,总有效率97.62%。

【解析】 痛风急性发作多因正邪相争、郁而化热引起,故急用外用方(如意金黄散)外敷为主治疗。方中黄柏清热燥湿、泻火解毒,姜黄活血散瘀、消肿止痛,二者共为君药;白芷、天花粉燥湿消肿、排脓解毒为臣药;大黄清热解毒、凉血祛瘀,陈皮、厚朴燥湿化痰、行滞消肿,苍术燥湿辟秽,天南星燥湿化痰、散结消肿止痛,共为使药。诸药合用,共奏清热除湿、散瘀化痰、消肿止痛之功。内服方中,黄柏、苍术、防己、萆薢、生薏苡仁清热利湿为主药;辅以防风、威灵仙疏风胜湿,伍用忍冬藤、牛膝、地龙以助清热之力且有逐瘀通络定痛之效。诸药协同,疏通十二经脉,湿热之邪得清,经络瘀阻得通,因而红、肿、热、痛自愈。如此外敷配合内服治疗,加速邪热污浊的排泄,从而迅速改善症状,消除局部炎症,且对促进尿酸排泄有明显的作用。

【来源】 傅渊等.金黄散外敷并中药内服治疗痛风急性发作42例.中国中医急症,2006;15(11):1293

## 23. 草虫通痹方

【组成】 ①内服方:秦艽、豨莶草、络石藤、黄柏、地龙各15g,木防己、萆薢、赤芍、知母、苍术各12g,银花藤、薏苡仁各30g,泽泻、延胡索、姜黄各10g,木通、川牛膝各6g,全蝎5g(研末冲服)。②外用方:苍术1份,黄柏、姜黄、生大黄各3份,天花粉5份,天南星、厚朴各1份,白芷2份,陈皮、生甘草各1份,丹皮、赤芍各3份,木芙蓉叶2份。

【用法】 ①内服方:每日1剂,水煎取汁,分3次服;②外用方:每日1剂,水煎取汁,局部外敷。

【功效】 祛风除湿清热,活血通络止痛。

【主治】 痛风,证属风湿热痹。

【效验】 共57例患者,均以上法治疗。结果:显效(关节红、肿、热、痛消失,局部无任何反应,活动如常,血尿酸值降至正常)47例,有效(关节红、肿、热、痛消减,疼痛缓解,血尿酸值下降但未达正常范围)10例。

【解析】 内服方中,秦艽、豨莶草、木防己、银花藤祛风清热除湿、通经络而止痛,络石藤祛风通络、凉血消肿,赤芍清热凉血、祛瘀止痛,黄柏清热解毒燥湿,知母清热泻火,苍术燥湿健脾、祛风湿,薏苡仁、泽泻、萆薢、木通利水渗湿、舒筋通络,木通通血脉、利尿泻热,延胡索、姜黄、川牛膝、全蝎、地龙理气活血、通络止痛,川牛膝引药下行、通利关节。药理研究证实,秦艽、豨莶草、络石藤、木防己、银花藤具有抗炎作用,秦艽具有镇痛作用,秦艽、薏苡仁、泽泻、萆薢、木通利尿可促进尿酸排泄、减少代谢产物的沉积。局部外敷中药则能清热解毒、行气活血、消肿止痛。内外合治,相得益彰。

【来源】 彭子怀.中西医结合治疗急性痛风57例.实用中医药杂志,2006;22(9):557

## 24. 急发施治方

【组成】 ①内服方:大黄6 g(后下),茜草、泽兰、赤芍、金银花、土茯苓各30 g,山慈姑、栀子各12 g,川牛膝15 g,陈皮9 g,甘草6 g。②外用方:云南白药适量。

【用法】 ①内服方:每日1剂,水煎取汁,分2次于早晚服用。②外用方:每次适量,酒精调匀,外敷病变关节处(酒精过敏者禁用此法),用无菌纱布覆盖;6~10小时换药1次,期间一旦酒精挥发、纱布干燥,即需另取酒精重新将其浸湿。

【功效】 活血散瘀,消肿止痛。

【主治】 痛风性关节炎急性发作,证属湿邪化热、血脉瘀阻。

【效验】 共24例患者,均经上法治疗。结果:临床治愈(症状完全消失,关节功能恢复正常,主要实验室检查指标正常)15例,占62.5%;有效(主要症状基本消失,关节活动功能基本恢复或有明显进步,工作能力改善,主要实验室检查指标改善)7例,占

29.2%;无效(未达有效标准)2例,占8.3%。总有效率91.7%。

【解析】 内服方中,大黄为主药,既可通大便,又能利小便,既可导滞,又能清热,可散酒肉郁积之热,并能活血,使脉道通利,通则不痛;山慈姑解毒镇痛,其所含成分秋水仙碱系治疗痛风急性发作的特效药;土茯苓、茜草、栀子等能清热利水消肿;赤芍药、金银花、泽兰、牛膝、延胡索活血止痛;甘草调和诸药。本方不但能止痛消肿,而且能促进尿酸排泄,降低血尿酸。根据"内病外治"、"以痛为腧"的理论,在内服中药同时,配合云南白药局部外敷,取其活血散瘀、消肿止痛之功效,加之保持酒精浸湿状态,一则有利于患部充分吸收药物,二则可加强云南白药的活血通络、消瘀散结作用。中药内服、外敷治疗痛风性关节炎急性发作缓解症状作用迅速,且可避免常规西药所致的消化道及其他系统的毒副作用,是一种安全、有效、简便易行的治疗方法。

【来源】 孙东云等.中药内服外敷治疗痛风性关节炎急性发作24例.河北中医,2004;26(2):103

## 25. 辨证分投方

【组成】 方Ⅰ:苍术、黄柏、牛膝、防己、萆薢、泽泻各10 g,木瓜、地龙各15 g,薏苡仁、忍冬藤各30 g,车前子12 g。方Ⅱ:附子、甘草各6 g,红参10 g,当归、白术各15 g,茯苓20 g,桂枝12 g,细辛3 g。方Ⅲ:半夏、枳实各12 g,白芥子、茯苓、当归、川芎、地龙、独活各15 g,甘草10 g,天南星6 g。方Ⅳ:熟地黄、山茱萸、茯苓、牡丹皮、泽泻、山药、牛膝、菟丝子、枸杞子各15 g,生牡蛎、鸡血藤各30 g,鳖甲20 g。方Ⅴ:生半夏、红花、乳香、没药、羌活、独活各15 g,天南星10 g,莪术20 g,丹参30 g。

随症加减:①方Ⅰ,热甚者加生石膏30 g,知母15 g;肿甚者加滑石15 g,土茯苓30 g;痛甚者加全蝎6 g,乳香、没药各12 g。

②方Ⅱ～方Ⅳ,气血虚甚加黄芪30 g,黄精15 g,何首乌12 g;阴虚甚加鳖甲、玄参各20 g;阳虚甚加制川乌头6 g,鹿角霜12 g;关节肿甚加土茯苓30 g,防己、滑石各15 g;关节久痛不已加全蝎6 g,乌梢蛇15 g,炮穿山甲10 g。③方Ⅴ,急性期加土茯苓52 g,防己15 g;慢性期加威灵仙15 g,天仙藤20 g;痛甚可酌情加制马钱子粉和洋金花。

【用法】 ①内服方即方Ⅰ～方Ⅳ。根据辨证,选取一方,每日1剂,水煎取汁,分2次于早晚服用。②外用方即方Ⅴ,每日1剂,水煎取汁,采用电泳浴:准备YH-6型风湿治疗仪(丹东医疗器械厂制造)1台。先将煎取的药液倒入深度约50 cm塑料桶内,加温水至将满,药液温度30～40 ℃(应严格注意用量和浓度);再将带有纱布衬垫的电极板负极固定在患肢足掌(或手掌)上,正极板固定在膝关节(或肘关节)内或外侧,继将患肢插入准备好的盛有药液的桶内,让正极板在液面以上;启动电源开关,分别调节药导和电摩开关,注意输出电流必须从0开始,逐渐增加强度,这时小腿及足部(或前臂及手部)出现规律性舒缩,调至患者可承受的强度即可(一般在15～30 mV),此时关节疼痛迅速减轻,然后调节时间按钮至20分钟,到时自然停止。每日1次,10天为1个疗程,可休息3日后进入第2个疗程。慢性痛风性关节炎肿痛不甚者可隔日1次。

【功效】 方Ⅰ:清热利湿,活血散结;方Ⅱ:温经散寒,祛湿通络;方Ⅲ:活血祛瘀,化痰散结;方Ⅳ:滋补肝肾,活血止痛;方Ⅴ:活血祛瘀,散结止痛。

【主治】 痛风性关节炎。方Ⅰ证属湿热郁闭;方Ⅱ证属寒湿痹阻;方Ⅲ证属痰瘀痹阻;方Ⅳ证属肝肾阴虚;方Ⅴ用于以上各型。

【效验】 共42例患者,均经上法治疗。结果:痊愈(临床症状消失,关节活动自如,实验室检查正常)28例,占66.7%;好转(关节肿胀减轻,疼痛缓解,实验室检查有明显改善)14例,占33.3%。

总有效率100%。其中痊愈患者治疗最短1个疗程11例,最长3个疗程4例,平均1.7个疗程。好转14例患者中大多存在2个以上并发症。

**【解析】** 根据现代药理学研究,抗风湿药不仅具有抗炎和调节免疫的作用,而且有持续镇痛作用,其利湿浊作用有利于尿酸的排泄;活血化瘀药不仅可以缓解血管痉挛和改善微循环,也有降血脂和镇痛的作用。中药电泳浴集药物导入、水浴疗法、透热疗法、机械刺激和调节生物电场于一身。通过这种综合作用,不仅使大量的中药离子直达病灶(尤其所含正价微量元素能迅速吸收),同时局部肌肉的规律性舒缩也有利于改善局部微循环,抑制炎症反应,促进尿酸盐的溶解吸收和排除;另在病灶处形成的电场有利于激发体内基本粒子谐振,调节人体生物电场和生化效应,促进新陈代谢,刺激正常组织再生,从而有利于病变部位的康复而不易复发。本疗法对较重的局部溃疡和坏死患者及严重心力衰竭、恶病质、严重神经官能症、出血患者禁用。

**【来源】** 李学卿等.中药辨证内服加中药电泳浴治疗痛风性关节炎42例.河北中医,2004;26(5):339

## 26. 二活三黄方

**【组成】** ①内服方:石膏(先煎)、鸭跖草各40 g,知母、生甘草、羌活、防己、独活各10 g,苍术、赤芍各15 g,西河柳、牛膝各20 g。②外用方:大黄、栀子、黄柏、黄芩各适量。

随症加减(内服方):伴全身发热、口渴、咽喉痛者,加金银花、连翘、黄柏;出汗多者,加生地、当归。

**【用法】** ①内服方:每日1剂,水煎取汁,早晚分服。②外用方:上药生用研粉,按5:5:4:3比例混匀,用温开水调和后铺于桑皮纸上,外敷,3天换药1次。

【功效】 清热利湿,祛风通络。

【主治】 急性期痛风性关节炎,证属湿热阻络。

【效验】 共64例患者,均以上法治疗。结果:7天内症状消失,尿酸降至正常16例;7~14天内症状消失48例。

【解析】 急性期痛风性关节炎本质虽为风寒湿阻遏,但在急性期则为郁热证,风湿热邪胶结,治疗应以清热利湿、祛风通络为先。内服方中,石膏、知母清气分热;苍术解表化湿;粳米、甘草调和诸药;加鸭跖草、赤芍清热凉血,活血祛瘀;西河柳清热解毒,解肌透表;羌、独活祛风湿,通经络;防己清热利湿;牛膝补肾壮筋,引药下行。诸药合用,使腠理之湿热透表而去,又能使阴分之湿热清利而消。中药大黄、栀子、黄柏、黄芩药末外敷,具有清热、利湿、活血之功。内外合用,即增强局部消肿退热、止痛之力。

【来源】 胡建岳.白虎加苍术汤加减合用四黄散外敷治疗急性期痛风性关节炎64例.浙江中医学院学报 2000,(3):141

## 27. 三色二乌方

【组成】 ①内服方:黄柏、延胡索、牡丹皮各12 g,苍术10 g,薏苡仁、土茯苓、车前草、白茅根各30 g,川牛膝、防己、豨莶草、生地黄、赤芍各15 g。②外用方:黄柏、栀子、大黄、生半夏各20 g,生川乌、生草乌各15 g,红花、樟脑各10 g,薄荷12 g。

【用法】 ①内服方:每日1剂,水煎取汁,早晚分服。②外用方:每日1剂,加水适量,煎煮后去渣,加食醋20 ml,待水温合适时外洗浸泡患处;每次30分钟,每天2次。内外合治,7天为1个疗程。

【功效】 清热除湿,活血通络,消肿止痛。

【主治】 急性痛风性关节炎。证属寒湿蕴热、闭阻络脉。

【效验】 共55例患者,均以上法治疗,连续2个疗程。结果:

显效(红肿热痛消失,活动自如,BUA 和 WBC 总数恢复正常)32例,好转(关节红肿热痛减轻,BUA 水平下降,但未至正常水平)19例,无效(临床表现及实验室检查无变化或加重)4 例。总有效率为 92.73%。

【解析】 痛风不外风寒湿热之邪侵袭,痹阻经络,流注关节,或风寒湿邪内蕴化热所致。故以清热祛湿、活血通络、消肿止痛立法组方。内服方中,黄柏、苍术、薏苡仁、川牛膝、防己、土茯等、车前草、豨莶草、白茅根清热除湿消肿;延胡索、赤芍、牡丹皮活血通络止痛;生地黄清热养阴柔筋,以防利湿化燥伤阴之弊。外用方中,黄柏、栀子、大黄清热祛湿;生半夏、生川乌、生草乌、薄荷、食醋祛风消肿止痛;红花、樟脑活血通络。诸药合用,内外并施,切中病因病机,故用于治疗急性痛风性关节炎疗效显著。

【来源】 肖明辉等. 清热祛湿法为主内外结合治疗急性痛风性关节炎 55 例, 新中医, 2003; 35(7): 35

## 28. 二黄二乌方

【组成】 ①内服方:黄藤、黄柏、土茯苓、萆薢等各适量。②外用方:黄藤、川乌、草乌等各适量。

【用法】 ①内服方:每日1剂,水煎取汁,早晚分服。②外用方:按规范制成膏药。每次适量,每日1次,外敷患处。

【功效】 祛湿通络,抗炎镇痛,清热利湿。

【主治】 痛风性关节炎,证属湿热内生、痹阻经络。

【效验】 共45例患者,均以上法治疗。结果:痊愈(临床症状全部消失,功能活动恢复正常,血沉、血尿酸、X 线等结果正常)5例;显效(主要肿痛消除,关节功能基本恢复,血沉、血尿酸、X 线结果正常或基本正常)36 例;有效(关节局部症状明显好转,关节功能有所改善,血沉、血尿酸、X 线结果有好转)4 例。控制症状时间最短者1天,最长者15天。

【解析】 痛风性关节炎易反复发作,多因食肥甘厚味,湿热内生,痹阻经络关节所致。故方以黄藤祛湿通络,抗炎镇痛;黄柏、土茯苓、萆薢清热利湿。必须注意的是,黄藤为有毒之物,用量、服法需严格按照要求服用。

【来源】 许竹青等. 黄藤合剂治疗痛风性关节炎45例. 湖北中医杂志,2006;28(8):44

## 29. 乳牛消痛方

【组成】 ①内服方:银花、薏苡仁、桑枝、水牛角(先煎)各30 g,丹皮、黄柏、秦艽、赤芍各15 g,苍术、没药、乳香各10 g,防己12 g,忍冬藤20 g。②外用方:消炎止痛软膏适量。

随症加减(内服方):湿邪偏重者加橘皮6 g,薏苡仁加至50 g。

【用法】 ①内服方:每日1剂,加清水500 ml煎至150 ml,分2次温服。症状缓解后酌减药量。②外用方:将消炎止痛软膏摊在油纸上,厚约0.3 cm,外敷包扎患处,每隔24小时换药1次。

【功效】 清热除湿,活血通络。

【主治】 痛风性关节炎,证属湿热蕴结、络脉瘀滞。

【效验】 共46例患者,经用上法治疗。结果:优(关节疼痛3天内明显减轻,2周内关节功能完全恢复)29例,占63.1%;良(关节2周后仍有轻度疼痛,关节功能基本恢复)14例,占30.4%;差(症状无明显改善)3例,占6.5%。总有效率93.5%。疗程最短6天,最长16天。疗效差的3例为药膏外敷引致皮肤过敏而改用西药治疗者。

【解析】 痛风性关节炎主要为过食膏粱厚味,脾胃运化失常,湿热蕴结,络脉瘀滞所致。内服方中,黄柏、银花、苍术清热燥湿,水牛角、丹皮清热凉血、泻火解毒,薏苡仁利水退肿,防己、秦艽、桑枝、忍冬藤祛风通络，清热利湿，赤芍、乳香、没药活血祛瘀。诸药合用，共奏清热除湿、活血通络之效。消炎止痛软膏主要由独活、芒硝、生天南星、皂荚、生草乌、冰片、水杨酸甲脂等组成，外敷患处可加强消炎止痛效果。

【来源】 杜耀强. 中药内外合治痛风性关节炎46例. 实用中医药杂志,2006;22(7):414

## 30. 两期分治方

【组成】 方Ⅰ：黄柏、生薏苡仁、丹参、虎杖、青风藤、益母草、防己、川牛膝各适量。方Ⅱ：土黄芪、丹参、汉防己、青风藤、鸡血藤等各适量。方Ⅲ：皂角、川大黄、透骨草各适量。

【用法】 上三方均按制剂规范制成冲剂。方Ⅰ：每次9g，每日2～3次，饭后开水冲服，适用于急性期治疗。方Ⅱ：每次9g，每日2次，饭后温开水冲服，适用于慢性期治疗。方Ⅲ：用开水适量，冲50g，熏洗、浸泡患处，水冷后再加热熏洗，每次30分钟，每日2～3次。

【功效】 清热疏风，祛湿化痰，活血通络，消肿止痛。

【主治】 痛风性关节炎，方Ⅰ证属湿热蕴结；方Ⅱ证属脾肾两虚、痰瘀互结。

【效验】 本组共100例患者，均经上法治疗。结果：显效（服药1周后，临床症状消失，血尿酸恢复正常）31例，好转（服药后临床症状减轻，不影响生活自理，血尿酸下降或有波动）55例，无效（服药后无明显变化）14例，总有效率86％。

【解析】 痛风急性期"急则治其标"，宜用方Ⅰ清热利湿、消肿止痛；而慢性期则以方Ⅱ健脾益肾、渗湿化痰为治，从而达到标本兼治的目的。内治同时，合用方Ⅲ，可增强清热祛风、除湿通络之力。如此内外同治，既避免了西药如秋水仙碱等引起的诸多毒副反应,又有效地防止了痛风结石的形成,对于慢性期患者可明显减少痛风的发作率。"内外同治"的综合治疗方案,其疗效明显优于单一内治或单一外治。

【来源】 赵圣川等.中医内外同治痛风100例临床观察.武警医学,2000;11(6):358

## 31. 芩军止痛方

【组成】 ①内服方:知母、黄柏、山慈姑各10 g,萆薢15 g,百合20 g,土茯苓30～50 g生大黄6～10 g。②外用方:青风藤、土茯苓、生大黄各50 g,山慈姑30 g。

【用法】 ①内服方:每日1剂,水煎取汁,分2次于早晚服用。②外用方:上药碾成细末,加入滑石粉、饴糖、甘油、水和适量防腐剂,调成稠膏,外敷关节红肿处,每日1次。

【功效】 清热除湿,化瘀通络。

【主治】 痛风性关节炎,证属湿热内蕴、气血凝滞。

【效验】 共50例患者,随机分为2组。治疗组采用上法治疗;对照组口服秋水仙碱。以关节红、肿、热、痛消退,发热减退,白细胞下降,血沉正常为疗效评定标准(显效<48小时,有效<72小时,无效>72小时)。结果:治疗组显效12例,占48%;有效12例,占48%;无效1例,占4%;总有效率为96%。对照组显效21例,占84%;有效4例,占16%;无效0例。2组总有效率比较无显著性差异($P>0.05$),显效率比较有显著性差异($P<0.05$)。两组不良反应主要为恶心、呕吐、腹泻,治疗组发生率为20%,对照组80%,两组比较有极显著性差异($P<0.01$)。

【解析】 痛风性关节炎常因过食膏粱厚味,湿热内蕴,兼因外感风邪,侵袭经络,以致气血凝滞,运行不畅,闭阻不通而成。治宜清热化瘀、泄浊通络。内服方用知母、黄柏、萆薢、百合、土茯苓、山慈姑等清热解毒、祛风利湿、活血化瘀，促进尿酸排泄。同时，合用外用方，既可泄热通腑，又可活血化瘀、疏通经络，还可调整机体代谢，减少尿酸、肌酐等有害物质的产生，并促进其排泄，从而减轻对肾脏的损害，减少并发症的发生。通过中药内服外敷，不但关节症状能缓解，而且 WBC、ESR、UA 也有较明显的下降。方中萆薢、土茯苓、山慈姑用量偏大，取其除湿解毒、利关节；如体质强壮，可加大大黄用量，以利泄下，往往收到意想不到的效果。本方为纯中药制剂，其临床疗效与降血尿酸作用均与秋水仙碱相似，两者相比较无显著性差异，但不良反应明显减少。

【来源】 陶娟．中药内服外敷治疗痛风性关节炎 25 例临床观察．河北中医，2001；23(4)：269

## 32. 药针三联方

【组成】 方Ⅰ：苍术、黄柏、牛膝、徐长卿各 10 g，薏苡仁、土茯苓、桑枝各 30 g，车前子、豨莶草各 20 g，甘草 6 g。方Ⅱ：行间、太冲、内庭、陷谷、丘墟、大都、足三里、太溪、三阴交穴。方Ⅲ：阿是穴（关节红肿热痛处）。

随症加减：方Ⅰ，兼表证者加羌活、防风各 10 g；湿甚者加川萆薢 20 g；热重者加忍冬藤 30 g，知母、丹皮各 10 g；慢性反复发作者去黄柏，加黄芪 30 g，桂枝 6 g，白术 15 g；痛风结节形成加金钱草 30 g，威灵仙 10 g。方Ⅱ，累及到某关节即加该关节周围局部穴位。

【用法】 方Ⅰ：每日 1 剂，水煎服。方Ⅱ：患侧行间、太冲、内庭、陷谷、丘墟、大都等穴用泻法，足三里、太溪、三阴交用补法。方Ⅲ：在关节红肿热痛处用三棱针或七星针散刺放血，出血量以 2～3 ml 为宜。

【功效】 清热利湿，通络止痛。

【主治】 痛风性关节炎,证属湿热内郁、阻滞经络。

【效验】 本组13例患者,经上法内外合治。结果:8例显效(临床症状基本消失,血尿酸水平降至正常),4例有效(临床症状基本消失,血尿酸水平降低),1例无效(临床症状及血尿酸水平均无改善)。有效率92.3%。

【解析】 痛风性关节炎证属风湿热痹。发病与人的先天禀赋、脾肾虚弱有关,或因后天嗜食膏粱厚味及酗酒,致使脾失健运,蕴湿化热,湿热日久,为瘀为痰,阻滞经络,流注关节而发病。内服方中,以苍术、薏苡仁、黄柏、土茯苓清热燥湿,健运脾胃;桑枝、牛膝、徐长卿、豨莶草祛风通络,补益肝肾;车前子清利痰湿,甘草调和诸药。诸药合用,清热利湿,通络止痛。针刺放血以泻其邪,以行间、太冲、内庭、陷谷、丘墟、大都穴泻其有余,以足三里、太溪、三阴交补其不足,从而达到疏通经络之目的。针药合用,协同作用,故而取得较好疗效。

【来源】 马 兴. 加味四妙丸合针刺放血治疗痛风性关节炎13例. 浙江中医杂志,2005;(1):7

## 33. 石瓜驳骨方

【组成】 ①内服方:石膏30 g,木瓜、萆薢、粳米各15 g,知母、桑枝各10 g,炙甘草5 g,桂枝6 g。②外用方:闹羊花、艾叶各20 g,制川乌、制草乌、制马钱子、细辛各15 g,桂枝、大驳骨、小驳骨、雷公藤、羌活各30 g。

随症加减(内服方):风湿热痹型去木瓜,加忍冬藤、土茯苓、白花蛇舌草、地龙;风寒湿痹型去知母、石膏,加秦艽、独活、防风、苍术、制附子(先煎)。

【用法】 ①内服方:每日1剂,水煎取汁,分2次于早晚服用。②外用方:每日1剂,水煎取汁,外洗患处;药渣酒炒热后外敷患处。每日1剂。内外合治，2周为1个疗程。

【功效】 清热除湿、祛风通络，调和营卫。

【主治】 痛风性关节炎，证属风热湿痹、气血失调。

【效验】 共126例患者，随机分为两组。治疗组采用中药内服及中药外洗法；对照组采用英太青（双氯芬酸钠）、别嘌呤醇片治疗。结果：治疗组86例，临床治愈（症状完全消失，关节功能恢复正常，主要理化检查指标正常）9例，显效（主要症状消失，关节功能基本恢复，主要理化检查指标基本正常）40例，有效（主要症状基本消失，主要关节功能及主要理化检查指标有所改善）29例，无效（与治疗前相比，各方面均无改善）8例，总有效率90.7%；对照组40例，临床治愈3例，显效9例，有效17例，无效11例，总有效率72.5%。两组疗效相比 $P<0.01$，说明治疗组疗效优于对照组。治疗组和对照组治疗后关节肿痛、血尿酸、血胆固醇及甘油三酯差值比较，有显著性差异（$P<0.05$）；治疗组与对照组不良反应发生率分别为5.8%和35%，两组比较有显著性差异（$P<0.05$）。结果提示中药内服结合中药外洗治疗痛风性关节炎具有明显的疗效。

【解析】 内服方由"白虎加桂枝汤"化裁而成，具有清热通络、调和营卫功效。方中知母、石膏清热泻火除烦，两者同用有协同作用；甘草缓急止痛、调和药性，甘草、粳米与知母、石膏合用，能缓和后两者之寒；桂枝发散风寒、温通经脉而缓解疼痛；桑枝祛风湿、通经络、利关节、行水气；木瓜清热解毒、利湿降浊；萆薢利湿浊、祛风湿。风湿热痹型者基本方去木瓜，加地龙凉血通络，忍冬藤清热解毒、祛风通络、凉血止痛，白花蛇舌草、土茯苓清热解毒、利湿降浊，诸药共奏祛风除湿、清热通络止痛之效；风寒湿痹型者去知母、石膏，加秦艽、独活祛风湿除痹痛，防风祛风胜湿、解痉止痛，苍术燥湿健脾、祛风湿，制附子祛除寒湿、温经止痛，诸药共奏祛风散寒、除湿通络止痛之功。外用方由闹羊花、制川乌、制草乌、制马钱子、细辛、艾叶、桂枝、大驳骨、小驳骨、雷公藤、羌活组成。方中闹羊花、制川乌、制草乌祛风除湿散寒、止痛消肿,制马钱子通络止痛、消肿散结,细辛祛风散寒、止痛通窍、通利关节,艾叶温通经络、除湿止痛,桂枝、羌活发散风寒、通络止痛,大驳骨、小驳骨通络止痛,雷公藤祛风除湿、活血通络、消肿止痛。长时间临床应用观察,未发现任何毒副作用。

【来源】 庞学丰.中药内服结合外洗治疗痛风性关节炎疗效观察.广西中医药,2002;25(3):8

## 34. 羌独蛭威方

【组成】 方Ⅰ:羌活、独活、防风、当归、赤芍、桂枝、川芎各10 g,防己、牛膝各12 g,虎杖18 g,忍冬藤30 g,茯苓、薏苡仁各24 g。方Ⅱ:当归、红花、血竭、乳香、没药、水蛭、独活、细辛、松节、威灵仙、桃仁、冰片等各适量。

随症加减(方Ⅰ):关节剧痛者加细辛12 g;关节肿胀加田七12 g(研细末冲服),甲珠10 g,威灵仙15 g;倦怠乏力、腰酸腿软者加枸杞子10 g,山茱萸12 g,黄芪24 g,丹参、白术、党参各15 g。

【用法】 方Ⅰ:每日1剂,水煎取汁,分2次于早晚服用。方Ⅱ:诸药共研细末,调黄酒或醋外敷患处(皮有破损应避开伤口),每日换药1次。中药内服外敷,7天为1个疗程。

【功效】 健脾化痰,温经通络,清热利湿。

【主治】 痛风性关节炎,证属湿热内蕴、气血受阻。

【效验】 本组病例共56例,内服药连续用4～8个疗程,外敷药连续用1～2个疗程。结果:治愈(血尿酸2个月内降至正常,关节局部症状体征消失且2年以上无复发)36例,显效(血尿酸6个月内降至正常,局部关节症状消失;2年内无复发)12例,有效(症状体征明显减轻2月以上,症状消失1年内无复发)8例。治疗结果按 Macnab 改良标准评价：优36例，良12例，中8例，差为0。其优良率达85.72%，总有效率达100%。

【解析】 内服方中，羌活、独活、防风、防己祛风胜湿散寒止痛；当归、赤芍、川芎活血养血清热凉血，祛风行气止痛；桂枝温经通阳，散寒通络；茯苓、薏苡仁健脾利湿除痹；牛膝补肝肾引血下行；虎杖、忍冬藤清热解毒通络除热痹，以制诸药之燥性。诸药共奏祛风除湿散寒、温经通络止痛之功。内治同时，采用外治之法以疏通经络、调和气血，使其药物经体表吸收以通经贯络而发挥其药效。方中当归、红花和血养血；乳香、没药、血竭温经通络，活血散瘀，定痛消肿；水蛭破血逐瘀，续筋骨；细辛芳香气浓，性善走窜，能散寒祛风止痛；松节祛风燥湿止痛；威灵仙祛风湿，通经络，止痹痛，化骨鲠；冰片芳香开窍，走窜行气止痛，兼有清热防腐止痒、增强全方活血散瘀、行气通络、清热除湿之效，并引诸药直达病所。内外合治，相得益彰，既可改善调节全身血中血尿酸的代谢障碍，又控制缓解局部的疼痛症状，从而达到迅速消肿止痛的目的。

【来源】 何 冠等．中药内服外敷法治疗痛风性关节炎56例．四川中医，2002；20(10)：34

## 35. 泄热消肿方

【组成】 方Ⅰ：病变部位所过的井穴。方Ⅱ：车前草30g。
随症加减：伴发热畏寒者，针刺大椎、合谷、孔最，用泻法。

【用法】 方Ⅰ：取以上穴位，常规消毒，用三棱针点刺放血。方Ⅱ：每日1剂，水煎取汁，早晚分服。

【功效】 泄热消肿。

【主治】 急性痛风性关节炎。证属瘀热内阻。

【效验】 共60例患者，随机分为两组。治疗组以上法治疗，对照组口服秋水仙碱。结果：治疗组30例，痊愈（关节局部无任何不适)27例,好转(受累关节疼痛有所缓解)3例,总有效率100%,疗程1~2天,平均1.3天;对照组30例,痊愈15例,好转3例,无效(受累关节疼痛无变化或加重)12例,总有效率60%,疗程1~3天,平均1.5天。两组总有效率有明显差异($P<0.01$)。

【解析】 井穴点刺放血配合车前草煎汤口服,能迅速促进尿酸排泄,缓解关节红、肿、热、痛,方法简便,疗效满意。

【来源】 胡静平等.井穴点刺放血配合单方治疗急性痛风性关节炎.吉林中医药,2003;23(3):39

## 36. 痛风组合方

【组成】 方Ⅰ:黄柏30 g,泽泻、苍术、土茯苓、萆薢、赤芍、车前子各15 g,白花蛇舌草、连翘、丹皮、白芷、莪术、知母各10 g,甘草6 g。方Ⅱ:方Ⅰ去知母、萆薢、连翘,加地龙、络石藤、川牛膝各15 g。方Ⅲ:苍术、薏苡仁、茯苓、山药各15 g,生地20 g,泽泻、丹皮、桃仁、海桐皮、透骨草、川牛膝、桑枝、络石藤各10 g。方Ⅳ:金黄膏(胆南星、苍术、陈皮、厚朴、甘草各2份,大黄、黄柏、姜黄、白芷各5份,天花粉10份。蜜调)适量。

【用法】 方Ⅰ用于急性发作期,方Ⅱ用于疼痛缓解期,方Ⅲ用于反复发作者。每日1剂,水煎取汁,早晚分服。方Ⅳ用于急性发作期,外敷,每日换药1次。

【功效】 方Ⅰ、方Ⅳ清利湿热,解毒消肿;方Ⅱ健脾利湿,活血通络;方Ⅲ健脾益肾,活血通络。

【主治】 痛风,证属于湿浊毒热瘀阻络脉。

【效验】 共234例患者,均以上法治疗。结果:临床治愈(症状完全消失,关节功能恢复正常,血尿酸检查正常)152例;显效(关节肿痛基本消失,功能恢复。能正常工作和生活,血尿酸检查基本正常)57例;有效(关节肿痛明显减轻,关节活动功能明显改善,血尿酸检查指标改善)23例;无效(症状无改善)2例,总有效率99.2%。

【解析】 痛风性关节炎是由于湿浊毒邪郁积化热,痹阻于关节,故见红肿热痛。湿浊瘀滞,缠绵难除,感而复发,病久则脾肾两亏,加之局部经脉瘀滞不畅而导致关节肿痛不消,变形肿大。故急则治其标,以清热利湿解毒,消肿止痛为法,配合金黄膏外敷,具有显著的消肿止痛作用。缓则标本兼治,以健脾利湿,消肿益肾,活血通络为法,不但能显著缩短病程,而且间断应用可有效减少复发频率。

【来源】 宋鹤龄.中医药治疗痛风性关节炎234例.陕西中医,2006;27(5):521~522

## 37. 除痹消肿方

【组成】 方Ⅰ:鸡血藤30 g,秦艽、忍冬藤各20 g,独活9 g,白芍、白术、薏苡仁、茯苓各12 g,细辛2 g。方Ⅱ:鲜仙人掌适量。

随症加减(方Ⅰ):血压偏高者去细辛,加桑寄生12 g;伴发热者去茯苓,加土茯苓、蒲公英各15 g;病程较长者去细辛,加桃仁9 g,红花6 g。

【用法】 方Ⅰ:每日1剂,水煎取汁,早晚分服。方Ⅱ:将仙人掌去刺捣碎成糊状,敷于患处1~2mm厚,每日更换1次。10天为1个疗程。

【功效】 祛风除湿,清热消肿,调理气血。

【主治】 痛风,证属风湿热瘀积聚。

【效验】 共52例患者,均以上法治疗。结果:临床治愈(症状完全消失,关节功能恢复正常,主要理化检查指标正常)19例;显效(主要症状消失,关节功能基本恢复,主要理化检查指标基本正常)30例;有效(主要症状基本消失,主要关节功能及主要理化指标有所改善)2例;无效(与治疗前相比各方面均无明显改善)1例。

【解析】 中国医学认为,痛风主要因正气不足、阴阳失调,或过食膏粱厚味,致湿浊内生,湿热痰瘀等病理产物聚于体内经络,复因饮食劳倦、房室不节、感受外邪使风邪外壅,里气不宣,郁而生热,流注肢体筋脉、关节而发。因此,以祛风清热、调理气血为大法组成本方。方中以秦艽为君,祛风而通行经络;重用鸡血藤、忍冬藤活血,补血,祛风清热;再加白芍、细辛缓急通络止痛;白术、薏苡仁健脾利湿。外敷药直接作用于患处,可清热、消肿止痛。内外合治,协同收效。

【来源】 陈爱林等.中药治疗急性痛风性关节炎52例临床观察.现代中医药,2004;5:28

## 38. 四黄七栀方

【组成】 ①内服方:黄连15g,黄芩、黄柏、白芍、赤芍各12g,泽泻10g,大黄、白茅根各9g。②外用方:田三七、栀子、冰片等各适量。

【用法】 ①内服方:每日1剂,水煎取汁,早晚分服。②外用方:上药研末,鸡蛋清调敷患部,每日1次。

【功效】 清热燥湿,凉血解毒,缓急止痛。

【主治】 急性痛风性关节炎,证属湿浊内生、湿热蕴结。

【效验】 共46例患者,均以上法治疗。结果:痊愈20例,占43.9%;显效14例,占30.4%;好转11例,占24%;无效1例,占2.6%。总有效率为97.4%。

【解析】 内服方中,黄连、黄芩、黄柏均清热燥湿、泻火解毒,能清上、中、下三焦之热,药理研究证明黄连、黄柏有抗菌消炎、改善血液循环的作用;大黄清热泻火,导热下行,且能加大活血祛瘀之力;泽泻利水渗湿,泻热止痛,与白茅根、大黄合用清热利尿、导热下行,使热毒由尿排出;赤芍、白芍协同凉血、养血、缓急止痛,药理研究有抗菌消炎、解痉镇痛、镇静作用。全方配伍,可快速收到清热燥湿、凉血解毒、缓急止痛的效果。

【来源】 兰墨储.黄连解毒汤治疗急性痛风性关节炎 46 例疗效观察.河南中医药学刊,2001;16(4):58~59

## 39. 青黄祛邪方

【组成】 ①内服方:青风藤、秦艽各 20 g,泽泻 50 g,萆薢 30 g,黄柏 10 g,白术、当归各 15 g,僵蚕 9 g。②外用方:黄柏、煅石膏等适量。

【用法】 ①内服方:每日 1 剂,水煎取汁,早晚分服。②外用方:诸药研细末,加水适量调成糊状,涂于纱布上外敷患处,每日换药数次。

【功效】 清热除湿,健脾泄浊,化痰祛瘀。

【主治】 急性痛风性关节炎,证属湿热痰瘀痹阻。

【效验】 共 64 例患者,均以上法治疗。治疗时间 5~28 天,平均 10 天,均经 1 年以上随访。结果:完全恢复(症状消失,血及尿中尿酸含量正常,连续随访 1 年以上,无复发)24 例;有效(在服药情况下,症状缓解,血及尿中尿酸含量接近正常)37 例;无效(治疗前后症状及体征无改变)3 例。总有效率 95.3%。其中:脾虚湿盛型 18 例中,完全恢复 8 例,有效 10 例,无效 0 例;湿热阻滞型 38 例中,完全恢复 14 例,有效 23 例,无效 1 例;痰瘀阻络型 8 例中,完全恢复 2 例,有效 4 例,无效 2 例。

【解析】 急性痛风性关节炎的发病与正虚脾弱,湿、痰、瘀阻滞有关,风寒湿热侵袭为其诱发因素。内服方中,泽泻清热利湿、利关节为主药,故重用;萆薢、黄柏加强清热利湿泄浊之功;秦艽、青风藤祛风胜湿,通络止痛;白术健脾扶正;当归活血化瘀;僵蚕化痰。诸药共奏清热利湿、健脾泄浊、祛痰通络之效。依湿、痰、瘀之偏胜，辨证加减以标本兼治。内治同时，配合水调散外用以热消肿、化瘀散结，疗效更佳。

【来源】 周仲羽．青风汤和水调散辨治急性痛风性关节炎64例．辽宁中医杂志，2006；33(2)：188

## 40. 金银如意方

【组成】 ①内服方：金银花、生石膏、生甘草、黄柏、炒延胡索各15 g，苍术、白术、黄芩、制大黄、泽泻、当归、炒枳壳、片子姜各10 g，紫花地丁、土茯苓、连翘各12 g，蒲公英20 g。②外用方：如意金黄散适量。

随症加减（内服方）：尿酸高者加用萆薢、山慈姑、土茯苓；痛重者重用延胡索。

【用法】 ①内服方：每日1剂，浸20分钟，急火猛煎10分钟，顿服。②外用方：每次适量，与消炎止痛膏混匀后，外敷红肿痛处。

【功效】 清热，解毒，泄浊。

【主治】 痛风性关节炎，证属湿浊热毒阻滞经络。

【效验】 共32例患者，经上法内外合治。结果：治疗后单纯疼痛缓解30例，为94%。此外，疼痛缓解伴血尿酸下降15例，肾功能改善3例，2例配合解热镇痛药后缓解。

【解析】 痛风性关节炎据其起病急和受累关节红肿热痛的临床表现，当属中医热痹范畴。因过食膏粱厚味致湿热内蕴，加之外感六淫之邪流注经络、关节，阻滞气血运行而成。急性期浊毒郁而化热，故当清热解毒泄浊；缓解期当配合疏肝健脾益肾之剂。内服方中，银花清气血热毒，合蒲公英、紫花地丁清热解毒凉血散结消肿痛，石膏治阳明热盛，知母苦寒质润助石膏清热之功并润燥滋阴,苍白术健脾燥湿利水,茯苓、泽泻利水渗湿健脾,萆薢利湿祛浊祛风除湿,枳壳行气化痰破气止痛,延胡索行气止痛,片子姜、甘草调和诸药以利吸收而不伤胃。诸药共奏清热解毒泄浊之功。配合如意金黄散外敷红肿痛处,以助清热、解毒、消肿之力。内外合治,切合病机,共奏其效。

【来源】 陈清华.内服外敷法治疗痛风性关节炎32例.现代中西医结合杂志,2002;11(24):2434

## 41. 羌独蜈蝎方

【组成】 ①内服方:桃仁、厚朴、枳壳各9 g,红花、全蝎各6 g,生大黄(后下)10 g,茯苓30 g,蜈蚣1条。②外用方:生姜30 g,制川乌(先煎)、炙甘草、威灵仙、羌活、独活、延胡索各15 g,白芍20 g。

【用法】 ①内服方:每日1剂,水煎取汁,早晚分服。②外用方:每日1剂,水煎取汁,浴足;每日2～3次,每次半小时,一般浴足1～2周。

【功效】 逐瘀泻浊,温通经络。

【主治】 痛风性关节炎,证属食浊凝滞、阻塞血脉。

【效验】 共12例患者,均以上法治疗。结果:症状完全消失6例,复查UA正常;症状明显减轻或基本消失6例,复查UA值下降30%以上。

【解析】 内服方以桃核承气汤为基础逐瘀泻浊以治本。由于痛风性关节炎发生在关节经络,所以加全蝎、蜈蚣入络搜剔。诸药合用,食浊随泻而下,经脉随下而通,疼痛、结块随通而去,故收良效。由于本病易受风寒引发,所以当食浊瘀血随泻而下后,再用外用方以养血散寒、温通经络,杜绝疾病诱发之源。

【来源】 朱遵贤.桃核承气汤为主治疗痛风性关节炎12

例.新中医,2002;34(7):64

## 42. 壮药"发旺"方

【组成】 ①内服方:藤黄连12g,山慈姑3g,透骨香、三角风各15g,骨钻21g,石兰9g。②外用方:痛风膏适量。

随症加减(内服方):风毒致病,侵犯多个关节游走性的加解风毒药散骨风30g;寒毒致病,侵犯关节局部发冷,固定性剧痛且致僵直的加解寒毒药一块瓦3g;气血两虚者加血风藤15g;合并痛风结石者加小石韦15g。

【用法】 ①内服方:每日1剂,水煎取汁,早晚分服。10天为1个疗程。②外用方:痛风膏以方①按比例粉碎成末,加凡士林调煮成膏,摊在纱布上外敷患关节处,每天换药1次,待病情稳定后停敷。

【功效】 祛风除湿,清热解毒,消肿止痛,利尿通淋。

【主治】 慢性痛风性关节炎,证属风湿热痹。

【效验】 共10例患者,均以上法治疗。结果治愈(治疗后症状及体征全部消失,关节活动功能恢复正常,血尿酸降至正常水平)4例,显效(经治疗关节症状消失,关节功能恢复正常,但血尿酸1个月以内高于正常)4例,有效(关节症状缓解,活动功能改善)2例。疗效最短20天,最长90天。

【解析】 痛风,壮医称"发旺"(风湿病),又称风湿骨病,风手风脚。本病多因湿浊停聚致三焦通利失畅,肾与膀胱代谢失常,湿浊不能排出体外,流注关节,痹阻经络,阻滞龙路、水路,郁而化热而发生急性痛风。因慢性痛风多由急性痛风反复发作发展而来,邪毒(热毒、湿毒、风毒、寒毒等)侵犯肢体日久,邪正交争亦损伤正气。壮药痛风饮组方以藤黄连为主药,清热解毒,镇静止痛,利尿通便;用山慈姑除湿散瘀,消肿止痛;用透骨香利水除湿,活血通路;骨钻祛风利湿,散瘀血,通龙路;帮药三角风祛风利湿解毒;石兰利水通淋,通调水路,泄热排尿酸。全方具有清热解毒、利湿通路、消肿止痛、利水通淋消石之功效。内服同时,外敷痛风膏,使治疗药物直接作用于病变关节部位,故效果尤佳。

【来源】 吴振东.壮药治疗慢性痛风性关节炎的疗效观察.中国民族医药杂志,2007;(7)21～22

## 43. 乐尔法

【组成】 ①穴位:按疼痛部位取穴。膝关节:膝眼、梁丘、阳(阴)陵泉、膝阳关、血海;踝关节:申脉、照海、昆仑、丘墟;腕关节:阳池、外关、阳溪、腕骨。②乐尔膏:生马钱子、生川乌、生草乌、生乳香、细辛、麝香、蟾酥、延胡索等各适量。③车前葛根饮:车前子30 g,葛根50 g。

【用法】 每次取2～3个穴位(或压痛点),外贴乐尔膏(诸药按制剂规范制成外贴膏,每帖含生药2.8 g,直径6 cm);若痛在指(趾)关节和掌指(趾)关节则直接以乐尔膏包裹。48小时更换1次,以6天为1个疗程。与此同时,车前葛根饮,每日1剂,水煎10分钟后取汁,当茶饮服。

【功效】 祛风除湿,散寒活血,消肿止痛。

【主治】 痛风性关节疼痛,证属风寒湿痹。

【效验】 共90例患者,随机分为两组。治疗组采用上法治疗;对照组外用天和骨通贴膏(桂林天和药业有限公司生产)。观察2个疗程。结果:治疗组60例,临控(无痛,UA、ESR正常)46例,显效(疼痛较治疗前明显减轻2个及2个以上级别,UA、ESR下降60%)9例,有效(疼痛较治疗前减轻一个级别,UA、ESR下降30%)2例,无效(与治疗前比较疼痛无减轻,UA、ESR无变化)3例,总有效率95.00%;对照组30例,临床控制2例,显效6例,有效6例,无效16例,总有效率46.70%。两组总有效率比较,$P<0.01$,提示治疗组疗效优于对照组。

【解析】 乐尔膏中,马钱子苦寒,能通络散结,消肿定痛;生川乌、生草乌、细辛能祛风湿,散寒止痛;蟾酥能消肿止痛;生乳香、延胡索活血祛瘀,通经止痛。全方共奏祛风除湿、散寒活血、消肿止痛之效。临床观察结果显示,该药对痛风的镇痛效果同阿片类药物。对关节肿胀、压痛亦有显著疗效。穴位贴敷可使中药有效成分中的高活性离子透过皮肤屏障,直接进入人体关节及血液循环,无胃肠降解和胃肠刺激作用,并可避免药物通过肝脏的首过效应和对药物吸收的影响。药理实验证明:乐尔膏贴敷剂的镇痛活性成分马钱子碱、蟾酥灵均可作用于感觉神经末梢感受器。生川乌、生草乌所含的生物碱有镇痛作用,其生物碱对皮肤、黏膜的感觉神经末梢产生刺激作用,然后抑制而呈局部麻醉作用,乌头碱小剂量时使皮肤血管扩张,体温降低,由此更能使其他药物发挥作用。细辛所含的挥发油有解热、镇痛及局部麻醉作用。延胡索全碱及延胡索甲素、乙素、丑素均能提高痛阈呈现良好的镇痛作用。诸药综合具有较强、快速的抗炎消肿止痛作用,并能较快地恢复关节功能。多数在贴敷8~10小时疼痛控制,肿胀消退,关节功能恢复。有文献证明,大剂量的车前子、葛根煎水代茶饮有降血尿酸作用。

【来源】 晏建立等.乐尔膏穴位贴敷治疗痛风性关节疼痛60例.新中医,2000;32(6):22~23

## 44. 中下两宣法

【组成】 ①内服方:石膏30 g(先煎),知母、桂枝、车前子、苍术各10 g,黄柏、威灵仙、萆薢、秦艽、牛膝各15 g,薏苡仁、春根藤、土茯苓、丹参各30 g,全蝎6 g,白花蛇1条。②外用方:六神丸适量。

**【用法】** ①内服方:每天1剂,白花蛇焙干、研末,余药水煎取汁,分2次冲服白花蛇末。②外用方:每次十数粒,用冷开水少许,盛匙中化散敷搽,每日2次。两方合用,7天为1个疗程。

**【功效】** 清热除湿,解毒消肿,补益肝肾。

**【主治】** 痛风性急性关节炎,证属湿热蕴毒、肝肾亏虚。

**【效验】** 共46例患者,均以上法治疗。所有病例均在2个疗程内作出评定。结果:治愈(临床症状消失,血及尿中尿酸含量正常,肾功能正常)28例,好转(在服药情况下,症状缓解,血及尿中尿酸含量接近正常,肾功能正常)12例,无效(临床症状无改善或加重,血及尿中尿酸含量高于正常,肾功能异常)6例。总有效率86.95%。

**【解析】** 用白虎加桂枝汤化裁治疗本病,取效颇佳。方中生石膏张锡纯谓其"凉而能散,有透表解肌之力";桂枝甘能护阴,辛能解肌通络,调和营卫之气,与石膏配伍,并在知母、黄柏牵制下,不致辛热,其调和营卫的功效大助石膏清热透热。湿热之邪,虽盛于下,但其始起脾胃,故以苍术辛苦而温,芳香而燥,直达中州,为燥湿健脾之主药;薏苡仁独入阳明,祛湿热而利筋骨。病既传于下焦,又非治中可愈,故以黄柏直清下焦之湿热。"邪之所凑,其气必虚",肝肾不虚,湿热则不致流入筋骨,故以牛膝补肝肾,强筋骨,领药入下焦而祛湿热也。此方标本并治,中下两宣。六神丸(中成药)由麝香、牛黄、冰片、珍珠、蟾酥、雄黄组成,其中牛黄、冰片、珍珠、雄黄有清热解毒作用,冰片、麝香、蟾酥有消肿止痛作用,可透过皮肤吸收而收解毒止痛功效。

**【来源】** 苏 峥.白虎加桂枝汤化裁为主治疗痛风性急性关节炎46例.广西中医药1999,22(3):22

## 45. 化瘀通络法

【组成】 ①内服方：川芎、当归、威灵仙、法半夏、桃仁、地龙、延胡索、细辛、独活、茯苓、鸡血藤各适量。②针刺方：主穴申脉、照海、悬钟、三阴交、昆仑、阿是穴；配穴足三里、阳陵泉、阴陵泉、太冲、血海、委中。

随症加减（内服方）：关节红肿热痛者，加黄柏、苍术、川牛膝；关节刺痛，固定不移，骨节肿大变形者，加秦艽、红花、香附、没药；关节酸痛，头晕耳鸣，神疲乏力者，加桑寄生、杜仲、白芍等。

【用法】 ①内服方：每日1剂，水煎取汁，早晚分服；1个月为1个疗程。②针刺方：穴位皮肤常规消毒，选用28号1～1.5寸毫针，先刺主穴，刺入宜快，行捻转或提插泻法，每隔10分钟行针1次，留针30分钟；待患肢出现针感，疼痛减轻，再针配穴，进针后用平补平泻法，每隔10分钟行针1次，留针30分钟；每日1次，10天为1个疗程。

【功效】 益气祛湿，活血化瘀，涤痰通络。

【主治】 痛风性关节炎，证属脾肾气虚、痰湿内盛、瘀血阻滞。

【效验】 共治疗26例患者。结果：临床治愈（临床症状消失，血及尿液中尿酸含量正常，肾功能正常，连续随访1年无复发）3例，好转（在服药、针刺情况下，症状缓解，血及尿液中尿酸含量接近正常，肾功能好转）23例，无效（临床症状无改善，血及尿液中尿酸含量无改变）0例，总有效率100%。

【解析】 先天性脾肾功能失调是本病形成的基础。治宜健脾益肾，益气祛湿，活血化瘀，涤痰通络。化瘀通络法据此而设，内服中药配合针刺，扶正祛邪，共收其效。

【来源】 张 涛等．中药配合针刺治疗痛风性关节炎26例临床观察．针灸临床杂志，2003；19(1)：13

## 46. 化瘀泄浊法

【组成】 方Ⅰ:石膏45g,忍冬藤、知母各15g,粳米、桑枝、地龙、桂枝各10g,川萆薢18g,黄柏12g,薏苡仁30g。方Ⅱ:党参、川瓜、车前子各15g,白术、茯苓、地龙、怀山药各10g,薏苡仁30g,黄芪20g,丝瓜络12g。方Ⅲ:桂枝、归尾、半枫荷、鸡血藤各30g,七叶莲100g,宽筋藤50g,红花20g。

【用法】 急性期采用方Ⅰ,缓解期采用方Ⅱ,均每日1剂,水煎取汁,早晚分服,10天为1个疗程。缓解期合用方Ⅲ,每日1剂,水煎取汁,热敷患处或外洗患处,每日1次,每次30分钟,患处敷(洗)后半小时内不能接触凉水,10天为1个疗程。

【功效】 方Ⅰ:清热利湿,化瘀泄浊;方Ⅱ:健脾渗湿,活血通络;方Ⅲ:活血舒筋,通络止痛。

【主治】 痛风性关节炎。急性期证属湿热留滞;缓解期证属脾虚湿盛。

【效验】 共58例患者,上法治疗1~3个疗程。结果:显效(症状、体征全消)34例,好转(症状体征减轻)26例,无效2例。

【解析】 本病急性发作期以祛邪为主,投以方Ⅰ即白虎桂枝汤加味,清热利湿、化瘀泄浊,以通络止痛。现代医学研究证明:川萆薢有降低尿酸作用,车前子、薏苡仁促进尿酸排泄,地龙能抑制尿酸生成。缓解期内治以扶正为主,投以方Ⅱ即参苓白术散加减,健脾渗湿、活血通络;同时配合外治以祛邪,投以方Ⅲ,活血舒筋、通络止痛。中药热敷,可使药物直接作用于肌表,热透和药透共同作用,从而可提高活血通络的效果。

【来源】 梁月俭.中药内外合治痛风性关节炎58例.新疆中医药,2002;20(1):17

## 47. 化瘀消肿法

【组成】 ①内服方：痛风定胶囊（市售，主要成分有车前子、黄柏、秦艽、赤芍等适量）。②外用方：天花粉、姜黄、大黄、蒲黄、白芷等各适量。

【用法】 ①内服方：每次4粒，每日3次，口服，1个月为1个疗程。注意服药后不宜立即饮茶。②外用方：诸药按规范制成散剂，每次适量，每日1次，用醋调敷患处，1个月为1个疗程。

【功效】 祛风除湿，清热解毒，活血通络，消肿止痛。

【主治】 痛风性关节炎，证属邪阻脉络、气血不利。

【效验】 共20例患者，经上法连续治疗2个疗程。结果：痊愈（疼痛、红肿、压痛完全消失，功能恢复正常）12例，有效（疼痛、红肿、压痛有明显减轻，功能有恢复）8例，无无效病例。

【解析】 痛风定胶囊中，车前子有明显利水作用，加速尿素、氯化物及尿酸从体内排泄；黄柏有清热燥湿、泻火解毒的功能；秦艽祛风湿，舒筋络，清虚热；赤芍清热凉血，祛瘀止痛。诸药合用，清热凉血，祛风除湿，通络定痛，能降低血尿酸、控制症状、减少复发。外用方中，天花粉清热解毒，消肿止痛；姜黄、蒲黄活血化瘀，通络止痛；大黄清热泻火，解毒；白芷祛风燥湿，消肿止痛。诸药合用，清热解毒，活血化瘀，消肿止痛。中药内服、外用，表里同治，共达治疗目的。

【来源】 关玉波等．痛风定加中药外敷治疗痛风性关节炎的临床观察．中医药学报，2002；30(1)：14

## 48. 痛风消舒法

【组成】 ①内服方：虎杖、九子、地片、牛膝、萆薢各20 g，掉毛草、山皮条各 10 g,灯笼草、玉带草、七叶莲各 15 g,淡竹叶 12 g,生甘草 6 g。②外用方:金叶子 10 g,满山香、清香叶、虎杖、大黄、龙掌血、七叶莲各 20 g。

随症加减(内服方):热甚者加大虎杖用量;湿盛者加大草薢用量;肿盛者加大灯笼草、九子用量;痛甚者加大七叶莲用量;腹胀、纳差加臭参 30 g。

【用法】 ①内服方:每日 1 剂,水煎取汁,每日 3 次。1 周为 1 个疗程,连续服 3 个疗程。②外用方:上药研细加水调成糊状,敷于肿痛部位,每日 1 次,7 天为 1 个疗程,连续外敷 3 个疗程。

【功效】 健脾除湿,清热通络,消肿止痛。

【主治】 痛风,证属湿热阻络。

【效验】 共 50 例患者,均以上法治疗。结果:治愈(症状消失,实验室检查正常)20 例,好转(关节肿胀减轻,疼痛缓解,实验室检查有改善)28 例,未愈(症状及实验室检查无变化)2 例。总有效率为 96%。

【解析】 内服方针对病因以健脾除湿、清热通络、消肿止病为治法。方中虎杖、山皮条、灯笼草清热除湿,利尿消肿;掉毛草、苍术、牛膝燥湿通络以利关节;七叶莲、玉带草健脾除湿。肿痛消一号清热消肿止痛,局部外敷,与内治结合则标本兼治。

【来源】 杨 玲等.痛风舒配合肿痛消一号治疗湿热蕴结型痛风 50 例临床疗效观察.中国民族民间医药杂志,2002;(2):81～82

## 49. 化浊通络法

【组成】 ①内服方:苍术、黄柏、炙山甲、丹皮、全蝎、白芷各 10 g,防己、土茯苓、露蜂房、银花藤、赤芍各 15 g,薏苡仁、蚕沙各 30 g,木瓜、白芥子各 12 g,红花 6 g。②外用方:如意金黄散适量。

随症加减(内服方):舌红、苔黄、脉弦滑者,可加白虎汤;舌红绛、少苔、脉细数者,可加紫草、生地;局部红、热轻微者,可少加川草乌;以足趾关节受累为主者,可加川牛膝、怀牛膝;以手指关节受累为主者,可加片姜黄、桑枝。

【用法】 ①内服方:每日1剂,水煎取汁2次,分3次口服。②外用方:冷开水调成糊状,外敷患处,须保持药物湿润,每日换药1次。两法联用,连续1周。

【功效】 健脾清热,化浊通络,消肿止痛。

【主治】 痛风急性期,证属脾虚湿盛、气血瘀滞。

【效验】 本组共34例,治疗前均测定血尿酸值超过480 μmol/L,排除心肝肾功能损害及各种继发性高尿酸血症。治疗期间停用治疗痛风的西药及解热镇痛药。用药1周后评定疗效。结果:显效(关节红肿热痛消退,关节活动基本正常,血尿酸值降至正常范围)14例,有效(关节红肿热痛明显消退,但血尿酸值仍高于正常)15例,无效(关节红肿热痛及血尿酸值改变不明显)5例,总有效率为85.30%。其中,局部红肿热痛1天消退的7例,2天5例,3天10例,3天内肿痛消退者占有效例数的75.86%。

【解析】 痛风急性发作期和缓解期的治则有所不同。一般缓解期侧重补益肝肾,而急性期须健脾清热、化浊通络。内服方以二妙散为基础,苍术、黄柏、薏苡仁健脾祛湿,土茯苓、蚕沙、木瓜、防己、白芥子、炙山甲化浊通络,银花藤、露蜂房、丹皮清热解毒,红花、赤芍、丹皮活血,全蝎、白芷镇痛。全方有健脾化浊、清热通络、活血镇痛作用。外敷药如意金黄散源于陈实功《外科正宗》,"凡外科一切诸般顽恶肿毒,随手用之,无不应效",移治于痛风急性发作确有消肿清热止痛的良好效果(但对皮肤有过敏或有破溃者不宜使用)。两方合用较之单用内服方取效更捷。

【来源】 张友安.二妙散加味配合金黄散外敷治疗痛风急性发作34例.山西中医,2001;17(1):21

## 50. 利湿活血法

【组成】 ①内服方:黄柏、草薢、木瓜、薏苡仁各15 g,苍术、地龙各10 g,忍冬藤、土茯苓各20 g。②外用方:制川乌、制草乌、木瓜、红花各30 g。

随症加减(内服方):局部红肿明显者加石膏、知母、黄芩;关节疼痛明显者加延胡索、姜黄、三七;僵硬、屈伸不利者加伸筋草、赤芍、生地、丹皮;痛风石形成者加牡蛎、浙贝母;关节畸形加炮穿山甲、乌梢蛇。

【用法】 ①内服方:每日1剂,水煎取汁,早晚分服。②外用方:每日1剂,加水2500 ml,煎取2000 ml,泡足或湿敷患处。

【功效】 清热利湿,通络止痛。

【主治】 痛风,证属湿热瘀阻、气血不畅。

【效验】 共48例患者,随机分为2组。治疗组采用上法治疗;对照组服用苯溴马隆片(立加得仙)。结果:治疗组30例,治愈(症状消失,实验室检查指标正常)14例,好转(关节肿胀消失或疼痛缓解,实验室检查指标有改善)15例,无效(症状及实验室检查指标无变化)1例,总有效率96.7%;对照组18例,治愈10例,好转6例,未愈2例,总有效率88.9%。两者总有效率比较,差异有显著性($P<0.05$)。

【解析】 内服方中,黄柏、苍术清热燥湿;木瓜、薏苡仁、地龙、忍冬藤通络祛湿;土茯苓、草薢降泄浊毒,用量宜大。外用方中,制川乌、制草乌祛风除湿、散寒止痛;木瓜、红花活血通络,祛湿舒筋。内外合治,共奏清热除湿、通络止痛之功。

【来源】 陈 月. 痛风汤治疗痛风性关节炎的临床观察. 湖北中医杂志,2006;28(4):38

## 51. 两黄分施法

**【组成】** ①内服方:茜草、两头尖、泽兰各20g,赤芍、二花、元参各30g,金果榄、山慈姑各12g,大黄6g,黄柏、川牛膝各15g,甘草10g。②外用方:芙蓉叶、黄柏、大黄、泽兰各等份。

**【用法】** ①内服方:每日1剂,水煎取汁,早晚分服。②外用方:诸药共研细末,用凡士林调成30%软膏,每次适量,均匀涂于无菌纱布表面,贴敷于患处,每日更换1次。

**【功效】** 清热解毒,除湿消肿,活血止痛。

**【主治】** 痛风,证属湿热内蕴、经络凝闭。

**【效验】** 共113例患者,均以上法治疗。10天为1疗程,2个疗程后进行疗效评定。结果:临床治愈(临床症状消失,主要实验室检查指标正常)92例,有效(主要症状减轻,实验室指标较前明显改善)18例,无效(临床症状和实验室指标无改善,甚或加重)3例。总有效率97.3%。

**【解析】** 内服方中,茜草、泽兰、赤芍、二花、元参、金果榄能清热解毒,活血止痛,利水消肿;两头尖祛风湿,消痈肿;大黄通大便、利小便,既可导滞,又能清热,可散酒肉郁积之热,并能活血而使脉道通利,通则不痛;黄柏苦寒,清热燥湿;山慈姑解毒镇痛,其所含成分秋水仙碱是治疗痛风急性发作的特效药;川牛膝载药下行,直达病所;甘草缓急止痛,调和诸药。本方不但能止痛消肿,而且能促进尿酸排泄,降低血尿酸。外敷药膏,清热解毒,活血消肿止痛,可使患处疼痛肿胀的消退明显加快,表明外治可促进药物直达病所,以利于炎症快速消退。

**【来源】** 武洪方等.痛风饮治疗痛风性关节炎113例.中国中西医结合外科杂志,2007;13(1):87

## 52. 缓急分治法

【组成】 方Ⅰ：黄柏、虎杖、防己各15 g,丹参、青风藤、薏苡仁各30 g,益母草、川牛膝、车前子各12 g。方Ⅱ：土黄芪、丹参、青风藤、鸡血藤各30 g,茯苓、汉防己、牛膝、威灵仙、党参各15 g,白术10 g,干姜、生甘草各9 g。方Ⅲ：皂刺、生大黄、透骨草、威灵仙各30 g,朴硝15 g。

【用法】 方Ⅰ、方Ⅱ均为内服方。先用方Ⅰ,症状缓解后改用方Ⅱ,每日1剂,水煎取汁,分2次于早晚服用。方Ⅲ为外用方,与方Ⅰ同时使用,每日1剂,水煎后先熏,待水温降至适宜时局部洗浴30分钟。

【功效】 方Ⅰ：清热利湿,散瘀消肿。方Ⅱ：温中健脾,补气通络。方Ⅲ：祛风除湿,通络止痛。

【主治】 痛风性关节炎,方Ⅰ证属湿热痹阻、气血郁滞；方Ⅱ证属气血不足、余邪留滞；方Ⅲ证属湿邪阻络。

【效验】 将212例患者随机分为两组。治疗组采用上法治疗；对照组口服痛风利仙片、消炎痛、嘌呤醇。结果：治疗组116例,显效(服药1周后,临床症状消失,血尿酸恢复正常)53例,好转(服药后症状减轻,生活自理,血尿酸恢复正常或接近正常)51例,无效(未达到有效标准)12例,总有效率为89.7%。对照组96例,显效56例,好转32例,无效8例,总有效率为91.6%。两组疗效无显著性差异($P>0.05$)。治疗组复发率19.8%,对照组复发率45.8%,差异显著($P<0.01$)。

【解析】 痛风初起急骤,局部关节红肿热痛。急则治其标,故方Ⅰ用黄柏、防己、青风藤、车前子等清热利湿、消肿止痛,虎杖、丹参、益母草、牛膝散瘀消肿、活血止痛。同时配方Ⅲ即以中药熏洗,药用皂刺、生大黄、朴硝泻实热、行瘀血,威灵仙、透骨草祛风除湿、通络止痛。熏洗使药力直达病所,局部气血调和,经脉通畅,增强清热消肿止痛的功效。缓则治其本,故方Ⅱ用党参、白术、土黄芪、茯苓、干姜、鸡血藤等温中健脾、补气益血,防己、青风藤、威灵仙消除余邪留滞,从而达到脾肾功能旺盛、气血运行畅通、减少复发的目的。中药治疗虽与常用西药效果相仿,但中药因其副反应少而特别适合于中老年患者以及体虚多病之体不能耐受西药副反应的患者,而且能够有效地降低本病的复发率,减少患者的痛苦。

【来源】 王建祥.中药内服与外洗治疗痛风性关节炎116例.武警医学院学报,2004;9(4):297～298

## 53. 针药去痛法

【组成】 ①内服方:独活、桑寄生、生地黄、川牛膝、苍术、黄柏各15 g,秦艽、防风、当归、赤白芍、茯苓各12 g,川芎9 g,薏苡仁30 g。②刺血方:阿是穴。

随症加减(内服方):发热甚者,加生石膏30 g、知母15 g;红肿甚者,加赤芍、忍冬藤、赤小豆各15 g;痛甚者,加姜黄、炮穿山甲、制乳香、没药各9 g;肝肾亏虚者,加枸杞子、杜仲各15 g;大便干结者,加生大黄9 g(后下)。

【用法】 ①内服方:每日1剂,水煎取汁,分早晚2次服用。14天为1个疗程。②针刺方:患者取卧位,将其关节红肿疼痛处常规消毒,用梅花针重叩至皮肤出血(红肿处全部叩遍),立即加拔火罐(小关节处可用青霉素瓶去掉瓶底制成的小罐,用抽气法拔罐),等瘀血出净,取罐,用干棉球擦去瘀血。嘱患者刺血处当日不可见水,以免感染。每处每次宜拔出瘀血5～10 ml为度。每周放血2次,4次为1个疗程。

【功效】 健脾益肾,清热利湿,活血通络。

【主治】 急性痛风性关节炎,证属湿热内蕴、闭阻经络。

【效验】 共80例患者,随机分为2组。治疗组(刺血加中药组)50例,以上法治疗;对照组(中药组)30例,只服用中药治疗。结果:治疗组治愈38例,好转12例,未愈0例,总有效率100%;对照组治愈12例,好转10例,未愈8例,总有效率73.3%。治疗组治疗前血尿酸对比($\mu$mol/L, $x \pm s$)576.35±53.47,治疗后295.8±63.20;对照组治疗前血尿酸对比562.89±73.58,治疗后377.85±51.68。与本组治疗前对比,$P<0.01$;与对照组治疗后对比,$P<0.01$。

【解析】 内服方为独活寄生汤合四妙丸化裁而成,能健脾益肾、清热利湿、活血通络,从而使气血运行畅通,湿热之邪随之排出体外。刺血疗法有直接促进血尿酸排泄的作用,加之内服中药清热除湿而抑制尿酸的合成,标本兼治,从而降低关节组织中尿酸钠盐的含量,达到消除患者关节红肿热痛的目的。本法疗效快、疗程短,无毒副作用。

【来源】 潘红玲等．刺血疗法加中药治疗急性痛风性关节炎50例．中医研究,2007;20(1):49～50

## 54. 健脾清利法

【组成】 ①内服方:党参、怀牛膝各20 g,土茯苓30 g,薏苡仁60 g,防己、秦艽、苍术各15 g,黄柏、车前子各12 g,忍冬藤、海桐皮各18 g。②外用方:金黄膏(自制)适量。

随症加减(内服方):肾虚者酌加续断、杜仲、山茱萸、枸杞子;血瘀甚者加赤芍、丹参、泽兰;合并高血压加泽泻、茯苓;高脂血症加山楂、茵陈、三七、虎杖;冠心病加丹参、葛根、蒲黄、郁金;合并糖尿病者加山药、玄参、黄芪、地骨皮。

【用法】 ①内服方:每日1剂,水煎取汁,早晚分服。②外用方:每次适量,局部外敷,每日1次。两方联用,1周为1个疗程。

【功效】 清热利湿,健脾通络。

【主治】 急性痛风性关节炎,证属脾虚湿盛、经络闭阻。

【效验】 共48例患者,均以上法治疗。结果:治愈(症状消失,血及尿液中尿酸含量正常,连续随访3年以上无复发)20例,显效(症状明显减轻,血及尿液中尿酸含量接近正常)14例,好转(症状减轻,血及尿液中尿酸含量较治疗前降低)11例,无效(治疗后症状无变化,血及尿液中尿酸含量无改变)3例。总有效率97.4%。

【解析】 急性痛风性关节炎病位虽在关节,其本在脾,患者多见神疲、乏力等证候。病因多湿浊,湿性重浊黏滞,留滞脏腑经络,阻滞不畅,又影响脾运,形成恶性循环,故患者血尿酸增高到一定程度后,终必突发骨关节肿痛及引起尿道结石。治以清热利湿,健脾通络,疗效显著。

【来源】 李明星. 清热利湿健脾通络汤治疗急性痛风性关节炎46例. 新中医,2003;35(1):56~57

## 55. 清解通痹法

【组成】 ①内服方:蚕沙、土茯苓、萆薢、川牛膝、薏苡仁、银花各30g,山慈姑、黄柏、延胡索、秦皮、蒲公英、赤芍各15g,威灵仙20g,生大黄、桂枝各10g。②外用方:黄连、黄芩、黄柏、栀子各等份。

【用法】 ①内服方:每日1剂,水煎取汁,分3次服。②外用方:诸药研末,使用时麻油调匀,外敷患处,纱布包扎,每日换药1次。两方联用,10天为1个疗程。

【功效】 清热除湿,凉血解毒,活血通络。

【主治】 痛风,证属湿热内阻、络脉瘀滞。

【效验】 共98例患者,随机分为2组。治疗组采用上法治疗；对照组服用消炎痛、别嘌呤醇、小苏打。血糖高者口服降糖药或配合胰岛素治疗，血压高者口服降压药。结果：治疗组66例中临床治愈（症状完全消失，关节功能恢复正常，主要理化检查指标正常）44例，显效（主要症状消失，关节功能基本恢复，主要理化检查指标基本正常）12例，有效（主要症状基本消失，主要关节功能及主要理化指标有所改善）8例，无效（与治疗前相比各方面均无明显改善）2例，总有效率97.0%；对照组32例中临床治愈8例，显效12例，有效7例，无效5例，总有效率84.4%。治疗后比较差异有非常显著意义（$P<0.01$）。

【解析】 内服方以蚕沙、秦皮、黄柏、银花、蒲公英、山慈姑清热除湿解毒；川牛膝、赤芍、延胡索凉血活血、通络止痛；土茯苓、萆薢、薏苡仁清热利湿；大黄通腑泻热、解毒排毒，引导湿热毒邪从二便而走；威灵仙、桂枝祛风湿、止痹痛，性温而防苦寒太过；牛膝引药下行，直达病所。再配合黄连、黄芩、黄柏、栀子等药末调敷局部以清热解毒、通络止痛。

【来源】 何爱国等．中西医结合治疗急性痛风性关节炎66例观察．疑难病杂志，2006；10(5)：370～371

## 56. 泄浊化瘀法

【组成】 ①内服方：土茯苓、萆薢、薏苡仁、泽泻、泽兰、赤芍、虎杖等各适量。②针刺方：阴陵泉、三阴交、太溪、曲池、丰隆。

随症加减：①内服方，湿郁化热者加苍术、黄柏、怀牛膝、忍冬花；偏寒者加制川乌、制草乌、桂枝等；痛甚者加蜈蚣、全蝎、乌梢蛇；肿甚者加车前子、冬瓜仁、赤小豆；慢性肿痛者加白芥子、制胆星、鹿角胶。②针刺方，拇趾关节痛加太冲、大都、太白；跗跖关节痛加八风；踝关节痛加丘墟、商丘、照海；膝关节痛加膝眼、足三里、血海；指腕关节痛加合谷、阳溪、鱼际、八邪。

【用法】 ①内服方:每日1剂,水煎取汁,分2次于早晚服用。②针刺方:用泻法,得气后留针20分钟,并可加温针灸;每日1次,7天为1个疗程。

【功效】 泄浊化瘀。

【主治】 痛风性关节炎,证属痰浊痹阻、气血凝滞。

【效验】 本组共70例患者,随机分为2组。治疗组以上法治疗;对照组急性期给予口服秋水仙碱片,慢性期给予口服别嘌呤醇片。结果:治疗组40例,显效(关节肿痛消失,功能恢复正常,血清尿酸降至正常范围)22例,有效(关节肿痛好转,功能活动基本正常,血清尿酸水平在正常范围上下)16例,无效(治疗前后关节肿痛及血尿酸无明显改善)2例,有效率95.00%;对照组30例,显效9例,有效14例,无效7例,有效率76.67%。经统计学处理,两组显效率、有效率差异均有显著意义($P<0.05$),即治疗组疗效优于对照组。两组治疗前后血清尿酸均有明显变化,治疗组治疗后血清尿酸下降优于对照组($P<0.05$),即治疗组对痛风性关节炎的高尿酸血症具有明显的纠正作用。

【解析】 本组针刺治疗以脾肾两经为主,阳明经为辅。阴陵泉、三阴交健脾利湿,太溪补肾降火,合用使湿浊之邪从小便而出;曲池、丰隆清热化痰相辅相成。中药亦以泄浊化瘀为法,尤以土茯苓、萆薢、薏苡仁、泽泻、泽兰、赤芍等合用,分清泌浊,而使血尿酸亦随之下降。

【来源】 周贤华.针刺配中药内服治疗痛风性关节炎40例疗效观察.针灸临床杂志,2003;19(11):19

## 57. 泄浊蠲痹法

【组成】 ①内服方:萆薢、汉防己、车前草、秦艽、藿梗、苏梗、知母、川黄柏、赤芍、生薏苡仁、忍冬藤、木通等各适量。②外用方:

芙蓉叶、生黄芩、生大黄、生黄柏、生山栀各等份。

随症加减(内服方):疼痛剧烈者,加制川乌、乳香、没药;挟瘀、肌肤甲错者,加泽兰、丹皮、川牛膝;伴有腹胀满、大便秘结或干燥、舌苔白腻或厚腻者,加川厚朴、生大黄;局部红热较甚者,加土茯苓、蒲公英。

【用法】 ①内服方:每日1剂,水煎取汁,分2次于早晚服用。②外用方:诸药共研细末,用适量蜂蜜或野菊花露调糊外敷,每日换药1次。

【功效】 清热化湿,祛风泄浊,活血止痛。

【主治】 急性痛风性关节炎,证属风湿热痹。

【效验】 共治疗93例患者。结果:以关节红肿消失,功能恢复正常,血尿酸降至6 mg%以下为标准评定疗效。速效(治疗5天达到上述标准)39例,有效(6~10天达到上述标准)52例,无效(超过15天未达到上述标准)2例,总有效率97.8%。

【解析】 急性痛风性关节炎起病急骤,关节红、肿、热、痛,与"热痹"的临床症状相似。若投以清热祛湿散风之剂虽可使症状缓解,但常因血尿酸增高而复发。故其病机关键在于血尿酸滞留,湿浊内壅酿热。以清热祛湿散风法治之,火热易熄,风邪易散,惟湿浊难尽,故而反复发作。因此,根据重在"泄浊"之原理,内服方中,草薢、藿梗、苏梗、防己、秦艽、黄柏燥湿化浊、祛风通络;车前草、木通、生薏苡仁渗透泄浊使尿酸从小便排出;赤芍、知母、忍冬藤清热凉血、通络止痛。诸药共奏清热化湿、祛风泄浊之功。再配合使用外用方即局部外敷玉蓉散,以清热消肿、活血止痛,则热可去、风可熄、浊可泄、痹可愈,而无复发之忧。

【来源】 杜鉴雄等.中药内服外敷治疗急性痛风性关节炎93例.中国民间疗法,2001;9(9):26

## 58. 侗药息痛法

【组成】 ①内服方:秦皮、茜草、车前仁、天花粉、红何首乌各 15 g,茯苓 25 g,石韦 10 g,滑石 5 g,金钱草、走马胎各 20 g。②外用方:草乌、川乌、南星、马钱子、七叶一枝花、血七各适量。

【用法】 ①内服方:将诸药研末,用纱布包好,与猪蹄同炖,喝汤吃肉,1 日分 3 次吃完。②外用方:诸药以浸酒泡,外搽患处或浸药棉外敷,每日换药 1 次。内外合治,7 天为 1 个疗程。

【功效】 活血祛瘀,追风排毒。

【主治】 慢性痛风性关节炎,证属风湿内聚、气血闭阻。

【效验】 共治疗 38 例患者。治疗组采用上方治疗;对照组服用别嘌呤醇、秋水仙碱。结果:治疗组 38 例,痊愈(局部症状消失,复查血尿酸降至 400 cmol/L 以下)8 例,占 22%;好转(局部症状减轻,复查血 500 cmol/L 以上)28 例,占 73%;无效(病情无明显改善,血尿酸居高不下)2 例,占 5%;总有效率 95%。对照组 30 例,痊愈 4 例,占 13.4%;好转 20 例,占 66.6%;无效 6 例,占 20%;总有效率 80%。两组疗效对比,有显著性差异($P<0.05$)。

【解析】 治疗慢性痛风性关节炎,中药与侗药结合,内服与外敷联用,具有控制症状较快、疗程短、效果较持久、药价低廉、无毒副作用等优点。内服方中,秦皮、茜草、红何首乌、走马胎等中、侗药能迅速降低血尿酸;外用中、侗药草乌、川乌、天南星、马钱子、七叶一枝花、血七等泡酒外搽(外敷),有止痛、消炎、活血祛瘀、追风排毒之效。

【来源】 萧成纹.侗药结合中药治疗慢性痛风性关节炎临床观察.中国民族民间医药杂志,2003;(1):23~24

## 59. 侗药化瘀法

【组成】 方Ⅰ：走马胎20 g，薏苡仁、岩川芎、灵仙、虎刺、续断、红牛膝、八角黄莲、四肢通各15 g。方Ⅱ：走马胎、四叶风各30 g，岩川芎、灵仙、两面针、红牛膝、八角黄莲、四肢通、见风消各20 g。方Ⅲ：阿是穴。

【用法】 方Ⅰ：每日1剂，水煎取汁，早晚分服。连服7天为1个疗程。方Ⅱ：将上药煮沸15分钟后待温，倒入盆内，双脚入盆浸泡30分钟；每日2次，连续治疗1周。方Ⅲ：疼痛部位深放瓦针，用注射器抽取瘀血，再用以米酒泡好的走马胎药酒擦患处，每日数次；肿胀严重者，隔天放血1次效果更佳。

【功效】 行气活血，化瘀通络。

【主治】 痛风性关节炎，证属气滞血瘀。

【效验】 共37例患者，均以上法治疗。结果：痊愈（关节红肿消失，行走正常，复查血尿酸正常）35例，占94%；好转2例，占6%。有效率100%。

【解析】 痛风病是风邪乘虚客于足厥阴肝经足大指聚毛之际，气滞血瘀，不通则痛；日久化热，则现红肿。治以行气活血，化瘀通络，消肿止痛。方Ⅰ中，续断、红牛膝入肝肾经，补肝肾，强筋骨以扶正；走马胎、虎刺、岩川芎、威灵仙活血消肿，祛风化瘀；薏苡仁清热渗湿；四肢通引药到病灶。诸药合而奏效。

【来源】 杨圣金等．侗药治疗痛风性关节炎37例．中国民族医药杂志，2007；(2)：47

## 60. 泻热化瘀法

【组成】 方Ⅰ：土茯苓30 g，威灵仙、萆薢各20 g。方Ⅱ：阿是穴(红肿热痛最明显处)、隐白、大敦、太冲、丘墟、商丘、三阴交穴。

【用法】 方Ⅰ:每日1剂,水煎取汁,分2次于早晚服用。至急性发作得到控制,改为小剂量(土茯苓10 g,威灵仙5 g,萆薢5 g),泡茶代水饮用,连服1个月。方Ⅱ:穴区皮肤严格消毒后,先用三棱针点刺阿是穴、隐白、大敦,放血数滴,然后用毫针刺太冲、丘墟、商丘、三阴交,用泻法。恢复期停止针刺。

【功效】 泻热除湿,活血化瘀,消肿止痛。

【主治】 原发性痛风,证属湿热内阻、气滞血瘀。

【效验】 共47例患者,均经上法治疗。结果:显效(临床症状体征全部消除,血尿酸正常,随访2年以上未复发)39例(占82.9%),有效(临床症状体征基本消除或主要症状减轻,血尿酸接近正常,随访2年以内有复发)6例(占12.8%),无效(症状不能控制或未坚持治疗者)2例28(占4.7%),总有效率95.7%。其中经治3日内急性发作得到控制者31例(占79.5%)。观察结果表明:针药结合治疗痛风近期效果显著,远期疗效巩固。

【解析】 原发性痛风急性期,针对其湿热毒邪壅盛的病理特点,针刺本着"热则疾之""菀陈者除之"的法则,重点选用局部阿是穴、井穴,通过刺血以泻壅遏经脉的热毒之邪,针用泻法以去其实,达到通经泻热、活血化瘀、消肿止痛之目的。同时,佐以大剂量中药土茯苓以解毒、清热利湿,威灵仙通络止痛,萆薢分清降浊,三药合用以泻脏腑蓄热、调理脾肾经气。原发性痛风恢复期,遵循"伏其所主,先其所因"之旨,以小剂量中药泡茶水长期饮用,以清解久羁脏腑之湿热余毒,从而阻断痛风之根源。现代研究表明,三味中药具有降低血尿酸的生成和促使尿酸排泄的作用。临床观察发现此三药相配,气味清香、口感尚好,服用方便,长期饮用,无发现任何毒副作用。

【来源】 苏 磊等.针药结合治疗原发性痛风47例临床分析.天津中医学院学报;2000;19(3):28

## 61. 四妙通痹法

**【组成】** ①内服方:苍术、黄柏各20 g,薏苡仁、防己、土茯苓、蒲公英、忍冬藤、鸡血藤各30 g,牛膝、木瓜、滑石、当归、赤芍、萆薢、车前子各15 g,青黛(包)、知母各10 g。②外治方:虎杖、大黄、蒲公英各30 g,重楼20 g,乳香、没药、栀子、一支蒿各15 g。

随症加减(内服方):兼肝肾阴虚加川断、寄生各12 g;兼脾胃虚弱加白术、山药各12 g;兼结石者加金钱草30 g,鸡内金15 g。

**【用法】** ①内服方:每日1剂,水煎取汁,分3次服。②外治方:诸药研末,每次取适量用醋调敷患处,每日1次。内外合治,10天为1个疗程。

**【功效】** 清热除湿化痰,活血化瘀通络。

**【主治】** 痛风性关节炎,证属湿热阻络、血脉瘀阻。

**【效验】** 共166例患者,以上法治疗,共3个疗程,治疗期间停服其他药物,忌食含嘌呤高的食物,避免过劳累、紧张、受寒、关节损伤。结果:临床治愈(症状全部消失、功能活动恢复正常,主要理化指标正常)83例;显效(全部症状消除或主要症状消除,关节功能基本恢复,能参加正常工作和劳动,主要参考指标基本正常)58例;好转(主要症状基本消除,主要关节功能基本恢复或有明显进步,生活不能自理转为能自理,或者失去工作或劳动能力转为劳动和工作能力有所恢复)25例;总有效率100%,取效时间2~7天。未见任何毒副反应。1年后随访,患者控制高嘌呤饮食及注意生活规律,无1例复发。

**【解析】** 痛风按中医风湿热痹辨证。病因主要为风湿热邪,病机为湿热阻络、血脉瘀阻,病久可兼见肝肾脾胃虚损之象,以痰湿瘀血为本病的病理特征。治疗应采取清热除湿化痰、活血化瘀通络兼顾虚损的治则,内服外敷并施。本法依此而设,用之而邪祛痛止肿消,效果显著,且无毒副反应。

【来源】 吉吉木日等.四妙散加味配合中药外敷治疗痛风83例.内蒙古中医药,2006;(6):18

## 62. 通泄宣痹法

【组成】 ①内服方:当归、川芎、海桐皮、威灵仙、独活、泽兰各12 g,薏苡仁、土茯苓各30 g,秦艽、萆薢各15 g,甘草5 g,姜黄10 g。②外用方:黄柏40 g,延胡索、血通各15 g,白芷12 g,羌活、木香各8 g,血竭4 g。

随症加减(内服方):痛甚者加没药、延胡索各10 g,皮色暗紫加桂枝10 g,牛膝15 g。

【用法】 ①内服方:每日1剂,水煎取汁,分3次服;5天为1个疗程,一般服1~2个疗程。②外用方:诸药粉碎后过80目筛,药末用冷水调后摊于纱布上,贴于患处;每日换药1次,一般换药3~5次。

【功效】 化湿泄浊清热,活血通络宣痹。

【主治】 痛风性关节炎,证属湿浊蕴热、瘀阻经脉。

【效验】 共38例患者,均用上法治疗。结果:显效(临床症状消失,关节功能恢复正常,血尿酸浓度恢复正常,随访1年未复发)31例,有效(临床症状消失,关节活动明显改善,血尿酸浓度接近正常)6例,无效(治疗前后临床症状及血尿酸均无改善)1例,总有效率97.4%。外敷药3~4小时即可减轻疼痛。

【解析】 内服方中,薏苡仁、土茯苓、萆薢运脾化湿泄浊、调理脾肾,当归、川芎、姜黄、泽兰活血逐瘀,秦艽、海桐皮、独活、威灵仙祛湿通络宣痹,甘草调和诸药。内服同时,配合外敷以清热消肿止痛,标本同治。

【来源】 秦兴国.中药内服外敷治疗痛风性关节炎38例.

实用中医药杂志,2006;22(4):209

## 63. 药针通络法

【组成】 ①内服方:苍术、黄柏、秦艽各 15 g,薏苡仁 30 g,牛膝、土茯苓、白芥子、地龙各 12 g,陈皮、法半夏各 10 g。②针刺方:阿是穴(红肿疼痛部位)、经过患处的经脉及其表里经的五腧穴。

随症加减(内服方):热甚加银花藤 10 g,便秘加生大黄 6 g,脾虚加山药 12 g。

【用法】 ①内服方:每日 1 剂,水煎取汁,分 3 次服。②针刺方:患者取卧位,穴区皮肤常规消毒(2%碘酊常规消毒后,再用75%酒精脱碘),用梅花针进行叩刺,叩至点状出血;然后局部加用抽气罐,留罐 3～5 分钟,至局部不再出血时取罐,出血局部可用消毒纱布遮盖。之后,仅用梅花针叩刺治疗(不再加用抽气罐)隔日 1 次,5 次为 1 个疗程。

【功效】 清热除湿化痰,行气活血通络。

【主治】 痛风性关节炎,证属湿热痰瘀内阻。

【效验】 将 78 例患者随机分为两组。治疗组采用上法治疗;对照组口服秋水仙碱。结果:治疗组 40 例,治愈(症状消失,实验室检查正常)14 例,好转(关节肿胀消退,疼痛缓解,实验室检查有所改善)18 例,无效(症状及实验室检查无明显改善)8 例,总有效率 80.0%;对照组 38 例,治愈 11 例,好转 15 例,无效 12 例,总有效率 68.4%。两组比较有显著差异($P<0.05$),综合治疗痛风性关节炎疗效确切。

【解析】 痛风病机为脾运化功能失调致痰浊内生,肾分清泌浊功能失调致湿浊内停。若酗酒暴食、劳倦过度,则会促使痰浊流注关节、肌肉,造成气血运行不畅而形成痹痛。治当清热除湿化痰,行气活血通络。梅花针叩刺阿是穴后拔罐,可使痰浊得以清除,气血得以流通。五输穴叩刺放血,有很好的泻火解毒、疏通经络、行气活血、消瘀散肿作用。再配合内服方健脾利湿消肿,活血通络止痛。三管齐下,故能收到较好的疗效。

【来源】 陆红梅等.综合治疗痛风性关节炎40例观察.实用中医药杂志,2006;22(12):729

## 64. 针药行痹法

【组成】 方Ⅰ:痛风灵(市售)适量。方Ⅱ:患侧取穴。肩关节部位取肩髎、肩髃、肩贞、臑俞、巨骨;肘关节部位取尺泽、曲泽、手三里、肘、小海;膝关节部位取委阳、阴谷、膝阳关、阴陵泉、外丘。综合配穴取合谷、环跳、足三里、内关。可根据病情适当选配其他穴位。

【用法】 方Ⅰ:病程长者,每次50 ml,每日2次,口服;病程短者,每次25 ml,每日2次,口服。同时,每日晨起将痛风灵涂搽在疼痛部位,每隔2小时涂搽1次,涂搽时不断用手按摩,直接将药物渗透於患病处。本药品孕妇禁服,高血压、高龄患者及酒精过敏者慎用。在服药期间禁食海鲜。20天为1个疗程,一般治疗1~4个疗程。方Ⅱ:取穴,皮肤常规消毒,进针后不断地捻转针柄,反复刺激,使针刺部位产生酸麻胀的感觉。10天为1个疗程,间歇3天再行第二个疗程。

【功效】 祛风行痹,舒筋活血,消肿止痛。

【主治】 痛风性关节炎,证属风湿相搏、气血瘀滞。

【效验】 共28例患者,经上法1~4个疗程内外合治。结果:基本治愈(关节红肿疼痛基本消失,能正常伸屈,与天气的变化无任何影响,化验室检验结果正常)11例,治愈率为39.76%;有效(关节疼痛缓解,能伸屈,但略有困难,遇阴冷潮湿的气候有一定反应,X线检查与未服药之前进行性改变减弱)为15例,有效率为

53.579%。无效者为 2 例。总有效率为 93.33%。

【解析】 痛风灵采用贵州高原特产的香樟根、透骨香、三角风等名贵中草药材,结合部分彝药经现代工艺精制而成,具有祛风除湿,活血通络,消肿止痛和降血尿酸的作用。其中香樟根彝药名称为斯黄索、斯斯力拔,具有消肿、散热之功效;透骨香能追风祛湿、活血通络,止痛效果良好;三角风具有行气通痹、舒筋活血、利水祛湿的作用。三药合力祛风行痹,直达患部,药效显著。配合针刺部分穴位,起到舒筋活血、祛风除湿、调节经气、濡养血脉的作用。经过不断的药物外敷按摩,使药物渗入患部,收到通络经脉、直接作用的效果。对 28 例患者的跟踪调查,基本治愈者复发性较小,无任何毒副作用。

【来源】 李 林. 彝药痛风灵配合针灸治疗痹证 28 例. 中国民族医药杂志,2002;8(3):12

## 65. 二乌龙威法

【组成】 方Ⅰ:土茯苓、草薢各 30 g,川牛膝、苍术、黄柏、威灵仙、地龙、赤芍、生甘草各 10 g。方Ⅱ:生川乌、生草乌、生半夏各 20 g,徐长卿、桑枝、桂枝、艾叶各 30 g,生甘草 50 g。

随症加减(方Ⅰ):湿热痹阻型重用土茯苓至 60 g,加忍冬藤 30 g,虎杖 15 g,汉防己 10 g;痰瘀互结型加泽兰、丹参、半夏各 10 g,薏苡仁 30 g;脾虚湿阻型加生黄芪、薏苡仁各 30 g,白术 10 g;痛甚者加制乳香、制没药各 10 g;大便秘结者加生大黄(后下)10 g。

【用法】 方Ⅰ:每日 1 剂,水煎取汁,早晚分服。方Ⅱ:每日 1 剂,加水至 2000~3000 ml 煎汤;不分证型,每日 2~3 次,先熏后洗患处。内外合治,10 天为 1 个疗程。

【功效】 清热解毒除湿,活血散瘀通经。

【主治】 痛风性关节炎,证属湿热瘀阻。

【效验】 共62例患者,均以上法治疗。结果:显效(关节红、肿、热、痛等症状消失)41例,有效(关节症状减轻,仍需继续用药治疗)21例。有效率100%。显效的41例中用药3天控制症状者13例,7天控制症状者19例,10天控制症状者9例。

【解析】 方Ⅰ中,土茯苓、萆薢重用为主药,清热利湿,促进尿酸从小便排泄。加三妙汤清热燥湿,通利关节,消肿止痛。威灵仙、赤芍、地龙通经活络,活血散瘀,止痛除痹。临症时,根据不同辨证分型加减用药:湿热痹阻型重用土茯苓至60 g,加虎杖、汉防己、忍冬藤以加强清热解毒、利湿通经作用;痰瘀互结型加泽兰、丹参活血散瘀,薏苡仁、半夏渗湿化痰;脾虚湿阻型则重用黄芪以补脾益气,使气通血活。凡痛甚者加乳香、没药以加强行气活血、通经止痛之力。在应用方Ⅰ同时,配合方Ⅱ局部熏洗,以通经活血、散瘀止痛。两方合用,对于缓解症状,缩短疗程有一定效果。

【来源】 张维颖.利湿活血通经汤为主治疗痛风性关节炎62例.实用中医内科杂志,2004;18(2):133

## 66. 祛风蠲痹法

【组成】 ①内服方:忍冬藤、鸡血藤、青风藤各30 g,桂枝、当归、赤芍、川黄柏、牛膝、杜仲各12 g,威灵仙、秦艽、桑寄生各20 g,苍术、薏苡仁各10 g,小木通5 g,生甘草3 g。②外敷方:金黄膏适量。③针刺方:阴陵泉、阳陵泉、公孙、太冲。

随症加减(内服方):上肢关节痛甚加片姜黄、桑枝各12 g;下肢关节痛甚加木瓜12 g,独活20 g;持续疼痛加延胡索12 g,制乳香、制没药各6 g。缓解期服六味地黄丸6 g,每日2次。

【用法】 ①内服方:每日1剂,水煎取汁,每日2次,口服。②外敷方:取适量金黄膏外敷患处。③针刺方:发作期配合针刺,用泻法或放血疗法;每日2次。

【功效】 祛风蠲痹,清热利湿,和营通络。

【主治】 痛风性关节炎,证属风湿热痹、气血不畅。

【效验】 本组共63例患者,均经上法治疗。结果:血清尿酸明显降低或降低至正常(女 178～387 mmol/L,男 268～488 mmol/L)27例;血清尿酸有所下降(平均为370～588 mmol/L)33例;症状和血清尿酸均无改变3例。总有效率95.2%。患者一般在治疗5～7天后,关节红肿热痛基本缓解;血清尿酸明显下降或降至正常,复发间歇期延长,病情较前减轻。

【解析】 痛风性关节炎急性发作期治以清热除湿、祛风蠲痹、和营通络为主要治法;缓解期治以补肝肾、温经通络为主要治法。内服方中,忍冬藤、鸡血藤、青风藤祛风养血,清热利湿,和营通络;桂枝、当归、赤芍加强养血活血,调和荣卫的功用;川黄柏、牛膝、杜仲祛风清热以强筋壮骨;威灵仙、秦艽、桑寄生祛风湿而舒筋通络止痛;苍术、薏苡仁、小木通清热利水消肿;甘草调和诸药。全方祛邪扶正,标本兼顾。配合外敷金黄膏以增清热除湿之力,针刺阴陵泉、阳陵泉、公孙、太冲诸穴以舒筋活血、祛风除湿、和营通络。

【来源】 包广勤等. 针药加外敷治疗痛风性关节炎63例. 现代康复,2000;4(9):1424

## 67. 汤膏行痹法

【组成】 ①痛风汤:生地、丹参各25 g,粉丹皮、玄参、苍术各15 g,茯苓20 g,猪苓、泽泻、汉防己各12 g,焦黄柏、炒知母、金银花各10 g,生甘草8 g。②痛风消炎膏:生大黄、虎杖各3份,紫草、乳香、没药、雪上一枝蒿各2份,冰片1份。

随症加减(内服方):症状较重、大便干燥者,可加焦栀子12 g,酒大黄5 g;体虚气弱或病程较长者,去银花,加生黄芪30 g,波蔻

8 g。

【用法】 ①痛风汤：每日1剂，加水500 ml左右，煎至250 ml，煎3次合约750～900 ml，分3～4次于1日内服完，至症状消失后停药。②痛风消炎膏：诸药共研为极细末，用适量蜂蜜调拌为软膏；根据患部面积，用绷带做成适当大小的敷料；将药膏敷布于敷料上，厚约2～3 mm，包敷于患部；每日换药1次。

【功效】 清热除湿，泄浊化瘀。

【主治】 痛风性关节炎，证属湿热内阻、气血瘀滞。

【效验】 共90例患者，随机分成两组。治疗组以上法治疗；对照组口服秋水仙碱、吲哚美辛、丙磺舒片、别嘌醇片，或加用地塞米松。结果：治疗组45例，显效33例，有效10例，无效2例，总有效率95.6%；对照组45例，显效23例，有效18例，无效4例，总有效率91.11%。两组总有效率比较差异无显著性意义；有效率治疗组低于对照组，差异有显著性意义；显效率治疗组高于对照组，差异有显著性意义。总之，治疗组在总有效率不低于对照组基础上，显效率十分显著高于对照组。

【解析】 痛风性关节炎是因嘌呤代谢紊乱导致关节软骨、滑膜等结缔组织中沉着尿酸盐而产生。采用经验方痛风汤内服，配以痛风消炎膏外敷治疗本病，疗效确切稳定、安全性高、副作用小，避免了皮质激素的使用。经90例患者随机对照观察，总体评价优于西医药目前治疗方法，有十分显著、积极的临床意义。

【来源】 彭立昆．痛风汤配合痛风膏治疗痛风性关节炎45例疗效观察．云南中医中药杂志，2006；27(1)：21

## 68. 寒温并用法

【组成】 ①内服方：石膏45 g，知母、忍冬藤各20 g，秦艽30 g，防己、牛膝各12 g，泽兰10 g，当归、赤芍、白芍、甘草各15 g。

②外用方：栀子、大黄、黄柏、白芷、细辛各30 g，冰片3 g，乳香、没药各15 g。

随症加减（内服方）：红、热甚加大黄15 g；痛剧加川草乌、全蝎、三七各12 g；皮色暗红加紫草12 g；复发患者（兼痰瘀互结）加乌梢蛇、地龙各10 g，蜈蚣2条。

【用法】 ①内服方：每日1剂，水煎取汁，分2次口服。②外用方：除冰片外，其他药物均研细末拌匀；依据患病部位大小取上药适量，另加冰片粉，以米醋调成糊状，局部外敷，再用纱布绷带包扎，每日换药1次。

【功效】 清热祛湿，活血化瘀，通络止痛。

【主治】 急性痛风性关节炎，证属湿热瘀阻经脉。

【效验】 共49例患者，经上法内外合治，治疗期间禁酒，忌食富含嘌呤的食物，禁食辛辣油腻之品，并大量饮水。结果：本组49例，经上述治疗，用药3天内显效（关节红肿热痛消失，局部无任何反应，活动如常，SUA值降至正常范围）32例，5天内显效11例；3天内好转（关节肿胀减轻，疼痛缓解，SUA值下降，但未达到正常范围）2例，5天内好转2例；无效（关节红肿热痛症状改变不明显，活动仍受影响，SUA值未下降）2例，有效率95.92%。2例1天内2次复发，2例1天后复发，3例3天后复发，5例7天后复发。

【解析】 内服方中，石膏、知母为主清热泻火；苍术、忍冬藤祛风除湿通络；防己利水消肿；秦艽清热利湿，助防己退肿又兼化热；赤芍、当归凉血活血，祛瘀止痛；白芍、甘草缓急止痛，甘草又能调和诸药；牛膝引药下行。外用方中，大黄、栀子、黄柏清热泻火，消肿止痛；白芷、细辛温经散寒止痛；乳香、没药活血化瘀止痛；冰片芳香走窜，通窍行滞。诸药外敷则使药力直达病所。内外合治，清热祛湿、活血化瘀、通络止痛而以清热祛湿为主。临床应用对痛风急性期症状显效快，功能恢复早，且无明显副作用。

【来源】 林圣光．内外合治急性痛风性关节炎49例．福建

中医药,2002;33(3):23

## 69. 急攻缓补法

**【组成】** 方Ⅰ:车前子、秦艽、地龙、甘草各15g,威灵仙、川牛膝、忍冬藤、生薏苡仁各30g,黄柏、山慈姑各10g,蜈蚣3条。方Ⅱ:昆布、海藻、太子参、当归、仙灵脾各30g,熟地、茯苓、穿山甲(先煎)、炒山药各20g,白芥子15g。方Ⅲ:生川乌、生草乌、当归、桂枝、白芷各15g,红花10g,细辛6g,血竭20g。

**【用法】** 方Ⅰ:用于急性期。每日1剂,水煎取汁2次,药汁混匀,分3次口服,至疼痛控制后停用。方Ⅱ:用于缓解期。隔日1剂,水煎取汁2次,药汁混匀,分2次温服,连用3~6个月为1个疗程。方Ⅲ:用于疼痛发作。诸药浸于白酒500ml中,24小时后去渣取酒,再加入12瓶风油精,摇匀后装入500ml输液瓶中备用;每次适量,外涂痛处,每6小时1次,10天为1个疗程。嘱患者低嘌呤饮食,降低体重,多饮水,避免过度劳累、紧张、饮酒、受凉、受湿及关节损伤等诱发因素。

**【功效】** 方Ⅰ:清热除湿,搜风通络;方Ⅱ:益气养血,化痰通络;方Ⅲ:温经舒筋,活络止痛。

**【主治】** 痛风性关节炎。方Ⅰ证属风热湿痹、阻经滞络;方Ⅱ证属气血不足、痰凝经络。

**【效验】** 本组共58例患者,随机分为2组。两组患者年龄、性别、病史、疾病程度等资料无显著差异($P>0.05$)。治疗组采用上法治疗,配合别嘌呤醇口服;对照组单纯用西药秋水仙碱、泼尼松、丙磺舒、别嘌醇。结果:对照组28例,临床治愈(急性关节炎终止,血尿酸恢复正常,无关节疼痛复发及肾脏并发症)18例,显效(急性关节炎终止,但关节疼痛有复发,程度较轻,无明显肾脏并发症)8例,无效(急性关节炎无缓解,或关节疼痛反复发作,合并肾脏并发症）2例，均因不耐药物反应中止治疗）2例，有效率92.86%。治疗组30例，临床治愈20例，显效7例，无效3例，有效率90%。两组在临床治愈率、有效率方面比较无显著差异（$P>0.05$）。治疗组中药涂搽后一般10～30分钟能收到镇痛效果，在快速缓解疼痛方面略逊于对照组

【解析】 痛风性关节炎急性发作期，辨证属中医热痹范畴，治以方Ⅰ。方中秦艽、忍冬藤、黄柏、地龙、生薏苡仁、山慈姑、甘草清热解毒，舒筋活络；车前子滋阴利湿；川牛膝、威灵仙、蜈蚣通络搜风，引药下行；甘草调和诸药。诸药共奏清热利湿、通络搜风之效。缓解期脾肾亏虚，气血不足，痰凝经络，治以方Ⅱ。方中昆布、海藻、穿山甲、白芥子软坚散结，化痰活血，疏通经络；太子参、熟地、山药、茯苓、仙灵脾、当归补益脾肾，益气养血。诸药合用，攻补兼施。疼痛发作，标急之时，以生川乌、生草乌、当归、桂枝、白芷、红花、细辛、血竭等药浸酒外搽，意在温经舒筋、活络止痛。中药涂搽，局部吸收较缓慢，若结合离子导入，缩短涂搽间隔时间可能会加快疗效。

【来源】 畅金剑等.中药外搽内服治疗痛风性关节炎.中医正骨，2002；14(10)：48

## 70. 补虚通络法

【组成】 ①内服方：黄芪、黄柏、牛膝、威灵仙、赤芍、忍冬藤各15 g，薏苡仁30 g，地龙10 g，当归、苍术、川芎各12 g，甘草10 g。②外用方：伸筋草、败酱草各30 g，木瓜、威灵仙、苍术、黄柏各20 g。

随症加减（内服方）：若伴恶风自汗者去赤芍加白芍15 g，桂枝10 g以调和营卫，固表止汗；若关节疼痛发凉者，上方加秦艽15 g，桂枝10 g以温经散寒止痛。

【用法】 ①内服方：每日1剂，水煎取汁，分2次于早晚服用。15天为1个疗程。②外用方：每日1剂，水煎取汁，每晚1次，将患处放入药液中熏洗浸泡20分钟，药渣药汁可反复加热熏洗3次。内外合治，15天为1个疗程。

【功效】 益气养血，清热除湿，通络止痛。

【主治】 痛风性关节炎，证属气血不足、湿热内蕴、经脉闭阻。

【效验】 本组共36例患者，均采用上法治疗。结果：用药1个疗程后，治愈（临床症状全部恢复正常，复查血尿酸正常）20例，显效（临床症状减轻，复查血尿酸正常）8例，有效（临床症状减轻或血尿酸浓度下降）7例，无效（临床症状及血尿酸均无改变）1例，总有效率为97.2%。

【解析】 内服方重在治本。方中黄芪、当归、牛膝益气养血、强筋壮骨为主药，辅以苍术、黄柏、薏苡仁、忍冬藤清热利湿，佐以威灵仙、赤芍、地龙、川芎祛风通络止痛，使以甘草调和诸药。外洗方熏洗浸泡红肿关节局部以治其标。方中木瓜、伸筋草、威灵仙活血通络止痛，黄柏、苍术、败酱草具有清热利湿消肿之效。内服方与外洗方同用，标本同治，使气血得补，热清湿化，气血畅通，则疼痛自止。

【来源】 柳建华．中药内服加熏洗治疗痛风36例．中医杂志，2002；13(8)：577

## 71. 四黄蠲痹法

【组成】 ①内服方：忍冬藤、牛膝、薏苡仁、赤芍、石膏各20 g，黄柏、苍术、土茯苓、木瓜各15 g，桑枝、姜黄、浙贝母、穿山甲各10 g。②外用方：黄芩、大黄、黄柏等各适量。

【用法】 ①内服方：每日1剂，水煎取汁，分2次口服。②外用方：研末，加适量蜂蜜调制成膏，外敷疼痛及红肿部位。同时要求患者低嘌呤、低脂肪、低热量饮食,并多饮水,戒酒。

【功效】 凉血活血,清热燥湿,散结通络。

【主治】 急性痛风性关节,证属湿热聚、阻滞经络。

【效验】 共28例患者,经上法内外合治,疗程20天。结果:痊愈(临床症状消失,血尿酸含量正常,随访1年未复发)11例,占39.29%;有效(症状和血尿酸含量明显好转,或停药后复发)15例,占53.57%;无效(症状及血尿酸含量无明显改善)2例,占7.14%。总有效率92.86%。

【解析】 治疗急性痛风性关节应标本兼顾。外用方中黄芩、黄柏、大黄清热凉血、消肿止痛;内服方中黄柏、苍术、薏苡仁、土茯苓燥湿清热、消肿定痛,浙贝、忍冬藤、石膏清热解毒散结,穿山甲、牛膝、赤芍、姜黄凉血活血、通络止痛,桑枝、木瓜舒筋通络。内外兼治,共奏凉血活血、清热燥湿、散结通络之功,正与痛风之病机相符,故能取得良好疗效。

【来源】 王林静.内外合治急性痛风性关节炎28例.四川中医2003;21(9):41

## 72. 藤黄通利法

【组成】 ①内服方:白花蛇舌草、知母、赤芍、防己、牛膝、忍冬藤、络石藤、白芍、土鳖虫、鸡血藤各15 g,生石膏、生地、地龙、甘草各20 g,②外用方:大黄50 g,冰片3 g。

【用法】 ①内服方:每日1剂,水煎取汁,分2次于早晚服用。②外用方:每日1剂,开水泡后外敷关节肿痛处,每日2~3次。

【功效】 清热祛风除湿,活血通络止痛。

【主治】 急性痛风性关节炎,证属风湿热邪流注关节。

【效验】 共60例痛风性关节炎患者,随机分为两组。治疗组采用上法治疗;对照组口服秋水仙碱、别嘌呤醇,并给予中药红药气雾剂局部喷涂以止痛。结果:治疗组30例,总有效率为78.33%;对照组30例,总有效率56.67%。治疗组疗效优于对照组($P<0.05$)。两组用药前后关节红肿热痛、活动受限等表现及血尿酸、血沉等指标进行对比观察:治疗组临床总有效率78.33%,对照组总有效率56.67%,两组显效率组间差异有显著性($P<0.01$)。

【解析】 急性痛风性关节炎多因风寒湿邪郁而化热,流注关节形成,故采用清热、祛风除湿、活血通络之法治疗。内服方中,石膏、知母、生地等清肺胃之热、滋阴润燥;络石藤、忍冬藤、白花蛇舌草等清热通络;赤芍凉血活血;白芍、甘草缓急止痛;牛膝活血,防己除湿,两者均有增加尿酸盐排泄的作用。外用大黄、冰片具有清热解毒、消肿止痛之功效,且对肝肾功能无影响,具有安全有效的优点。中药内外合治,改善症状,明显降低血尿酸,从而使病变关节恢复正常功能。

【来源】 雷玉慧等.中药内外合治法治疗痛风性关节炎30例.实用中医内科杂志,2004;18(4):347

## 73. 清热和血法

【组成】 方Ⅰ:败酱草、土茯苓、赤小豆各25 g,萆薢、山栀各15 g,红花、怀牛膝、防己、防风、泽泻各15 g,连翘、白花蛇舌草各30 g,苍术、桃仁、车前子各20 g,黄连5 g。方Ⅱ:猪苓、牵牛子、川椒、青风藤、威灵仙各20 g,麻黄、炙川乌、炙草乌各15 g,透骨草30 g,冰片10 g(单包后放)。方Ⅲ:双侧三阴交、丘墟、商丘、太白、八风穴;继发病灶部位穴位和相应的背腧穴,阳性反应点。

【用法】 方Ⅰ:每日1剂,水煎取汁,分2次于早晚服用。方Ⅱ:每日1剂,水浸40分钟,再煎煮40分钟,取药汁1000 ml,每剂药煎煮3次;先熏蒸后洗,每次30分钟,每日1次;浴毕不用冲洗残留药液,以保持药效,晾干后穿袜。方Ⅲ:三阴交、丘墟、商丘、太白、八风诸穴采用捻转泻法,留针半小时,留针期间每10分钟捻转1次;继发病灶部位穴位和相应的背腧穴、阳性反应点,针刺后拔罐。10天为1个疗程。

【功效】 清热除湿,解毒泄浊,活血化瘀。

【主治】 痛风性关节炎,证属浊毒内滞、湿热蕴结。

【效验】 共28例患者,均以上法治疗。结果:治愈(关节红、肿、热、痛消失,关节活动功能正常,血清尿酸恢复正常范围)19例,占68%;显效(关节红、肿、热、痛消失,关节活动功能正常,血清尿酸下降明显,接近正常范围)6例,占21%;有效(关节红、肿、热、痛基本消失,关节活动好转,血清尿酸略有下降,但仍高于正常)3例,占11%。

【解析】 痛风者,多因先天禀赋不足,或年迈脏气日衰,继加饮食不节,沉湎醉酒,恣啖膏粱肥甘厚味,以致脏腑功能失调,其中脾肾二脏清浊代谢紊乱尤为突出。脾失健运,肾乏气化,分清泌浊失司,于是水谷不归正化,浊毒随之而生、滞留脉中。若逢腠理空疏,湿热乘虚蕴结于经脉肌肤之间,阻闭不通发为本病。中药内服、外用,并加针罐,共奏清热除湿、解毒泄浊、活血化瘀之功,切合病机,故有良效。

【来源】 韩亚兰等. 针药并用治疗痛风28例. 针灸临床杂志,2006;22(4):13

## 74. 药针攻补法

【组成】 ①中药:白鲜皮、青风藤、黄芪各30 g,虎杖根、秦艽、鸡血藤、汉防己、白花蛇舌草、生地各15 g,制马钱子0.6 g(研末冲服)。②针刺:引气归元(即中脘、下脘、气海、关元穴、中极)。

随症加减(针刺):急性期加腹四关、水分、上风湿点(双侧),肿胀可加局部刺络放血;慢性期加气旁(双穴)、气穴(双穴)、足部及踝关节疼痛加下风湿下点;膝关节疼痛加下风湿点,手指和肘等部位取上风湿外点。

【用法】 ①中药:每日1剂,水煎取汁,分2次服,连续4周。②针刺:根据体型胖瘦采用30号1～1.5寸一次性不锈钢毫针针刺,进针后不行针,留针30分钟;每日1次,每周连续治疗6天后停治1天,连续治疗4周。

【功效】 清热解毒,祛风除湿,活血通络,补气培肾。

【主治】 痛风性关节炎,证属风湿热痹、肾气亏虚。

【效验】 本组30例痛风患者均为男性,经上法内外合治。结果:临床治愈(关节肿痛消失,血尿酸正常)25例(83.3%),有效(关节肿痛等临床症状明显好转,血尿酸正常或接近正常)5例(16湿、痰、瘀7%),总有效率达100%。

【解析】 痛风主要缘于机体内在机能失调,湿热痰瘀之邪由内而生。其病机可概括本虚标实,既有先天不足之肾虚及后天失养造成之脾肾两虚,又有由于肥甘饮酒、风寒湿邪、疲劳紧张而致的湿、痰、瘀。湿、痰、瘀留着肢体关节经络致气血阻滞,不通则痛,故关节红、肿、热、痛。腹针治疗主穴是引气归元。其中气海、关元均属任脉,气海为气之海,关元为小肠募穴,合用具有调畅任督二脉、培肾固本补气兼以消肿、利水之功。针刺水分、上风湿点能清热解毒,其中水分亦有消肿、利水之功,与气海、关元共同消除充血水肿等炎症改变;腹四关疏通四肢气血,可起到活血化瘀作用,通则不痛。诸穴合用可缓解疼痛,改善症状。同时,内服中药,祛邪扶正,协同收效。本组临床结果表明,腹针治疗痛风具有快速缓解关节疼痛的特点,患者易于接受。

【来源】 卓 鹰等.腹针加中药治疗痛风30例临床分析.新疆医科大学学报,2006;29(11):1042

## 75. 汤散开痹法

**【组成】** ①汤剂：薏苡仁、生石膏各 30 g，伸筋草、苍术、怀牛膝各 15 g，黄柏、桂枝、知母、当归各 12 g，秦皮 10 g。②散剂：大黄 3 份、栀子、牡丹皮各 2 份、乳香、没药各 1 份。

**【用法】** ①汤剂：每日 1 剂，水煎取汁，分 2 次于早晚服用。②散剂：诸药研为细末，温开水调成糊状，外敷患部，每日 1 次。

**【功效】** 清热除湿，通络开痹。

**【主治】** 急性痛风性关节炎，证属湿热内蕴、阻滞气血。

**【效验】** 共 77 例患者，随机分为为两组。治疗组以上法治疗；对照组服用痛风利仙片。结果：治疗组 45 例中，治愈（临床症状消失，血尿酸恢复正常，1 年以上无复发）17 例，显效（临床症状消失，血尿酸恢复正常，1 年内有复发）16 例，有效（临床症状明显减轻，血尿酸有所下降）10 例，无效（临床症状有改善，血尿酸无变化）2 例，总有效率为 95.56%。对照组 32 中，治愈 5 例，显效 18 例，有效 7 例，无效 2 例，总有效率 93.75%。两组疗效比较无显著差异（$P>0.05$）。两组治愈率对比有显著差异（$P<0.05$），显示治疗组防复发的作用优于对照组。受累关节红肿热痛消退时间，治疗组平均为 3.2 天，对照组平均为 5.7 天，治疗组主要症状消失时间明显短于对照组。

**【解析】** 汤剂以四妙散合（或）白虎桂枝汤，清热利湿、通络除痹；再选加既能抗炎、消除关节肿痛，又能增加尿酸排泄，且具除痹通络功效的秦皮、伸筋草。同时，配合具有清热消肿、活血止痛功效的大黄、栀子、牡丹皮、乳香、没药等药末调敷患部。内外合治，显著提高了治愈率，缩短了受累关节红肿热痛消退时间。

**【来源】** 印苏昆．四妙白虎桂枝汤配合药物外敷治疗急性痛风性关节炎 45 例．山东中医杂志，1999；18(4)：154

## 76. 排酸解毒法

【组成】 ①内服方：黄柏、苍术、牛膝、滑石、莱菔子各15 g，薏苡仁、败酱草各30 g，制附子6 g，地龙、威灵仙各20 g，甘草10 g。②外用方：嫩仙人掌250 g，冰片、血竭各3 g。

随症加减（内服方）：红肿重者加忍冬藤、连翘各30 g；痛重者加元胡20 g，细辛3 g；夹瘀者加桃仁、三棱各10 g；有结石者加金钱草、海金沙各30 g。

【用法】 ①内服方：每日1剂，水煎取汁，早晚分服。1周为1个疗程。②外用方：将嫩仙人掌捣碎为泥，冰片、血竭研细加入仙人掌糊内拌和均匀，密封保存。根据患部面积大小，将药糊摊在油纱布上，贴敷患处，外用敷料包扎。每天换药1次。

【功效】 清热解毒，除湿通络。

【主治】 痛风性关节炎，证属湿热阻络。

【效验】 共100例患者，均以上法治疗1～3周。结果：临床痊愈（血尿酸降至420 μmol/L以下，血沉正常，白细胞总数不高，关节红肿、热痛消失，活动功能正常，随访半年内未复发）72例；好转（症状、体征基本消失，血尿酸明显下降接近正常值，关节能正常活动）18例；无效（用药后症状、体征及化验检查无明显变化）10例。总有效率90%。

【解析】 内服方乃四妙散与薏苡附子败酱散、六一散合并化裁而成。四妙散、薏苡附子败酱散、六一散三方合而清热解毒、燥湿利湿、引药直达下肢；莱菔子消酒、肉、食积；附子、威灵仙、地龙通经活络，消肿止痛。全方具有排尿酸、消肿痛之效。外用方中，仙人掌清热解毒，冰片、血竭活血通经，三药直接敷于患处，迅除标证之伤痛。

【来源】 陈志强．排尿酸解毒汤治疗痛风性关节炎100例．

四川中医,2004;22(7):58

## 77. 风湿痹通法

【组成】 ①内服方:防风、当归、薏苡仁、茯苓、萆薢、赤芍、白芍、制川乌、制草乌各10 g,威灵仙、忍冬藤各15 g,细辛3 g。②针刺方:曲池、血海、三阴交、太溪。

随症加减(内服方):上肢疼痛加羌活10 g,下肢疼痛加独活10 g。

随症加减:肩痛加肩髃、肩井;肘痛加手三里;腕痛加阳池、外关;膝痛加膝眼、阳陵泉;踝痛加丘墟、悬钟;足拇趾痛加太冲、大都。

【用法】 ①内服方:每日1剂,水煎取汁,早晚分服。10剂为1个疗程。②针刺方:针刺诸穴,平补平泻,得气后留针30分钟,并可加用电针、TDP。每日1次,10天为1个疗程。

【功效】 祛风除湿,疏通经络,调和阴阳。

【主治】 痛风性关节炎,证属风湿痹阻、气血不畅。

【效验】 共108例患者,随机分为三组。其中治疗组采用上法治疗;针刺组、中药组仅分别以针刺或中药治疗。结果:治疗组48例显效(症状消失,实验室检查正常)22例,好转(关节肿胀消减,疼痛缓解,实验室检查有好转)24例,未愈(症状及实验室检查无明显改善)2例,总有效率95.83%;针刺组30例,显效12例,好转14例,未愈4例,总有效率86.67%;中药组30例,显效10例,好转16例,未愈4例,总有效率86.67%。经统计学处理,以治疗组疗效为优,三组差异有显著性意义($P<0.05$);三组治疗前后血清尿酸均有明显改变,经统计学处理差异均有显著性意义($P<0.01$),即以针药联用效果最佳,明显优于单用针刺或中药治疗的对照组。

【解析】 针刺诸穴具有扶正祛邪,疏通经络,调和阴阳的作用。内服方药具有祛风除湿通络的作用。通过临床观察,针药结合治疗痛风性关节炎能收良效,而且没有明显的毒副作用。

【来源】 段卫平.针药结合治疗痛风性关节炎48例临床观察.浙江中医杂志,2003;4:159

## 78. 内外联通法

【组成】 ①内服方:豨莶草、杜仲、忍冬藤、木瓜各25 g,赤芍、秦艽、狗脊各20 g,金钱草15 g,穿山甲30 g,甘草5 g。②外用方:骨科洗药(黑龙江中医药大学附属第一医院研制)。

【用法】 ①内服方:每日1剂,水煎取汁,分别于早中晚饭前1小时温服。②外用方:骨科洗药加水适量,煮沸后待水温冷却至30～40℃时,用以浸洗患部,每次约10分钟。嘱患者控制饮食,戒烟酒,忌食虾、蟹等海鲜及动物内脏等含大量嘌呤的食物,戒暴饮暴食。

【功效】 祛风除湿,活血舒筋,通络止痛。

【主治】 痛风性关节炎,证属风湿痹阻、气血不畅、络脉闭阻。

【效验】 共32例患者,经上述方法治疗2个月。结果:临床治愈(关节红肿热痛消失,局部无任何反应,活动如常,SUA值降至正常范围)25例,约占78%;好转(关节肿胀消减或疼痛缓解,SUA值下降,但未达到正常范围)7例,约占22%。随访半年均未见复发。有效率100%。

【解析】 痛风者,因先天禀赋不足、脾肾功能失调,复因饮食劳倦所伤或七情内伤等酿生湿浊,湿浊流注关节、肌肉、骨骼致气血运行不畅而形成,并每与风寒湿热之邪相合而使痹痛加重。久病入络,气血失畅,瘀血凝滞,痰瘀交结,可致关节肿大畸形;病久不愈,进而损伤脾肾,又致脾肾阳虚。正如《外台秘要》所称,本病

"大多是风寒暑湿之毒,因虚所致,将摄失理,受此风邪,经络结滞,蓄于关节,或在四肢,其疾昼静而夜发,发时彻骨疼痛"。痛风性关节炎的治疗应强调"抓住早期治愈,控制中期发展,改善晚期症状,矫治障碍关节"的原则。本法以中药内服外洗,具有祛风除湿、活血舒筋、通络止痛之效,用于治疗急性痛风性关节炎,于病机相符,故收良效。在痛风的间歇期和慢性期,为了防止痛风的急性发作,除积极治疗外,还要严格控制饮食。

【来源】 李洪涛等.中药内服外洗治疗痛风性关节炎32例.中国民间疗法,2005;13(3):37

## 79. 苦辛寒温法

【组成】 ①内服方:元胡、车前子、秦艽、赤芍各12 g,细辛5 g,生黄芪20 g,生薏苡仁30 g,独活10 g,三七3 g(冲服)。②外用方:血竭10 g,冰片、樟脑各20 g。

【用法】 ①内服方:每日1剂,水煎取汁,分2次于早晚服用。7天为1个疗程,服至痊愈停止,一般服1周左右。②外用方:诸药研为细粉,然后加入医用凡士林调匀,涂于大小适中的纱布垫上,敷于患处,用绷带或胶布固定;每2天换药1次。

【功效】 温经散寒除湿,凉血祛瘀清热。

【主治】 痛风性关节炎,证属寒湿瘀热痹阻。

【效验】 68例患者,经上法内外合治。结果:显效(关节红肿热痛消失,局部无任何反应,活动正常,血尿酸值降至正常范围)58例,占85%;好转(关节肿胀消减,疼痛缓解,血尿酸值下降,但未达正常范围)9例,占13%;无效(关节红肿热痛症状改变不明显,活动仍受影响,血尿酸值未下降)1例,占2%。本组服药最多者17剂,最少者2剂。

【解析】 根据痛风的发病特点,将其辨证为寒湿瘀热夹杂,故治以温经散寒除湿为主,佐以凉血祛瘀清热。内服方中,细辛、元胡温经散寒止痛,防己、生黄芪、生薏仁、车前子健脾利湿退肿,独活增祛下肢风湿之力,秦艽清利湿热助防己退肿,赤芍、三七凉血、活血祛瘀消肿止痛。现代研究认为:车前子不仅增加水分的排泄,而且使尿素、氯化物及尿酸的排泄量也同时增加。外用方(血冰膏)中,血竭活血祛瘀止痛;冰片、樟脑通关开窍,消肿止痛。诸药寒热并用,辛开苦降,药膏外敷更使药力直达病所而奏效。

【来源】 廉帼.内外合治痛风性关节炎68例.四川中医,2003;21(6):28~29

## 80. 傣药通络法

【组成】 ①内服方:"雅解"(百解片)、"雅拢旧"(风痛丸)各适量。②针刺方:阿是穴。③外敷方:"黑喝罗"(卢包藤)、"毫明"(姜黄)、"布累"(莪术)、"磨哈蒿"(鸭嘴花叶)等各适量。

【用法】 ①内服方:傣药制剂"雅解"(百解片)每次4片,每日3次;1小时后服用"雅拢旧"(风痛丸),每次2g,每日3次。7天为1个疗程。②针刺方:确定病变部位,局部常规消毒后行梅花针叩刺,令出血少许,再行拔火罐10分钟,继用劳雅拢梅(风湿药酒)轻轻揉擦5分钟。隔日1次。③外用方:将以上鲜品傣药洗净切碎,混合舂细,撒少许"劳雅拢梅",外敷疼痛部位4~6小时,每日1次。7天为1个疗程。若出现局部过敏或皮肤红痒者,擦少许"皮炎平"软膏再敷。

【功效】 清热排毒,疏风活血,解痉止痛。

【主治】 痛风,证属风毒热瘀阻滞。

【效验】 共17例患者,均以上法治疗。结果:1个疗程即有效的6例,其中4例出院,2例继续治疗显效后出院;治疗2个疗程显效6例,有效2例;治疗3个疗程显效2例;治疗4个疗程显效1例。17例患者全部收到满意疗效。

**【解析】** 傣药制剂"雅解"又名百解片,系傣族传统的解毒药,其主要成分为"邓黑罕"(定心藤)、"文上海"(竹叶兰)、"广好修"(青竹彪)等,具有解除人体毒素、调节四塔五蕴的功能。"雅拢旧"又名风痛丸,主要由"帕糯"(马蹄筋)、"皇丈"(旱莲草)、"宋先嘎"(酸浆草)等药组成,具有疏风活血、解痉止痛等功能,为傣医治风要药。此两药联用可起到解毒(降低血尿酸)、祛风、止痛的作用。再配合疼痛部位针刺、拔火罐,可直接排除蕴积在局部的风毒;外敷具有清热排毒、祛风通络、活血止痛功能的卢包藤、姜黄、鸭嘴花叶等鲜药,使毒解、风除。以本法治疗,临床治愈后不易复发。

**【来源】** 王吉英.傣中西医结合治疗痛风17例.中国民族医药杂志2003,11(3):15

## 81. 癀黄攻邪法

**【组成】** ①内服方:新癀片适量。②外用方:芙蓉花叶、野菊花、蚤休、生栀子、生大黄、黄芩、姜黄、芝麻油等各适量。

**【用法】** ①内服方:每次3片,每日3次,饭后服。对于有消化道出血者忌用,胃及十二指肠溃疡、肾功能不全、孕妇慎用。7天为1个疗程。②外用方:上药按规范制成膏剂(名歧黄膏),将膏药平摊于棉纱块上,敷于患处,每日1次,6天为1个疗程。对于急性发作患者,应卧床休息,抬高患肢,调节饮食,忌食海鲜、豆制品、啤酒、动物内脏及辛辣食品等,宜多饮水,使每日尿量达2000ml以上,以利于尿酸的排出。症状消失后患者应做到生活有节,起居有常,房室有度,适当参加体育锻炼,以减少或中止本病的急性发作。

**【功效】** 清热除湿,消肿止痛。

**【主治】** 痛风性关节炎急性发作,证属火毒湿热壅滞经脉。

【效验】 本组共40例,经用上法治疗。结果:治愈(症状消失,实验室检查正常)38例(95%),好转(关节肿胀消减,疼痛缓解,实验室检查有改善)2例(5%),有效率100%。

【解析】 外用岐黄膏中,芙蓉花叶、野菊花、蚤休可清热泻火解毒;生栀子、生大黄可泻气分之火又可清热解毒;姜黄可行气活血止痛,气行则血行,血行则郁火得以解散;黄芩可清热利湿消肿。诸药合用外敷,使热得以消、火得以泻、湿得以利、血得以行。新癀片中,肿节风、三七可活血化瘀、消肿止痛,尤长于止痛;人工牛黄、猪胆汁粉、水牛角可泻火解毒、活血散结;配合珍珠层粉、红曲、吲哚美辛等药物,共达清热解毒、活血化瘀、消肿止痛之功。

【来源】 杨 荣. 中药内服外敷治疗痛风关节炎40例. 中国中医急症,2006;15(3):321

## 82. 清解活化法

【组成】 ①内服方:蒲公英、紫花地丁、金银花、野菊花、紫背天葵、生地、赤芍各15 g,牛膝10 g,细辛5 g。②外用方:七厘散适量。

【用法】 ①内服方:每日1剂,水煎取汁,分3次口服;②外用方:每次适量,调敷痛处,每日更换1次。1周为1个疗程。

【功效】 清热凉血解毒,活血祛瘀止痛。

【主治】 痛风,证属毒热积聚。

【效验】 共26例患者,均以上法治疗。结果:显效9例,有效14例,无效3例。总有效率88.5%。

【解析】 内服方中,蒲公英、紫花地丁、金银花、野菊花、紫背天葵清热解毒;生地清热凉血、养阴生津;赤芍清热凉血、祛瘀止痛;牛膝活血祛瘀、引血下行;细辛祛风、散寒止痛,且为引经要药。外用七厘散活血行气,消肿止痛。诸药合用湿热得消,瘀阻得散,肿痛得除。

【来源】 谭先国．清热解毒活血化瘀为主治疗痛风26例．实用中医内科杂志，2006；20(6)：655～656

## 83. 藤草主攻法

【组成】 ①内服方：忍冬藤、络石藤、青风藤、苍术、牛膝各15 g，败酱草、老鹳草各20 g，土茯苓30 g，黄柏10 g。②外用方：金黄散适量。

【用法】 ①内服方：每日1剂，水煎取汁，早晚分服。②外用方：每次适量，以醋调敷患处，每日换药3～4次。

【功效】 清热解毒，祛风除湿，化瘀止痛。

【主治】 痛风性关节炎，证属风湿热痹。

【效验】 共48例患者，均以上法治疗。结果：显效(治疗3～5天后临床症状完全消失，1周后复查血尿酸恢复正常，1年内无复发)24例；好转(治疗5～7天后临床症状消失，2周后复查血尿酸基本正常，半年内无复发)22例；无效(服药1周，临床症状改善不明显，血尿酸持续不正常)2例。总有效率95.8%。

【解析】 内服方中，忍冬藤、络石藤、青风藤清经络之中风湿热邪而止疼痛；败酱草、老鹳草清热解毒、祛瘀止痛。又，忍冬藤、败酱草以清热解毒为主，络石藤、青风藤、老鹳草以祛风止痛见长。黄柏、苍术清热燥湿，土茯苓解毒除湿，牛膝引药、引血下行而又能利关节。诸药合用，对风湿热型的痛风性关节炎效果较佳。金黄散醋调外敷有清热解毒、消肿止痛的作用。

【来源】 张姚萍等．三藤二草汤加味治疗痛风性关节炎．中医正骨，2002；14(7)：47～48

## 84. 三黄通痹法

【组成】 ①内服方:苍术、黄柏、蚕沙、茯苓、独活、丹皮、玄胡各10 g,鸡血藤、当归、木瓜各15 g。②外用方:大黄、黄柏、姜黄、白芷各2.5 g,南星、陈皮、苍术、厚朴、甘草各1 g,天花粉5 g。

【用法】 ①内服方:每日1剂,水煎取汁,早晚分服,3天为1个疗程。②外用方:上药制成散剂,以食用醋调制敷患处,每日1次。

【功效】 清热燥湿,祛风通络。

【主治】 痛风性关节炎,证属风湿热痹。

【效验】 共100例患者,均以上法治疗。结果:显效78例,占78%;好转21例,占21%;无效1例,占1%。

【解析】 针对痛风性关节炎病机,治宜清热燥湿,祛风通络。中药内服与外敷相结合,协同增效。

【来源】 唐广应.金黄散与二妙散加味治疗痛风性关节炎100例.黔南民族医专学报,2001;14(3):164~165

## 85. 补清疏通法

【组成】 方Ⅰ:野百合、白茅根、薏苡仁、车前草、生地黄各15 g,黄芪、秦艽、防己、茯苓、泽泻各12 g,苍术、白术各10 g。方Ⅱ:阿是穴。

【用法】 方Ⅰ:每日1剂,水煎取汁,2次分服。方Ⅱ:以病变部位为主取穴。第一跖趾关节肿痛以疼痛中心取1穴周围2穴,配合太冲、三阴交;膝关节肿痛以疼痛中心取1穴周围2穴,配穴足三里、阳陵泉、阴陵泉;上肢关节肿痛以疼痛中心取1穴周围2穴,配穴曲池、外关。主穴采用齐刺法。直针刺入,旁二针刺入,得气后留针,每次留针30分钟;隔日1次,10次为1个疗程。

**【功效】** 健脾除湿,疏风清热,通络止痛。

**【主治】** 急性痛风性关节炎。证属脾气亏虚、风湿热痹。

**【效验】** 共34例患者,均采用上法治疗。结果:显效(关节肿痛等症状消失,血尿酸在正常值内)23例,占68%;好转(症状缓解,血尿酸值接近正常)8例,占22%;无效(症状及血尿酸值无任何改变,或治疗过程中因疗效不佳而服用西药者)3例,占9%。

**【解析】** 急性痛风性关节炎因气血阻滞不通,故关节疼痛。《灵枢·官针》"齐刺者,直入一,傍入二,以治寒气小深者。或曰三刺;三刺者,治痹气小深者也。"齐刺,即直针刺一针,再在两旁各刺一针的方法,一般用于病位虽深而范围较局限的疼痛症。临床上运用此法,对局部的消肿及止痛有显著的效果。由于此病为体内代谢紊乱所致,服用清热化湿的中药,有助于疗效的巩固,从而减少转化为慢性关节炎。内治方中,苍术、白术燥湿健脾,秦艽、防己祛风除湿,茯苓、野百合健脾利湿,白茅根、泽泻、薏苡仁、车前草祛除水湿、疏通经络,生地黄养血清热,黄芪健脾益气、扶正祛邪。

**【来源】** 戴　晴.齐刺为主治疗急性痛风性关节炎34例.浙江中医学院学报,2003;27(5):64

## 86. 内外通痹法

**【组成】** 方Ⅰ:苍术、滑石、当归、赤芍各15 g,薏苡仁、牛膝、木瓜、萆薢各12 g,青黛6 g,知母9 g,鸡血藤30 g。方Ⅱ:红肿热痛处,He-Ne激光治疗仪。

**【用法】** 方Ⅰ:每日1剂,水煎取汁,早晚分服。3周为1个疗程,疗程间隔3~5天。方Ⅱ:HNZS-1型He-Ne激光治疗仪(上海医用激光仪器厂生产)在红肿热痛处局部照射,电流调至30 mA,距离50 cm,时间10分钟;每日1次。

【功效】 清热燥湿,活血通络。

【主治】 痛风,证属湿热内蕴、气血不畅。

【效验】 共 28 例患者,均以上法治疗。结果:治愈 23 例,好转 3 例,无效 2 例。总有效率 92.9%。

【解析】 内服方清热燥湿、活血通络,He-Ne 激光照射可以加强机体的细胞和体液的免疫机能及白细胞的吞噬功能,使吞噬细胞增加或增强巨噬细胞的活性。内外协同,使疗效得增。

【来源】 刘蕾.加味三妙汤配合激光治疗痛风 28 例.实用中医药杂志,2003;19(1):14

## 87. 药合 He-Ne 法

【组成】 ①内服方:薏苡仁 30 g,海金沙、山慈姑、酒大黄、地丁、土茯苓、秦艽、青风藤各 15 g,车前子 20 g,土鳖虫、黄柏各 10 g。②外治方:受损关节;He-Ne 激光。

【用法】 ①内服方:每天 1 剂,水煎,分 2 次服。②外治法:He-Ne 激光仪,以 1.5 mw·cm 光斑局部照射受损关节,每次 10~15 分钟,每日 1 次,连续治疗 7 天。

【功效】 清热除湿,化瘀止痛。

【主治】 急性痛风关节炎,证属湿热阻络。

【效验】 共 46 例患者,均经上法内外合治,治疗时间 5~10 天,平均 7 天。结果:显效(关节肿痛消失,血及尿液中尿酸含量正常,随访 2 个月未复发者)41 例,占 89.13%;有效(关节肿痛减轻,血及尿液中尿酸含量明显减少)4 例,占 8.7%;无效(治疗前后无变化)1 例,占 2.2%;总有效率达 97.83%。2 个月以上随访 41 例,3 例复发,复发率为 7.5%。

【解析】 内服方具有清热除湿、化瘀止痛功效,能调整体内升清降浊的代谢机制,既可抑制尿酸生成,又可排泄多余尿酸,清除浊毒而利关节。其疗效肯定，无毒副作用，如长期服用还可防止痛风复发及合并症的发生。He-Ne 激光为近红外波段，穿透深度可达 7 cm，可促进细胞再生，改善血液和淋巴循环，减轻水肿，缓解疼痛。内服方联合 He-Ne 激光照射治疗急性期痛风关节炎，疗效肯定，且不良反应少，值得推广。

【来源】 郭文丽等．痛风宁汤配合 He-Ne 激光治疗急性痛风关节炎．中医正骨，2006；18(10)：48

## 88. 药合"TDP"法

【组成】 ①内服方：苍术、黄柏、当归、甘草各 10 g，薏苡仁、忍冬藤、萆薢各 20 g，生地、牛膝、蚕沙、九节风各 15 g。②外治方：肿痛关节；TDP 治疗仪。

【用法】 ①内服方：每日 1 剂，水煎取汁，分 2 次于早晚服用。②外治法：TDP 治疗仪照射肿痛关节，距离以患者感到温热感为宜，每日 1 次，每次 20～30 分钟。内外合治，5 天为 1 个疗程。

【功效】 清热利湿，活血化瘀，消肿止痛。

【主治】 急性痛风性关节炎，证属湿热内闭、血行不畅。

【效验】 共 30 例，均经上法内外合治，连续 2 个疗程。结果：痊愈（症状及体征消失，血尿酸降至正常范围之内）26 例，占 87%；好转（症状及体征减轻，血尿酸恢复到正常范围之内）4 例，占 13%。总有效率 100%。

【解析】 内服方为四妙丸加味而成。方中苍术、黄柏、萆薢、忍冬藤、蚕沙、生地清热利湿消肿，牛膝、当归活血行血，薏苡仁健脾利水胜湿，九节风祛筋骨之风，甘草解毒、缓急止痛且调和药性。TDP 治疗仪具有消炎止痛、活血化瘀的作用。中药内服配合 TDP 照射，共收清热利湿、活血化瘀、消肿止痛、降低血尿酸的作用。

【来源】 杨艳华．四妙丸加味配合 TDP 治疗急性痛风性关

节炎 30 例．实用中医药杂志，2006；22(4)：221

## 89. 内外"勇安"法

【组成】 ①内服方：忍冬藤、玄参各 15 g，当归、牛膝、木瓜、黄柏、苍术、独活、金银花各 10 g，甘草 8 g，薏苡仁 30 g，细辛 3 g。②外用方：威灵仙 15 g，黄柏 20 g，苍术、牛膝各 30 g，薏苡仁、忍冬藤各 50 g。

【用法】 ①内服方：每日 1 剂，水煎取汁，分 2 次温服。②外用方：每日 1 剂，煎汤浸足泡洗，每日 2 次。

【功效】 清热解毒，祛湿活血，舒筋活络。

【主治】 急性痛风，证属湿热蕴结、痹阻关节。

【效验】 本组 15 例，经上法内外合治。结果：治愈（临床症状、体征消失，复查血尿酸及血沉均恢复正常）9 例；显效（临床症状、体征缓解，复查血尿酸及血沉接近正常）6 例。

【解析】 痛风主要因湿热蕴结，湿浊痹阻，留滞关节经络，导致气血运行失畅引起。内服方由四妙勇安汤化裁而来。四妙勇安汤既能清热解毒，又可活血祛湿、舒筋活络；细辛取其祛风消肿散结之用，牛膝活血又可引经下行。诸药合用，使热毒可清，湿邪能祛，壅结可散，气血经络通畅无阻。同时，配合外用方以加强清热除湿活络之力。两方协同，故获得满意的疗效。

【来源】 葛 明等．四妙勇安加味方配合中药外洗治疗急性痛风．湖北中医杂志，1999；21(1)：31

## 90. "五色"图治法

【组成】 ①内服方：蒲公英、紫花地丁、苍术、黄柏、赤芍各 10 g，土茯苓、山慈姑各 20 g，萆薢、牛膝、甘草各 15 g。②外用方：

红藤50g,大青叶、大黄、黄柏各30g,白芷10g,浙贝母20g。

【用法】 ①内服方:每日1剂,水煎取汁,分2次于早晚服用。间歇期肝肾亏虚型,改用独活寄生汤加味。②外用方:诸药共为细末,加入白凡士林混制成膏,外敷红肿疼痛处,每两日1次,连续外敷2~4次。

【功效】 清热解毒,活血通络。

【主治】 痛风性关节炎,证属湿热浊毒流注关节。

【效验】 共20例患者,均经上法治疗。结果:显效(疼痛在2~3小时内消失)13例,有效(用上内服外用方治疗后,2年内痛风性关节炎急性发作少于二次)6例,无效(急性发作期用中药治疗疼痛无缓解而改用西药治疗,或间歇期中药治疗时痛风性关节炎急性发作,再改用西药治疗者)1例。

【解析】 内服方用蒲公英、紫花地丁清热解毒,黄柏、苍术、山慈姑、土茯苓、萆薢清热除湿,赤芍、牛膝活血通络,甘草清热解毒,调和诸药。外敷方用红藤、大青叶、大黄、黄柏、白芷、浙贝母以增清热解毒、活血通络之效。通过内服、外敷治疗,使患者体内湿热之邪解除,经脉通畅,病痛消失。后期以补益肝肾之法巩固疗效,使患者增强体质,减少病情反复发作。

【来源】 李玉环等.中药内服外敷治疗痛风20例疗效观察.现代中医药,2004;(6):21

# 后　记

《痛风良方妙法》一书所选资料主要来自公开发行的专业期刊，我们拟向原作者酌致稿酬，但有的作者地址不详，无法联系。为了准确汇寄稿酬，请这些作者在此书出版一年内，将身份证明材料及详细地址、邮政编码、被选资料在本书的页次寄给我们。

来函请寄：湖北省宜昌市大学路8号（邮政编码443002），三峡大学医学院谭德福同志。

### 图书在版编目(CIP)数据

痛风良方妙法/谭德福主编.-北京:科学技术文献出版社,2009.4(重印)

(慢性病良方妙法精选)
ISBN 978-7-5023-5922-5

Ⅰ.痛… Ⅱ.谭… Ⅲ.痛风-中西医结合疗法 Ⅳ.R589.7

中国版本图书馆 CIP 数据核字(2008)第 006414 号

| | |
|---|---|
| 出 版 者 | 科学技术文献出版社 |
| 地 址 | 北京市复兴路 15 号(中央电视台西侧)/100038 |
| 图书编务部电话 | (010)51501739 |
| 图书发行部电话 | (010)51501720,(010)51501722(传真) |
| 邮 购 部 电 话 | (010)51501729 |
| 网 址 | http://www.stdph.com |
| E-mail:stdph@istic.ac.cn | |
| 策 划 编 辑 | 白殿生 |
| 责 任 编 辑 | 白殿生 |
| 责 任 校 对 | 唐 炜 |
| 责 任 出 版 | 王杰馨 |
| 发 行 者 | 科学技术文献出版社发行 全国各地新华书店经销 |
| 印 刷 者 | 北京密云红光印刷厂 |
| 版 ( 印 ) 次 | 2009 年 4 月第 1 版第 2 次印刷 |
| 开 本 | 850×1168 32 开 |
| 字 数 | 234 千 |
| 印 张 | 10 |
| 印 数 | 6001~9000 册 |
| 定 价 | 16.00 元 |

© 版权所有 违法必究

购买本社图书,凡字迹不清、缺页、倒页、脱页者,本社发行部负责调换。